育婴员与母婴照护考证活页式教材

U0231617

母婴护理

◉ 陈小博　主编

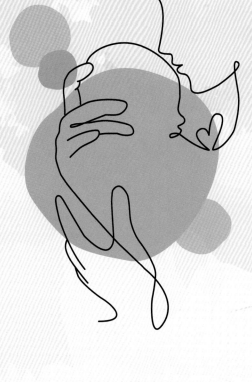

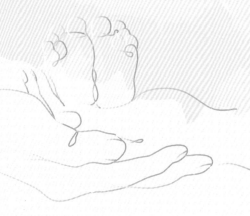

化学工业出版社

·北京·

内容简介

本书参考《国家职业技能标准·育婴员（2010年修订）》，对育婴员及母婴护理的初、中级内容进行分解，将与产后康复护理、婴幼儿护理相关的理论知识和操作技能系统化、标准化、规范化。本书内容分为4个模块、36个任务，大多数任务按学习要求、实施条件、操作规范、同步理论测试、工作任务等进行编写，有理论、有实践、有案例、有练习。本书还配有思维导图、模拟操作图片、学生自评互评表、教师综合评价表等。本书可作为护理专业学生的课证融合式1+X母婴护理、育婴员职业技能等级证书培训教材，也可作为母婴护理、婴幼儿保育方面职业资格考试用书，本书还可作为母婴护理人员日常工作参考用书。

图书在版编目（CIP）数据

母婴护理/陈小博主编. —北京：化学工业出版社，2023.5
ISBN 978-7-122-42967-4

Ⅰ.①母…　Ⅱ.①陈…　Ⅲ.①产褥期-护理②新生儿-护理
Ⅳ.①R473.71②R174

中国国家版本馆CIP数据核字（2023）第029737号

责任编辑：赵兰江　　　　　　　　　　　　　装帧设计：张　辉
责任校对：王　静

出版发行：化学工业出版社（北京市东城区青年湖南街13号　邮政编码100011）
印　　装：中煤（北京）印务有限公司
787mm×1092mm　1/16　印张21¼　字数462千字　2023年7月北京第1版第1次印刷

购书咨询：010-64518888　　　　　　　　　售后服务：010-64518899
网　　址：http://www.cip.com.cn
凡购买本书，如有缺损质量问题，本社销售中心负责调换。

定　　价：128.00元

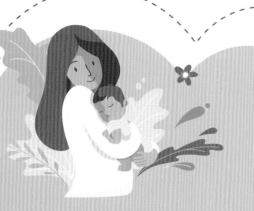

编写人员名单

主　编	陈小博	
副主编	张庆桂　蒋羽霏　邓芝伶	
	刘建楠　陆　慧　钟　灵	
编　者	陈小博	桂林市卫生学校
	张庆桂	桂林市卫生学校
	蒋羽霏	桂林市卫生学校
	邓芝伶	桂林市卫生学校
	刘建楠	桂林市卫生学校
	陆　慧	桂林市卫生学校
	钟　灵	桂林市卫生学校
	文　露	桂林市卫生学校
	梁迎菊	桂林市卫生学校
	廖缀屏	桂林市卫生学校
	唐　娟	桂林市卫生学校
	赵　航	桂林市卫生学校
	唐　艳	桂林市卫生学校
	庾广聿	广西壮族自治区南溪山医院

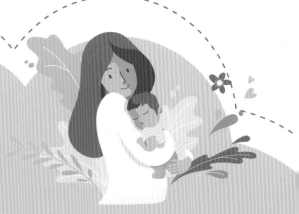

前言

　　国务院印发的《国家职业教育改革实施方案》和教育部等四部门印发的《关于在院校实施"学历证书＋若干职业技能等级证书"制度试点方案》明确鼓励中职、高职学生在获得学历证书的同时，取得多类职业技能等级证书。育婴员是由原国家劳动和社会保障部颁布的新兴职业，是一门专业化护理与教育职业，职业定位是为0～3岁的婴幼儿和母亲提供服务和指导，育婴员必须取得国家职业资格证书才能上岗就业。为此，桂林市卫生学校邀请儿科、内科、外科临床专家、一线教师以及育婴员、母婴护理职业考评员，根据护理专业特点和中职学生参加"1+X"证书试点的资质要求，以母婴护理行业未来发展和需求为导向，按照母婴护理职业技能等级标准编写了本书。

　　本书以《国家职业技能标准·育婴员（2010年修订）》为标准，以《儿科护理学》《妇产科护理学》教材为参考，对育婴员、母婴护理需要掌握的初、中级知识内容进行分解，将与产后康复护理、婴幼儿护理相关的儿科护理学、妇产科护理学理论知识和操作技能系统化、标准化、规范化，将原来儿科护理学、妇产科护理学课程中没有的内容进行补充完善。本书以产后康复、婴幼儿成长为中心，以婴幼儿健康成长所需的科学指导为框架，共分4个模块，包括36个任务，大多数任务按学习要求、实施条件、操作规范、同步理论测试、工作任务等几个方面进行编写，有理论、有实践、有案例、有练习，本书还配有思维导图、彩色模拟操作图。工作任务页包括工作任务、学习情境描述、学习目标、学生任务分配表、工作准备、工作实施、工作记录表、学生自评与互评表、教师综合评价表等教学资源。本书充分考虑了现行的母婴护理教学模式，营造交互、开放的教学环境，将儿科护理学理论、实践教学内容与育婴员职业技能标准有机结合。

　　本书是一本面向中职、高职、本科护理专业学生的课证融合式"1+X"母婴护理、育婴员职业技能等级证书培训教材与实训指南，可为护理专业学生学习母婴护理提供系统化的理论知识和规范化的实践指导，也可帮助有从事母婴护理、婴幼儿保育工作意向的人员进行职业资格考试前备考、冲刺、自测。本书还可以作为母婴护理人员日常工作范本，也可为居家孕产妇及家属提供母婴护理和婴幼儿养育指导。

　　本书在编写过程中历经数轮修改，充分吸纳了各个相关领域专家的建议。本书在编写过程中，得到了桂林市卫生学校、桂林医学院、广西壮族自治区南溪山医院从事母婴护理和育婴员培训的各位专家的大力支持，在此表示衷心感谢！由于编写时间仓促、编者水平有限，难免存在不妥及疏漏之处，恳请读者批评指正。

编者

2022 年 11 月

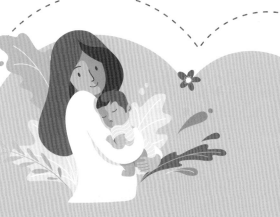

目 录

模块三 教育训练

模块四　婴幼儿异常情况的预防与应对

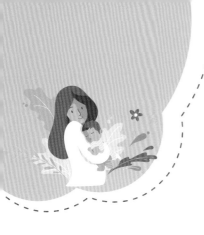

模块一
孕产妇护理

任务一 待产准备

一、学习要求

（1）技能要求 能指导孕妇正确识别先兆临产及出现胎膜破裂时的正确处理方法。能指导并帮助孕妇正确准备待产用物。

（2）职业素养 亲切关爱、沟通有效。

二、指导内容

1. 识别先兆临产 分娩发动前，往往出现一些预示即将临产的症状，称为先兆临产。

（1）不规律宫缩 又称假临产。分娩发动前，由于子宫肌层敏感性增强，可出现不规律宫缩。其特点如下。

❶ 宫缩频率不一致，持续时间短、间歇时间长且无规律；

❷ 宫缩强度未逐渐增强；

❸ 常在夜间出现而于清晨消失；

❹ 不伴有宫颈管短缩、宫口扩张等；

❺ 给予镇静药能将其抑制。

（2）胎儿下降感 由于胎先露部下降、入盆使宫底降低。孕妇自觉上腹部较前舒适，下降的先露部可压迫膀胱引起尿频。

（3）见红 分娩发动前24～48h内，因宫颈内口附近的胎膜与该处的子宫壁分离，毛细血管破裂而少量出血，与宫颈管内的黏液相混合呈淡血性黏液排出，称见红，是分娩即将开始的比较可靠的征象。若阴道流血较多，量达到或超过月经量，应考虑是否为病理性产前出血，常见原因有前置胎盘或胎盘早剥。

★ 如出现阴道流液，量时多时少，咳嗽、打喷嚏、负重等增加腹压的动作时，阴道流液增加，应警惕是否为胎膜破裂。孕妇应立即平卧，垫高臀部，以防脐带脱垂。拨打120或医院急诊电话，及时送入医院。

★ 需马上去医院或拨打"120"的情况如下。

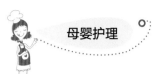

❶ 胎膜破裂、羊水流出。

❷ 阴道流血，量达到或超过月经量。

❸ 宫缩间歇时间越来越短（5～6min），持续时间越来越长（30s以上）。

❹ 孕妇感觉胎动减少。

2.待产用品准备　孕妇预产期前2个月左右，应做好待产的物品准备，并将其放置于固定位置，方便随手可取。

（1）随身物品　产妇的身份证、孕妇保健手册（产检证）、医保卡、银行卡、手机、笔、笔记本、现金等，装入背包。

（2）产妇用品　哺乳文胸、一次性内裤、舒适宽松的前开扣纯棉睡衣、帽子、拖鞋、袜子、外套、产妇专用卫生巾、卫生纸；毛巾、脸盆、牙膏、牙刷、梳子、镜子、润肤霜；水杯、碗、勺子、筷子、一次性吸管、餐巾纸、衣架；巧克力、功能性饮料、吸奶器等，装入手提包。

（3）新生儿用品　纸尿裤、湿纸巾、婴儿毛巾、婴儿服、包被（毯）、袜子、帽子、护臀霜、新生儿配方奶粉、奶瓶、小勺、小杯等装入手提包。

（4）根据以上用物列好明细表，以防遗漏。

待产用品准备明细表

1.随身物品（备好打√）	身份证	产检证	医保卡	银行卡	手机	笔	笔记本	现金
2.产妇用品（备好打√）	哺乳文胸	一次性内裤	前开扣睡衣	帽子	拖鞋	袜子	外套	卫生纸
	产妇专用卫生巾	毛巾（3条）	脸盆（3个）	牙膏	牙刷	梳子	镜子	润肤霜
	水杯	碗	勺子	筷子	吸管	餐巾纸	巧克力	功能性饮料
	衣架	吸奶器	—	—	—	—	—	—
3.新生儿用品（备好打√）	纸尿裤	湿纸巾	小毛巾	婴儿服	包被	帽子	袜子	护臀霜
	配方奶	奶瓶	小杯	小勺	—	—	—	—

三、同步理论测试

（一）选择题

1.先兆临产最可靠的征象是（　　）。

    A.不规律宫缩　　　　　　B.见红　　　　　　　　C.胎儿下降感

    D.胎动活跃　　　　　　　E.胎动消失

2.有关不规律宫缩特点的描述，不正确的是（　　）。

    A.收缩强度不进行性加强　　B.常在夜间出现　　　　C.孕妇自觉轻微腰酸

    D.宫缩间隔时间逐渐变短，强度逐渐变强　　　　E.收缩持续时间＜30s

3.胎膜早破的孕妇适宜的体位应为（　　）。

    A.半坐卧位　　　　　　　B.中凹位　　　　　　　C.平卧，抬高臀部

    D.自由体位　　　　　　　E.头高臀低位

4.下列哪项不是临产先兆？（　　）

    A.不规律宫缩　　　　　　B.见红　　　　　　　　C.宫口扩张

    D.给予镇静剂能抑制宫缩　　　　　　　　E.胎儿下降感

5.见红多发生在分娩前（　　）。

    A.1个月　　　　　　　　B.24～48h　　　　　　C.2h

    D.12h　　　　　　　　　E.胎儿娩出前

（二）填空题

1.先兆临产有_____、_____、_____症状。

2.不规律宫缩的特点为：宫缩频率不一致，宫缩强度未逐渐增强，不伴有宫颈管_____、宫口_____，给予镇静剂能抑制等。

3.在分娩发动前_____h，会出现见红，这是分娩即将开始较可靠的征象。

4.出现胎膜早破时，孕妇应_____、_____，避免出现脐带脱垂。

5.应在预产期前两个月左右准备好待产用品，并放置于_____，方便随手可取。

6.如果在妊娠晚期出现阴道流血等于或大于月经量，应考虑病理性产前出血，常见原因有_____或_____。

参考答案

（一）选择题

1.B　2.D　3.C　4.C　5.B

（二）填空题

1.不规律宫缩　胎儿下降感　见红　　　　4.立即平卧　垫高臀部

2.短缩　扩张　　　　　　　　　　　　　5.固定位置

3.24～48　　　　　　　　　　　　　　　6.前置胎盘　胎盘早剥

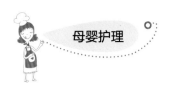

❤ 工作任务页

一、工作任务

初产妇，28岁，G1P0，孕39周，自诉腹部胀痛，10min至半小时左右一次，有少量淡红色阴道分泌物，无阴道流液。该怎样向孕妇解释这些症状？如果出现阴道流液该怎样处理？出现什么情况须立即送往医院或拨打"120"？应该提前为分娩做哪些准备工作？

二、学习情境描述

你是一名住家母婴护理员，现孕妇出现不规律腹部胀痛、阴道见红等症状，你该进行怎样的护理？还需要注意哪些方面的观察和准备？

三、学习目标

（1）能指导孕妇识别先兆临产及胎膜破裂的症状。
（2）能正确指导孕妇胎膜破裂后的正确体位。
（3）能识别须立即送往医院或拨打"120"的情况。
（4）能指导并帮助孕妇准备及整理待产用物。

四、任务分组

学生任务分配表

班级		组别		指导老师	
组长		学号			
组员	姓名	学号	姓名	学号	
任务分工					

五、工作准备

（1）学习先兆临产的症状。

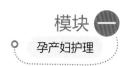

（2）学习胎膜破裂的症状及胎膜破裂后的处理方法。

（3）能识别须立即送往医院或拨打"120"的情况。

（4）制作待产用品的准备明细表。

（5）结合任务书分析待产准备工作中的难点内容。

六、工作实施

引导问题1：孕妇出现什么症状说明出现了先兆临产？

_____

_____

_____

引导问题2：孕妇出现先兆临产很紧张焦虑，你该怎样向孕妇解释相关知识以消除其紧张焦虑的情绪？

_____

_____

_____

引导问题3：出现临产先兆后，你应该继续观察哪些症状以判断孕妇是否须立即送医院或拨打"120"？

_____

_____

_____

引导问题4：孕妇出现阴道流液的症状，你该怎样处理？为什么？

_____

_____

引导问题5：孕妇去医院待产前，你该怎样指导并帮助孕妇准备及整理待产用品？

_____

_____

工作记录表

相关问题	资料查询者	记录者	操作者1	操作者2	操作者3
引导问题1					
引导问题2					
引导问题3					
引导问题4					
引导问题5					

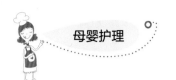

学生自评与互评表

班级：	姓名：	学号：						

学习任务	待产准备							
评价项目	评价标准	分值	自评	组长	组员	组员	组员
先兆临产症状	能正确说出先兆临产的症状	20					
先兆临产后观察的内容	能正确观察先兆临产后的相关症状，以判断孕妇是否需要送往医院或拨打"120"	20					
胎膜破裂的观察及处理	能基本判断胎膜是否破裂，胎膜破裂后能指导产妇取平卧位、抬高臀部	15					
用物准备	能正确指导并帮助孕妇准备待产用品，并检查是否齐全	15					
健康宣教	能用专业的语言正确解释临产相关知识	10					
工作态度	态度端正，无无故缺勤、迟到、早退现象	5					
工作质量	能按计划完成工作任务	5					
协调能力	小组成员、同学之间能合作交流，协调工作	5					
职业素质	能做到与孕妇语言沟通时态度亲切、使用礼貌用语	5					

教师综合评价表

考核内容		考核点及评分要求	分值	同学 1 评分	同学 2 评分	自评	教师评价
护士准备（10分）		1. 衣着整洁，修剪指甲	5				
		2. 仪态大方、声音响亮、普通话标准	5				
先兆临产的症状（21分）	口述具体内容	1. 不规律宫缩	7				
		2. 胎儿下降感	7				
		3. 见红	7				
胎膜破裂的观察及处理方法（21分）	口述具体内容	1. 胎膜破裂的临床表现	7				
		2. 胎膜破裂后孕妇取平卧位、抬高臀部	7				
		3. 拨打120或医院急诊电话，及时送入医院	7				
须立即送往医院或拨打急救电话的情况（28分）	口述具体内容	1. 胎膜破裂、羊水流出	7				
		2. 阴道流血，量达到或超过月经量	7				
		3. 宫缩间歇时间越来越短（5～6min），持续时间越来越长（30s以上）	7				
		4. 孕妇感觉胎动减少	7				
待产用物的准备（20分）	口述具体内容	1. 随身物品	6				
		2. 产妇用品	7				
		3. 新生儿用品	7				
总分			100				

综合评价	自评（20%）	同学互评（30%）	教师评价（50%）	综合得分

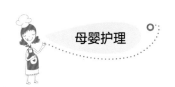

任务二 产妇护理

一、学习要求

（1）技能要求　对产妇的口腔卫生、手卫生能进行正确指导；能指导并帮助产妇根据身体状况选择适宜、安全的洗澡方式，并能指导和帮助产妇进行床上擦浴及淋浴。产妇发生乳腺炎时能正确处理并给予相应的健康指导。

（2）职业素养　亲切关爱、沟通有效。

二、指导内容

（一）产褥期卫生护理

1.口腔卫生　产妇卧床时间长，摄入含糖食品多（如红糖水、红糖稀饭等），应特别注意口腔卫生。分娩3天内餐后用温水漱口，3天后早晚用温水刷牙。

2.洗手　产妇要给新生儿哺乳，应保持双手清洁，避免双手传播细菌。在进餐前后、哺乳前、换恶露垫后以及大小便后均要洗手。产妇不能下床活动时，要协助产妇洗手，产妇能下床活动后，要督促产妇洗手。产妇洗手要用温水，毛巾要专用。

3.洗澡　产妇分娩后身体虚弱，出汗较多，要注意皮肤清洁。如果产妇体质许可，自然分娩者一般可于产后一周内淋浴。有会阴侧切伤口或剖宫产者，应在产后3～5天擦浴，待伤口愈合后可淋浴。

（1）床上擦浴　多适用于产后短时间不适宜淋浴的产妇、侧切术后会阴有伤口或剖宫产腹部有伤口暂不能淋浴的产妇。关好门窗，调节好室内温度（以24～28℃为宜），准备好盆、毛巾、浴巾、换洗衣物和45℃热水。擦浴顺序：脸→颈部→手臂→腋下→胸部→腹部→背部→臀部→腿→脚。擦洗哪个部位，露出哪个部位，擦完后立即盖好，以免着凉。擦浴完毕后，立即为产妇换上干净衣服，整理床铺。如床单需要更换应及时予以换洗。

（2）淋浴　适用于自然分娩、身体状况良好的产妇。关好门窗，室内温度以24℃为宜。水温调到41℃左右，准备好毛巾、浴巾、洗发液、沐浴液、换洗衣物等。洗浴时间不宜过长，10～15min为宜。产妇洗澡时，应随时观察浴室内产妇状况，洗浴完毕协助产妇擦干皮肤，穿好衣服再走出浴室。产后洗澡严禁盆浴，以免发生生殖道逆行感染。

（二）急性乳腺炎（哺乳期乳腺炎）的护理

1.评估及准备

（1）产妇　核对产妇基本信息，检查乳房情况，并向产妇解释乳腺炎发生的原因、护理方法和注意事项。

（2）环境　明亮、清洁、安静；室温调至24～28℃，关闭门窗，拉上窗帘，避免对流风及注意保护产妇隐私。

（3）操作者　着装整洁，束起头发，取下手上的饰品，修剪指甲，按七步洗手法洗净双手。

（4）用物　盆、常温水、毛巾、吸奶器等。

2.操作流程

（1）评估　观察乳房外观，明确乳房皮肤出现红、肿、热、痛的位置，用手触摸局部皮温是否升高，有无压痛，有无肿块，肿块的质地。产妇是否发热，是否伴有寒战、全身出汗、头晕、乏力等症状。

（2）健康指导　向产妇解释急性乳腺炎发生的原因及处理方法，取得产妇的理解和配合。（乳腺炎常见的原因有细菌感染、乳汁淤积、机体抵抗力减弱）

（3）操作步骤

❶ 疏通乳腺管：用手指轻柔地在乳房上沿乳腺管方向加压按摩（避开肿块部位）。

❷ 排出乳汁：让婴幼儿有效地吸吮乳汁，可以先吸吮健侧，一旦刺激出射乳反射（奶阵），赶紧转到患侧吸吮。如婴幼儿拒绝吸吮，可借助吸乳器或手法挤乳帮助乳汁排出。

❸ 患处冷敷：用毛巾蘸常温水冷敷，每次20～30min，也可将卷心菜用擀面杖擀碎敷，或使用土豆片敷患处。冷敷时注意产妇保暖。

❹ 如产妇已出现高热、寒战、头晕等症状，或局部肿块有波动感（可能为脓肿形成），或出现局部皮肤破溃，须送医院治疗。

❺ 整理：帮助产妇整理好衣服，清理用物，归位放置，清洗双手。

3.母乳喂养指导

（1）指导母亲继续哺乳。乳腺炎是乳腺周围组织的炎症，不会影响乳腺腺泡分泌的乳汁，可以继续哺乳。哺乳时，从阻塞部分的乳腺管上方朝乳头方向轻轻按摩，缓解阻塞。喂奶后冷敷乳房，缓解乳房疼痛。

（2）指导母亲根据肿块位置采用不同体位哺乳。

（3）因疼痛可能会抑制射乳反射，哺乳时，先喂健侧乳房，可在射乳反射出现后再换到患侧乳房。

（4）指导母亲穿着宽松衣服，选择合适的哺乳胸罩，夜间脱掉胸罩，并注意避免乳房受压。

（5）如果疼痛难忍，哺乳困难，可帮助母亲挤乳或使用吸乳器吸乳。

（6）必要时遵医嘱使用抗生素治疗。

三、同步理论测试

（一）选择题

1.为急性乳腺炎患者护理的准备工作中，下列哪一项除外？（　　）

A.环境明亮、清洁、安静

B.环境温度24～28℃

C.关闭门窗

D.洗手

E.打开窗帘，让房间明亮

2.为缓解急性乳腺炎患者的乳房疼痛，可采取下列哪项措施？（　　）

A.热敷乳房

B.排空乳汁

C.冷敷乳房

D.大量喝水

E.饮食清淡

3.给急性乳腺炎患者冷敷时，下列哪项除外？（　　）

A.每次20～30min

B.冷敷可减轻患者乳房疼痛

C.冷敷时间越长效果越好

D.冷敷时注意给患者保暖

E.应在哺乳后冷敷

4.乳腺炎的护理，下列哪项错误？（　　）

A.及时排空乳汁

B.饮食清淡

C.避免乳房受压

D.遵医嘱使用抗生素

E.不可让婴儿吸吮，以免加重病情

5.消除乳汁淤积最好的方法是（　　）。

A.用吸奶器抽吸

B.不需特别处理

C.手法挤奶

D.让宝宝吸吮

E.吃退奶药

（二）填空题

1.给急性乳腺炎患者护理时，应关闭门窗，拉上窗帘，避免对流风及注意保护产妇的_____。

2.消除乳汁淤积最好的方法是让宝宝_____。

3.乳腺炎是乳腺周围组织的炎症，不会影响乳腺腺泡分泌的乳汁，可以继续_____。

4.急性乳腺炎患者饮食宜清淡，少荤食，忌_____。

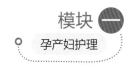

5.急性乳腺炎患者哺乳时，一般应先喂＿＿＿＿＿＿＿，再喂＿＿＿＿＿＿＿。

参考答案

（一）选择题

1.E　2.C　3.C　4.E　5.D

（二）填空题

1.隐私

2.直接吸吮

3.哺乳

4.辛辣

5.健侧　患侧

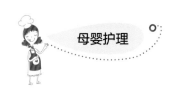

🍀 工作任务页

一、工作任务

初产妇，26岁，顺产后12天，乳房出现红、肿、热、痛1天，局部肿块，乳汁分泌正常，测体温37℃，余无不适。为缓解患者症状，你该采取什么护理措施？

二、学习情境描述

你是一名住家母婴护理员，你照顾的产妇顺产后12天，乳房出现红、肿、热、痛1天，局部肿块，乳汁分泌正常，测体温37℃，余无不适。你该采取什么护理措施缓解患者症状？怎样给予产妇相应的健康指导？

三、学习目标

（1）能掌握急性乳腺炎的症状。
（2）能正确帮助产妇实施急性乳腺炎的护理。
（3）能给予急性乳腺炎产妇相应的健康指导。

四、任务分组

学生任务分配表

班级		组别		指导老师	
组长		学号			
组员	姓名	学号	姓名	学号	
任务分工					

五、工作准备

（1）学习急性乳腺炎的症状。
（2）学习急性乳腺炎的护理方法。

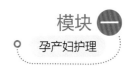

（3）能对急性乳腺炎产妇进行正确的母乳喂养指导。

（4）能给予急性乳腺炎产妇相应的健康指导。

（5）结合任务书分析急性乳腺炎护理工作中的难点内容。

六、工作实施

（一）准备工作

引导问题1：产妇出现哪些症状可诊断为急性乳腺炎？

_____

_____

引导问题2：为帮助产妇缓解急性乳腺炎的症状，你应该准备哪些用物？

_____

_____

引导问题3：操作前对环境、温度及保护产妇隐私方面有哪些要求？

_____

_____

引导问题4：操作前对自己有哪些要求？

_____

_____

（二）乳房护理操作

引导问题5：怎样在操作前对乳房进行评估？

_____

_____

引导问题6：缓解乳房胀痛最有效的方法是什么？

_____

_____

引导问题7：在婴儿吸吮前，可以怎样疏通乳腺管？

_____

_____

引导问题8：婴儿吸吮后，怎样缓解产妇的乳房疼痛？

_____

_____

_____

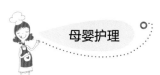

（三）健康指导

引导问题9：急性乳腺炎患者在饮食方面的注意事项有哪些？

_____

_____

_____

引导问题10：患急性乳腺炎的产妇还可以喂母乳吗？

_____

_____

_____

引导问题11：急性乳腺炎产妇疼痛难忍、哺乳困难时，怎样帮助母亲排出乳汁？

_____

_____

_____

引导问题12：什么情况下急性乳腺炎产妇须送医院治疗？

_____

_____

_____

工作记录表

相关问题	资料查询者	记录者	操作者1	操作者2	操作者3
引导问题1					
引导问题2					
引导问题3					
引导问题4					
引导问题5					
引导问题6					
引导问题7					
引导问题8					
引导问题9					
引导问题10					
引导问题11					
引导问题12					

学生自评与互评表

班级：	姓名：	学号：						
学习任务	急性乳腺炎的护理							
评价项目	评价标准	分值	自评	组长	组员	组员	组员	
环境准备	能正确说出所需环境温度、隐私保护等项目	5						
解释工作	能用礼貌的语言正确解释操作的必要性	10						
自我准备	自身着装、卫生符合要求	5						
用物准备	能正确准备物品，不多备不少备	5						
按摩手法	能用正确手法疏通乳腺管	10						
排出乳汁	能用正确的手法挤乳及正确使用吸乳器	15						
冷敷	冷敷的方法及时间正确	10						
物品分类	能正确将使用后的物品分类处理	5						
健康宣教	能正确宣教急性乳腺炎的护理措施	15						
工作态度	态度端正，无无故缺勤、迟到、早退	5						
工作质量	能按计划完成工作任务	5						
协调能力	小组成员、同学之间能合作交流，协调工作	5						
职业素质	能做到动作轻柔，与产妇语言沟通时能使用礼貌用语	5						

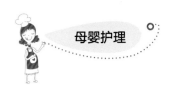

<h1 align="center">教师综合评价表</h1>

考核内容		考核点及评分要求	分值	同学1评分	同学2评分	自评	教师评价
护士准备（10分）		1. 衣着整洁，修剪指甲	5				
		2. 仪态大方、声音响亮、普通话标准	5				
用物、环境准备	口述具体内容（10分）	1. 盆、毛巾、常温水、吸奶器	4				
		2. 环境安全、光线充足、温度适宜，关闭门窗、拉上窗帘，保护隐私	6				
急性乳腺炎的护理	具体操作步骤（50分）	1. 评估乳房情况	10				
		2. 手法疏通乳腺管	10				
		3. 帮助并指导产妇让婴儿吸吮乳汁	10				
		4. 手法挤乳或吸乳器吸乳	10				
		5. 冷敷乳房[口述冷敷时间（min）]	10				
母乳喂养指导	口述具体内容（20分）	1. 患急性乳腺炎期间可继续母乳喂养	4				
		2. 根据肿块位置，指导母亲采用不同体位哺乳	4				
		3. 哺乳时，先喂健侧乳房，再喂患侧乳房	4				
		4. 应选择合适的哺乳胸罩，夜间脱掉胸罩，并注意避免乳房受压	4				
		5. 如果疼痛难忍，哺乳困难，帮助母亲挤乳或使用吸乳器吸乳	4				
操作评价（10分）		1. 操作规范、动作熟练轻柔	5				
		2. 关爱产妇，与产妇交流顺畅	5				
总分			100				
综合评价	自评（20%）	同学互评（30%）	教师评价（50%）		综合得分		

任务三　产褥期形体恢复操

一、学习要求

（1）技能要求　能指导产妇进行产褥期形体恢复操训练；让产妇了解做产褥期形体恢复操的作用。

（2）职业素养　亲切关爱、沟通有效。

二、操作规范

1.操作前准备

（1）物品准备　瑜伽垫、擦汗毛巾、温开水一杯。

（2）环境准备　光线充足，温湿度适宜，空气清新，铺好瑜伽垫。检查练习区域，确保没有可能划伤或绊倒产妇的物品。选择在硬板床、榻榻米或地板上练习。如果在地板上练习，要保证地面不滑。

（3）产妇准备　着运动服、瑜伽服或宽松弹性好的衣裤，松解腰带及发带。并排空乳房及膀胱。

2.训练步骤

（1）抬头勾足运动　每节4个8拍，每天1～2次。

❶ 仰卧，双臂放于身体两侧，掌心向下，双脚并拢，自然放松。头部抬起的同时足尖勾起，抬头看足尖，稍作停留，抬头时不抬肩，双肩不能离开垫面（1～4拍）（图3-1）。

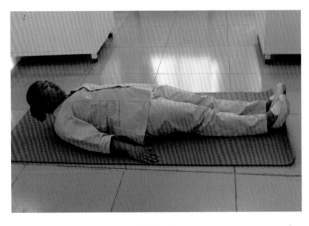

图 3-1

❷ 头放下的同时足放松（5～8拍），如此反复。

作用：使颈部和背部肌肉得到舒展，预防颈椎病。训练下肢肌肉，预防下肢静脉血栓形成。

（2）扩胸运动　每节4个8拍，每天1～2次。

❶ 仰卧，双臂放于身体两侧，掌心向下，双脚并拢，自然放松。双臂展开于身体两侧并与身体垂直，掌心向上；双臂向胸前举起与肩同宽，掌心相对，指尖向上（图3-2）。双臂缓慢放于身体两侧并与身体垂直，掌心向上（1～4拍）。

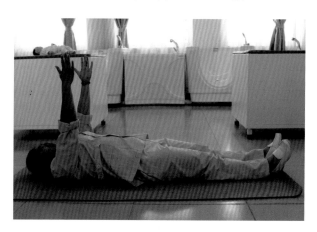

图 3-2

❷ 双臂沿肩向头上方向摆动，贴近耳部，掌心向上；双臂沿肩摆动，身体复原（5～8拍）（图3-3）。

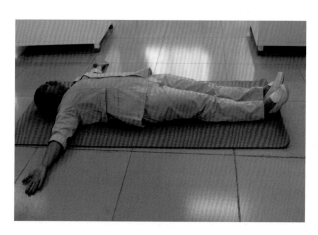

图 3-3

作用：增加肺活量，恢复乳房弹性，缓解双肩、双臂肌肉酸痛。

（3）腹肌运动　每节4个8拍，每天1～2次。

❶ 仰卧，双臂放于身体两侧，掌心向下，双脚并拢，自然放松。口闭紧，用鼻缓缓吸气，同时将气送往腹部，使腹部鼓起（1～4拍）。

❷ 口慢慢呼气，使腹部逐渐下凹（5～8拍）。

作用：锻炼胸腔和腹部，增加腹肌肌力。

（4）抬臀运动（臀桥） 每节4个8拍，每天1～2次。

❶ 仰卧，双腿屈曲并分开，与髋同宽，小腿同床面成90°。大腿与小腿尽量呈直角，同时收缩臀部肌肉，尽量抬起臀部、腰部及腹部，头、肩不离垫面（1～4拍）（图3-4）。

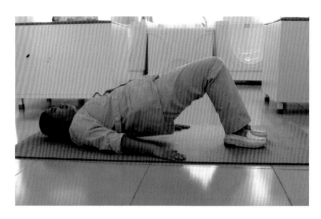

图 3-4

❷ 口慢慢呼气，缓慢放下臀部及腰部（5～8拍）。

作用：锻炼臀及腰腹部，使肌肉变紧致，预防产后臀及腰腹部松弛。

（5）屈膝运动 每节4个8拍，每天1～2次。

❶ 仰卧，双臂放于身体两侧，掌心向下，双脚并拢，自然放松。先将右腿抬起，屈膝（1拍），用两手抱住膝盖下侧，向胸部靠近，绷脚面（2拍）（图3-5）。

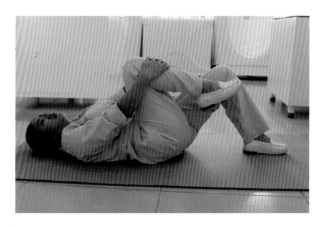

图 3-5

❷ 头肩部抬起（3～4拍）。

❸ 头肩部放下（5～6拍）。身体还原（7～8拍）。同样方法，做另一侧。注意不要碰到乳房。

作用：促进臀部和大腿肌肉恢复弹性及曲线，恢复分娩时分离的耻骨，锻炼下肢，预防血栓。

（6）盆底肌运动（提肛运动） 每节4个8拍，每天1～2次至数次均可。平卧或坐位，全身放松。口闭紧，缓缓深吸气的同时收缩会阴部和肛门，类似于憋尿的感觉。保持数秒后还原。

作用：锻炼盆底肌，预防子宫下垂及阴道松弛。

（7）胸膝卧位 每节4个8拍，每天1～2次。

❶ 跪坐，背部挺直，臀部贴脚跟。双手重叠，指尖向前，掌心贴垫面（1拍）。双手掌心贴垫向前滑行，慢慢拉开背部，身体慢慢向前伸展。双臂、胸部尽量贴于垫面（2拍）（图3-6）。

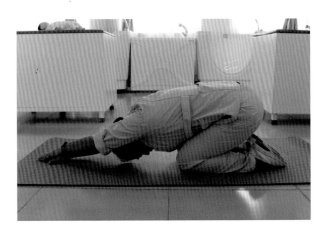

图 3-6

❷ 腰部向下压，臀部翘起，大腿与垫面成90°，头歪向一侧（3～4拍）。

❸ 双手重叠，指尖向前，掌心贴垫面，沿原路线返回（5～8拍）。

作用：帮助子宫恢复到正常位置，防止子宫后倾。

（8）仰卧起坐 平卧去枕，双下肢蜷缩，双手摸耳，然后腰部发力，让上半身离开垫面，向膝盖处靠拢，然后恢复平卧状态，反复多次做这个动作。建议分娩6周以后再做，根据产妇身体状况，次数渐进（图3-7）。

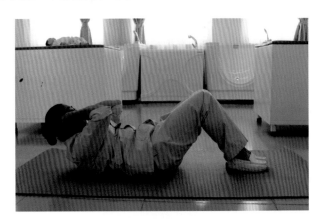

图 3-7

作用：促进腹部肌肉收缩，增强腹肌力量。

3.注意事项

（1）一般从顺产后第二天或剖宫产三天后可以开始做操。从轻微的动作开始，遵循循序渐进的原则，逐渐增加运动量。

（2）身体不适时，不要做运动。注意观察恶露量，恶露增多则停止做操。

（3）做操前，排空乳房、排便、排尿，松腰带，去枕平卧。

（4）会阴侧切的产妇，在伤口恢复前先不做屈膝抬臀及盆底肌运动。

（5）运动后及时擦干汗液，预防着凉。

（6）运动后喝适量温开水补充身体丢失的水分。

三、同步理论测试

（一）选择题

1.产褥期形体恢复操的准备工作中，哪一项除外？（   ）

　　A.瑜伽垫

　　B.环境温度适宜

　　C.排空膀胱

　　D.淋浴

　　E.松解腰带

2.产褥期形体恢复操的环境准备工作，哪一项不正确？（   ）

　　A.温度适宜

　　B.在硬板床或干燥平整的地面铺上瑜伽垫

　　C.周围环境安全

　　D.开门窗通风

　　E.光线充足

3.下列哪个动作可以预防下肢静脉血栓的形成？（   ）

　　A.抬头勾足运动

　　B.仰卧起坐

　　C.胸膝卧位

　　D.抬臀运动

　　E.提肛运动

4.下列哪个动作可以锻炼盆底肌，预防子宫下垂及阴道松弛？（   ）

　　A.仰卧起坐

　　B.臀桥

　　C.提肛运动

　　D.胸膝卧位

　　E.屈膝运动

5.下列哪个动作能增加肺活量，恢复乳房弹性，缓解双肩、双臂肌肉酸痛？（　　）

    A.仰卧起坐

    B.臀桥

    C.提肛运动

    D.扩胸运动

    E.屈膝运动

6.下列哪个动作能促进腹部肌肉收缩，增强腹肌力量？（　　）

    A.抬头勾足运动

    B.臀桥

    C.胸膝卧位

    D.抬臀运动

    E.仰卧起坐

（二）填空题

1.做产褥期形体恢复操时，要观察恶露的量，如果量增多，则_____。

2.产妇做产褥期形体恢复操前，着宽松的衣服，松解腰带及发带，并排空_____及_____。

3.会阴侧切的产妇，在伤口恢复前先不做_____及_____。

4.一般从顺产后第二天或剖宫产三天后可以开始做操，从轻微的动作开始，遵循_____的原则。

5.做操后及时_____，预防着凉。

参考答案

（一）选择题

1.D　2.D　3.A　4.C　5.D　6.E

（二）填空题

1.停止做操

2.乳房　膀胱

3.屈膝抬臀　盆底肌运动

4.循序渐进

5.擦干汗液

❤ 工作任务页

一、工作任务

初产妇，26岁，顺产后7天，为尽快恢复身体功能，促进腹肌及盆底肌的恢复，促进恶露排出，请指导孕妇进行产褥期形体恢复操的训练。并让产妇了解产后形体恢复操的作用。能指导并帮助产妇做好做操前的准备工作；宣教做操时及做操后的注意事项。

二、学习情境描述

你是一名住家母婴护理员，你照顾的产妇顺产后7天，为尽快恢复身体功能，促进腹肌及盆底肌的恢复，促进恶露排出，你该如何指导产妇进行产褥期形体恢复操的训练？在训练前需做好哪些准备工作？训练的过程中有哪些需要注意的事项？

三、学习目标

（1）能正确指导产妇进行产褥期形体恢复操训练。
（2）能让产妇知晓做产褥期形体恢复操的作用。
（3）能指导并帮助产妇做好做操前的准备工作。
（4）能让产妇明确做操时及做操后的注意事项。

四、任务分组

学生任务分配表

班级		组别		指导老师	
组长		学号			
组员	姓名	学号	姓名	学号	
任务分工					

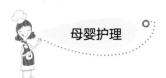

五、工作准备

（1）学习产褥期形体恢复操的作用。
（2）学习产褥期形体恢复操的练习方法。
（3）掌握产褥期形体恢复操的练习时间及注意事项。
（4）结合任务书分析产褥期形体恢复操训练的难点内容。

六、工作实施

引导问题1：产妇在产后什么时间可以开始做产褥期形体恢复操？

_____

_____

_____

引导问题2：在做产褥期形体恢复操前针对物品、环境、产妇要做哪些准备工作？

_____

_____

_____

引导问题3：产褥期形体恢复操的每一个动作都有哪些作用？

_____

_____

_____

引导问题4：做产褥期形体恢复操需要特别注意哪些事项？

_____

_____

_____

工作记录表

相关问题	资料查询者	记录者	操作者1	操作者2	操作者3
引导问题1					
引导问题2					
引导问题3					
引导问题4					

学生自评与互评表

班级：	姓名：	学号：						
学习任务	产褥期形体恢复操							
评价项目	评价标准	分值	自评	组长	组员	组员	组员
环境准备	能正确说出物品、环境、产妇准备的内容	5					
解释工作	能用礼貌的语言正确解释做形体恢复操的必要性	5					
自我准备	自身着装、卫生符合要求	5					
动作指导	每个动作指导到位，动作正确	56					
健康宣教	能正确告知产妇每个动作的作用	14					
工作态度	态度端正，无无故缺勤、迟到、早退	5					
工作质量	能按计划完成工作任务	5					
协调能力	小组成员、同学之间能合作交流，协调工作	5					

教师综合评价表

考核内容		考核点及评分要求	分值	同学1评分	同学2评分	自评	教师评价
护士准备（8分）		1. 衣着整洁，修剪指甲	4				
		2. 仪态大方、声音响亮、普通话标准	4				
用物、环境、产妇准备	口述具体内容（10分）	1. 瑜伽垫、毛巾、温开水	2				
		2. 环境安全、光线充足、温度适宜、空气清新	2				
		3. 产妇衣着宽松，松解腰带、发带，排空膀胱	6				
产后形体恢复操的指导	示教并指导具体内容及口述（69分）	1. 动作正确、到位	48				
		2. 做操时关注产妇的感受	5				
		3. 能说出每个动作的作用	16				
注意事项	口述具体内容（13分）	1. 顺产后第二天或剖宫产三天后开始做操，循序渐进	3				
		2. 身体不适时不要做操，恶露增多时停做	3				
		3. 会阴侧切的产妇，在伤口恢复前先不做屈膝抬臀及盆底肌运动	4				
		4. 运动后及时擦汗、补充水分	3				
总分			100				
综合评价		自评（20%）	同学互评（30%）		教师评价（50%）	综合得分	

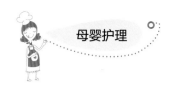

任务四　母乳喂养

一、母乳喂养的优点

母乳是婴儿最适宜的天然食物。世界卫生组织和联合国儿童基金会联合发布的《婴幼儿喂养全球战略》就最佳婴幼儿喂养建议如下：

❶ 产后1小时即开始母乳喂养；

❷ 生命最初6个月应进行纯母乳喂养；

❸ 婴儿6个月龄时增加有足够营养和安全的补充（固体）食品，同时持续进行母乳喂养至两岁或两岁以上。

母乳喂养的优点如下：

（1）母乳营养丰富　母乳含必需氨基酸比例适宜，且乳清蛋白：酪蛋白＝4：1，容易消化吸收。母乳中90%的碳水化合物为乙型乳糖，有利于脑部发育。母乳中的钙：磷＝2：1，易于吸收。

（2）母乳中含多种免疫物质，如sIgA、大量免疫活性细胞、溶菌酶等，可预防新生儿和婴儿感染。

（3）母乳喂养安全、方便、经济，且温度适宜。

（4）母乳喂养可增进母儿感情，促进子宫收缩及子宫复旧，有利于母婴的心理及生理健康。

（5）连续母乳喂养6个月以上，可促使母亲孕期储备的脂肪消耗，促进乳母体型逐渐恢复至产前状态。

二、母乳喂养的方法

（一）学习要求

（1）技能要求　能正确指导母亲进行母乳喂养；能对母亲进行有效的健康指导。

（2）职业素养　操作规范；手法正确到位；技能熟练；动作轻柔；关怀亲切，沟通有效。

（二）实施条件

名称	基本实施条件	要求
实训场地	母婴处置室	温暖、清洁、安静、安全、明亮
实施设备	（1）可穿戴式模拟乳房;（2）婴儿模型;（3）婴儿床;（4）背景音乐;（5）处置室设有洗手设备、医用垃圾桶、生活垃圾桶;（6）室温计	符合民用垃圾处理原则
主要用物	（1）手消毒剂;（2）软毛巾;（3）尿布;（4）尿布桶;（5）靠背椅和脚踏板	工作服、帽子、口罩、发网、挂表自备

（三）操作规范

1.评估及准备

（1）环境：明亮、清洁、安静；室温调至24～28℃，湿度55%～65%；选择中速、轻柔而有节奏的背景音乐。

（2）操作者：着装整洁，戴好帽子，取下手上的饰品，修剪指甲，按七步洗手法洗手，并保持心情舒畅，在操作过程中用安慰性语言和亲切目光与婴儿进行交流。

（3）用物：靠背椅和脚踏板、尿片、软毛巾、尿布、温水及盆。评估用物的性能、质量和有效期等；将准备好的用物按照使用先后顺序放于操作台上。

2.操作步骤

（1）母乳喂养前准备

❶ 评估母亲的乳房状况（皮肤有无破损，乳头情况等）；

❷ 促进乳汁分泌：哺乳前清洁乳房，并湿热敷乳房，2～3min后，从乳房外侧缘向乳晕方向轻拍或按摩乳房，刺激乳汁分泌；

❸ 给婴幼儿更换尿片。

（2）正确的母乳喂养方法和技巧

❶ 正确的哺乳姿势　指导母亲取坐位或者卧位，采取相应的哺乳姿势（图4-1～图4-4）。

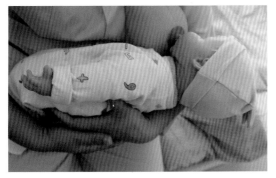

图 4-1　摇篮式

用哺乳侧手臂的肘关节部托住婴儿头部，
使他的腹部紧贴母亲身体

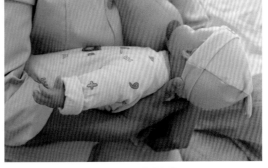

图 4-2　交叉式

用非哺乳侧的手臂托住婴儿的身体。可以控制
婴儿头部的方向。适合月龄小的婴儿

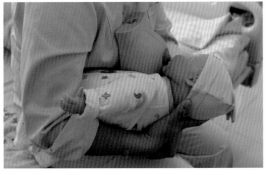

图 4-3　橄榄球式

用哺乳侧的手臂托住婴儿的身体。适合新生儿、
困倦或焦虑的婴儿及剖宫产手术的母亲

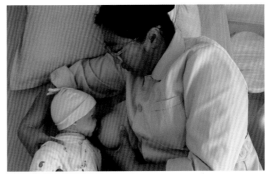

图 4-4　侧卧式

适合夜间哺乳，非常合适剖宫产手术母亲

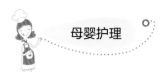

如母亲坐于靠背椅，哺乳一侧的脚抬高（置一小凳子于脚下），婴儿头部和身体呈一直线，让其头部枕于哺乳侧的肘弯处，面朝母亲的乳房，鼻尖对着乳头，婴儿身体与母亲身体紧贴（图4-5）。

❷ 母亲另一手的姿势：四指并拢，大拇指与其余四指分开，呈"C"字形托住乳房（手指不要过于靠近乳头，以免影响婴儿含接）（图4-6）。

❸ 婴儿正确的含接姿势：母亲用乳头轻触婴儿唇侧，使婴儿张嘴（觅食反射）含住乳头及大部分乳晕，并且能用鼻呼吸。

（3）哺乳结束

❶ 用一手按住婴儿下颌，退出乳头，用温热毛巾清理乳头及乳房，再挤一滴乳汁涂抹在乳头周边（预防乳头皲裂）。

❷ 将婴儿竖抱，用空心掌轻拍其后背（图4-7），以帮助其排出吞咽下的空气，防止溢乳；最后将婴儿置于右侧卧位（图4-8），防止溢乳导致窒息。

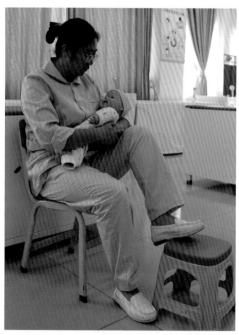

图 4-5

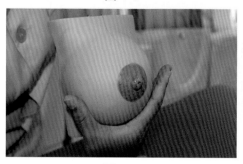

图 4-6

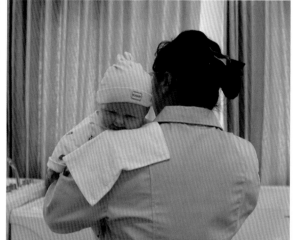

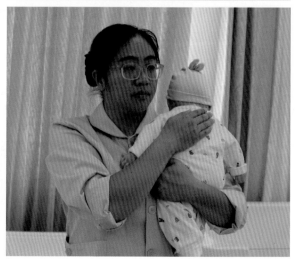

图 4-7

3.注意事项

（1）哺乳时应防止乳房阻塞婴儿鼻部，导致窒息。

（2）每次哺乳应做到两侧乳房交替，应先吸空一侧，然后再吸另一侧。

（3）哺乳期母亲应始终保持愉快的心情、有规律的生活和足够的睡眠，加强营养。

（4）若排乳不畅或喂哺时未将乳汁吸空引起乳汁淤积时，可形成乳房小硬块（乳核），有胀痛，应及早进行局部湿热敷及轻轻按摩将其软化，并于哺乳后用吸乳器将乳汁吸尽，以防乳腺炎。

（5）防止发生乳头皲裂，在妊娠晚期就应经常用湿毛巾擦洗乳头，使乳头能耐受吸吮；哺乳后可挤出少许乳汁均匀地涂在乳头上，乳汁中丰富的蛋白质和抑菌物质对乳头表皮有保护作用。

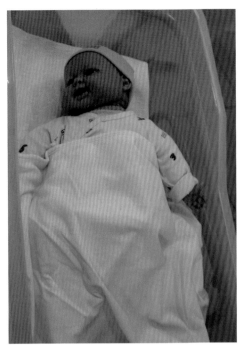

图 4-8

4.母乳禁忌

（1）母亲感染人类免疫缺陷病毒（HIV），患有严重疾病如活动性肺结核、精神病或重度心、肾疾病等不宜哺乳。

（2）患急性传染病、化脓性乳腺炎时暂停哺乳，应用吸乳器将乳汁吸出。

（3）乙型肝炎的母婴传播主要发生在临产或分娩时，是通过胎盘或血液传播的，因此携带乙肝病毒并非哺乳禁忌，该类高风险婴儿应在出生后24h内给予高效乙肝免疫球蛋白注射，然后接种乙肝疫苗。

三、同步理论测试

（一）选择题

1.母乳喂养哺喂的正确方法是（　　）。

    A.小婴儿取卧位哺乳　　　　B.出生即定时哺乳

    C.两侧乳房轮流排空　　　　D.有乳房硬块时停止哺乳

    E.哺乳完毕置婴儿于左侧卧位

2.以下哪项不是母乳喂养的优点？（　　）

    A.钙磷比例为2∶1　　　　B.酪蛋白含量高

    C.乙型乳糖较多　　　　D.含分泌型IgA

    E.多不饱和脂肪酸丰富

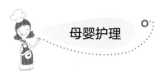

3.母乳喂养婴儿可促进生长的肠道正常菌群是（　　）。

    A.肺炎链球菌　　　　　　　　B.葡萄球菌

    C.大肠埃希菌　　　　　　　　D.乳酸杆菌

    E.空肠弯曲菌

4.6个月以内婴儿的最佳食品是（　　）。

    A.牛乳　　　　　　　　　　　B.母乳

    C.豆浆　　　　　　　　　　　D.乳粉

    E.羊乳

（5～7题共用题干）

某刚出生的健康新生儿，新生儿及母亲一般状况良好，现准备采用母乳喂养方式。

5.该新生儿的开奶时间是（　　）。

    A.生后1h　　　　　　　　　　B.生后6h

    C.生后8h　　　　　　　　　　D.生后12h

    E.生后24h

6.母亲哺乳时最好采取的体位是（　　）。

    A.平卧位　　　　　　　　　　B.坐位

    C.右侧卧位　　　　　　　　　D.左侧卧位

    E.立位

7.哺乳结束后，应竖抱新生儿，轻拍其背部的目的是（　　）。

    A.预防感染　　　　　　　　　B.增强食欲

    C.镇静　　　　　　　　　　　D.促进断奶

    E.防止溢乳

（二）填空题

1.世界卫生组织和联合国儿童基金会建议：持续进行母乳喂养至_____岁以上。

2.母乳中含有丰富的必需氨基酸，以_____蛋白为主。

参考答案

（一）选择题

1.C　2.B　3.D　4.B　5.A　6.B　7.E

（二）填空题

1.2

2.乳清

♣ 工作任务页

一、工作任务

初产妇，23岁。足月自然分娩产下一重量达3250g的健康女婴。现在新生儿10天，一般情况良好。体检：体温36.8℃，心肺功能无异常。此时，你已经给新生儿更换尿布。

二、学习情境描述

你是一位住家育婴师，需要日常护理新生儿，你如何指导母亲给新生儿进行母乳喂养？

三、学习目标

（1）技能要求　能正确指导母亲进行母乳喂养；能对母亲进行有效的健康指导。
（2）职业素养　操作规范；手法正确到位；技能熟练；动作轻柔；关怀亲切，沟通有效。

四、任务分组

学生任务分配表

班级		组别		指导老师	
组长		学号			
组员	姓名	学号	姓名	学号	
任务分工					

五、工作准备

（1）学习母乳喂养的方法和注意事项。
（2）制作母乳喂养的操作流程图。
（3）结合任务书分析母乳喂养护理工作中的难点内容。

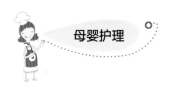

六、工作实施

（1）准备工作

引导问题1：如果你要给母亲指导母乳喂养，操作前是否要对母亲和婴儿进行评估，判断是否适合进行母乳喂养？

_____

_____

引导问题2：操作前，是否应该对母亲做自我介绍和解释？

_____

_____

引导问题3：操作前，你对自己有什么要求吗？

_____

_____

引导问题4：操作前你要准备哪些物品？

_____

_____

（2）指导母乳喂养

引导问题5：母亲询问："我现在这个母乳喂养的姿势正确吗？"

_____

_____

引导问题6：母亲询问，喂奶过程中，如何判断婴儿含接乳头的姿势是正确的？

_____

_____

引导问题7：母亲询问："喂奶后，是否能立即让宝宝平卧？"

_____

_____

（3）健康宣教

引导问题8：母亲不明白为什么提倡母乳喂养，你该如何解释？

_____

_____

_____

工作记录表

相关问题	资料查询者	记录者	操作者 1	操作者 2	操作者 3
引导问题 1					
引导问题 2					
引导问题 3					
引导问题 4					
引导问题 5					
引导问题 6					
引导问题 7					
引导问题 8					

学生自评与互评表

班级：　　　　　姓名：　　　　　学号：

学习任务	母乳喂养						
评价项目	评价标准	分值	自评	组长	组员	组员	组员
环境准备	能正确说出所需环境温度、湿度等项目	5					
解释工作	能用礼貌的语言正确解释操作的必要性	10					
自我准备	自身着装、卫生符合要求	5					
用物准备	能正确准备物品，不多备不少备	10					
母乳喂养	能正确评估母婴情况是否适合母乳喂养	10					
	能正确指导母乳喂养的姿势	15					
	能及时正确地对母亲提出母乳喂养的注意事项	15					
物品分类	能正确将使用后的物品分类处理	5					
健康宣教	能正确宣教母乳喂养的优点	5					
工作态度	态度端正，无无故缺勤、迟到、早退	5					
工作质量	能按计划完成工作任务	5					
协调能力	小组成员、同学之间能合作交流，协调工作	5					
职业素质	能做到动作轻柔，和母亲有交流，语言沟通时使用礼貌用语，有无菌意识	5					

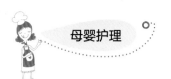

教师综合评价表

考核内容		考核点及评分要求	分值	同学1评分	同学2评分	自评	教师评价
评估及准备（20分）	护士准备（12分）	1. 衣着整洁，修剪指甲，温暖双手	3				
		2. 环境温度适宜、光线充足	3				
		3. 评估母亲的乳房情况（皮肤完整性，乳头大小、形状，有无内陷等）	3				
		4. 给婴儿更换尿片（可口述）	3				
	物品（8分）	符合要求，摆放合理、有序	8				
操作实施（60分）	操作步骤（60分）	1. 准备好热水和毛巾，请母亲洗手，为母亲清洁乳头。向母亲解释操作目的	4				
		2. 协助母亲选择舒适的体位（坐位）	3				
		3. 帮助母亲掌握以下技巧：保持婴儿的头与身体呈一条直线（头和颈得到支撑），婴儿的脸对着乳房，鼻尖对着乳头，母亲抱着婴儿贴近自己（胸贴胸、腹贴腹）	10				
		4. 口述加演示哺乳的正确姿势：将大拇指与其他四指分开，食指至小指四指并拢，并紧贴在乳房下的胸壁上，用食指托住乳房的底部，用大拇指轻压乳房上部，改变乳房形态，以免堵住婴儿鼻孔影响呼吸，托乳房的手不要离乳头太近，以免影响婴儿含接	10				
		5. 口述加演示：婴儿正确含接姿势，母亲用乳头刺激婴儿嘴唇，以便婴儿张嘴，待婴儿把嘴巴张大后再把乳头和大部分乳晕放入婴儿口中	8				
		6. 哺乳后用一手按压婴儿下颌，退出乳头，再挤一滴乳汁涂在乳头周围，预防乳头皲裂的发生	5				
		7. 左右乳房交替喂乳，如一侧未哺完，待下次喂哺时先喂（口述）	5				
		8. 将婴儿竖抱，用空心掌轻轻拍打其后背，使婴儿打嗝后再让其躺下安睡。如未能拍出嗝，则可多抱一段时间	5				
		9. 将婴儿放置于婴儿床上，取右侧卧位。拉平婴儿衣服，盖好被子	5				
		10. 观察母婴情况，洗手、记录	5				
操作评价（20分）		1. 物品准备及口述流畅	5				
		2. 操作规范，动作熟练	5				
		3. 整理用物及记录	5				
		4. 态度和蔼，仪表大方，关爱母婴，操作过程中与母婴在情感、语言、目光等方面的交流合适	5				
总分			100				
综合评价		自评（20%）	同学互评（30%）	教师评价（50%）		综合得分	

任务五　乳房护理

乳房护理的目的是减轻乳房胀乳，促进泌乳，同时促进产妇乳腺管通畅，增加乳头的韧性，避免乳头皲裂，矫正凹陷的乳头。

一、学习要求

（1）技能要求　能正确进行乳房护理，手法正确；能对产妇进行有效的健康指导。

（2）职业素养　操作规范；手法正确到位；技能熟练；动作轻柔；关怀亲切，沟通有效。

二、操作规范

1.评估及准备

（1）环境　明亮、清洁、安静；室温调至24～28℃，湿度55%～65%；选择中速、轻柔而有节奏的背景音乐。

（2）操作者　着装整洁，戴好帽子，取下手上的饰品，修剪指甲，按七步洗手法洗手，并保持心情舒畅，在操作过程中用安慰性语言和亲切目光与产妇进行交流。

（3）评估

❶ 评估产妇乳房情况、分娩过程，产后天数；

❷ 评估新生儿情况。

（4）用物　软毛巾、水盆、温水（50～60℃）。

2.操作步骤

（1）核对医嘱，向产妇和家属解释操作的目的，取得产妇及家属的理解和配合。

（2）拉上床帘，协助产妇取得舒适体位（如卧位或半坐卧位），解开衣扣，露出乳房。

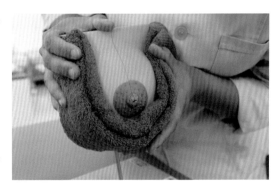

图 5-1

（3）先用湿热毛巾清洁乳房，再用湿热毛巾包裹住乳房（热敷乳房），露出乳头，每侧乳房热敷3～5min（图5-1）。

（4）将容器或干毛巾置于乳头处，然后一手置于乳房下，托起乳房；另一手用小鱼际按顺时针方向螺旋式按摩乳房（图5-2）。

（5）将拇指及食指放在乳晕上下，距

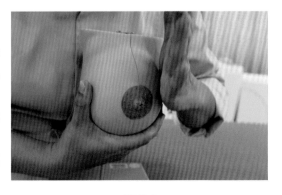

图 5-2

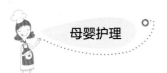
乳头根部2cm处（图5-3），两指相对，其他手指托住乳房，拇指及食指向胸壁方向轻轻按压（图5-4），使按压作用在乳晕下方的乳窦上。依各个方向按照同样的方法按压，使乳房内每一个乳窦的乳汁都被挤出。

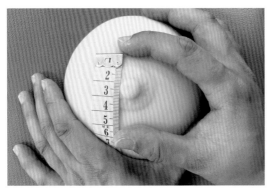
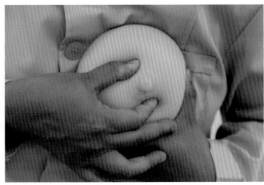

图 5-3 　　　　　　　　　　　　　　　　　　　　　图 5-4

（6）一侧乳房至少挤压3～5min，以挤出足够的乳汁，维持时间以20～30min为宜。

（7）双侧乳房按摩完毕后，产妇取舒适体位。

（8）整理床单位，洗手，记录。

三、同步理论测试

选择题

1.针对乳房的护理错误的是（　　）。

　　A.哺乳前湿热敷乳房和乳头

　　B.增加哺乳次数，缩短每次哺乳时间

　　C.哺乳后挤出少许乳汁涂在乳头和乳晕上

　　D.涂敷蓖麻油铋糊剂

　　E.应用抗生素

2.[多选]乳房胀痛的护理包括（　　）。

　　A.尽早哺乳

　　B.外敷乳房

　　C.按摩乳房

　　D.佩戴乳罩

　　E.生面饼外敷

参考答案

选择题

1.E　　2.ABCDE

🍀 工作任务页

一、工作任务

初产妇，23岁。足月自然分娩产下一个重量达3250g的健康女婴。现在宝宝2天，一般情况良好。产妇目前自觉乳房胀痛，尝试给宝宝喂母乳后，发现没有乳汁分泌。

二、学习情境描述

你是一位护士，现在你如何对产妇进行乳房护理？

三、学习目标

（1）技能要求　能正确进行乳房护理，手法正确；能对产妇进行有效的健康指导。
（2）职业素养　操作规范；手法正确到位；技能熟练；动作轻柔；关怀亲切，沟通有效。

四、任务分组

学生任务分配表

班级		组别		指导老师	
组长		学号			
组员	姓名	学号	姓名	学号	
任务分工					

五、工作准备

（1）学习乳房护理的操作方法和注意事项。
（2）制作乳房护理的操作流程图。
（3）结合任务书分析乳房护理工作中的难点内容和注意事项。

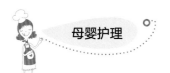

六、工作实施

（1）准备工作

引导问题1：如果你要给产妇进行乳房护理，操作前是否要对产妇进行操作前评估？评估哪些内容？

_____

_____

引导问题2：操作前，是否应该对产妇做自我介绍？拉近护患关系？

_____

_____

引导问题3：操作前，你对自己有什么要求吗？

_____

_____

引导问题4：操作前你要准备哪些物品呢？

_____

_____

（2）乳房护理

引导问题5：产妇询问："按摩过程中，我的乳房有轻微的胀痛，请问这是属于正常情况吗？"

_____

_____

引导问题6：产妇询问："一次乳房需要护理多久？"

_____

_____

（3）健康宣教

引导问题7：产妇想咨询，平时如何护理自己哺乳期的乳房？

_____

_____

工作记录表

相关问题	资料查询者	记录者	操作者1	操作者2	操作者3
引导问题1					
引导问题2					
引导问题3					
引导问题4					
引导问题5					
引导问题6					
引导问题7					

学生自评与互评表

班级：	姓名：	学号：						
学习任务	乳房护理							
评价项目	评价标准	分值	自评	组长	组员	组员	组员	
环境准备	能正确说出所需环境温度、湿度等项目	5						
解释工作	能用礼貌的语言正确解释操作的必要性	10						
自我准备	自身着装、卫生符合要求	5						
用物准备	能正确准备物品，不多备不少备	10						
乳房护理	能正确评估产妇的乳房情况	5						
	能正确进行乳房护理	20						
	操作过程中手法轻柔，随时注意保护护理对象的隐私等	15						
物品分类	能正确将使用后的物品分类处理	5						
健康宣教	能正确宣教乳房护理的方法	5						
工作态度	态度端正，无无故缺勤、迟到、早退	5						
工作质量	能按计划完成工作任务	5						
协调能力	小组成员、同学之间能合作交流，协调工作	5						
职业素质	能做到动作轻柔，和产妇有交流，语言沟通时使用礼貌用语，有无菌意识	5						

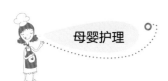
教师综合评价表

考核内容		考核点及评分要求	分值	同学1评分	同学2评分	自评	教师评价
评估及准备（20分）	护士准备（10分）	1. 衣着整洁，修剪指甲，温暖双手	3				
		2. 环境温度适宜、光线充足	3				
		3. 评估产妇乳房情况和新生儿情况	4				
	物品（10分）	符合要求，摆放合理、有序	10				
操作实施（60分）	操作步骤（60分）	1. 核对医嘱，向产妇和家属解释操作的目的	5				
		2. 拉上床帘，协助产妇取得舒适体位（如卧位或半坐卧位），解开衣扣，露出乳房	5				
		3. 口述加演示：先用湿热毛巾清洁乳房，再用湿热毛巾包裹住乳房(热敷乳房)，露出乳头，每侧乳房热敷 3～5min	10				
		4. 将容器或干毛巾置于乳头处	10				
		5. 口述加演示：一手置于乳房下，托起乳房；另一手用小鱼际按顺时针方向螺旋式按摩乳房	10				
		6. 口述加演示：拇指及食指放在乳晕上下距乳头根部2cm处，两指相对，其他手指托住乳房，拇指及食指向胸壁方向轻轻按压，使按压作用在乳晕下方的乳窦上。依各个方向按照同样的方法按压，使乳房内每一个乳窦的乳汁都被挤出	5				
		7. 一侧乳房至少挤压 3～5min，以挤出足够的乳汁，维持时间以 20～30min 为宜（口述）	5				
		8. 双侧乳房按摩完毕后，产妇取舒适体位	5				
		9. 观察产妇情况，洗手、记录	5				
操作评价（20分）		1. 物品准备及口述流畅	5				
		2. 操作规范，动作熟练	5				
		3. 整理用物及记录	5				
		4. 态度和蔼，仪表大方，关爱产妇，操作过程中与产妇在情感、语言、目光等方面的交流合适	5				
总分			100				
综合评价	自评（20%）	同学互评（30%）		教师评价（50%）		综合得分	

任务六 月子餐的制作

一、月子餐的优点

1.给产妇补充足够的热量

产妇每日热量的供应应在3000kcal左右。糖类是最主要的热能来源。坐月子期间宜多吃含糖丰富的食物，如面、大米、小米等。还需摄入动物肉类（羊肉、瘦猪肉、牛肉、鸡肉）和坚果类食品（如核桃仁、花生米、松子等）。

2.给产妇补充优质蛋白质

产妇饮食中蛋白质含量应高于平常50%以上，每天100g左右。产妇每日泌乳要消耗蛋白质10～15g，6个月内婴儿对8种必需氨基酸的需求很大。每日膳食中必须搭配2～3种富含蛋白质的食物。蛋白质含量丰富的食物有鸡蛋、肉类、鱼类、豆制品、豆类等。尽量以动物蛋白质为主。

3.给产妇补充足量的脂肪

产妇每日每千克体重需要1g脂肪。若少于1g时，乳汁中脂肪含量就会降低→影响乳汁的分泌→影响新生儿生长发育。

4.给产妇补充足量的铁

妊娠期妇女大部分患有缺铁性贫血，分娩时因失血丢失约200mg铁，哺乳时从乳汁中又要失去部分铁。所以，应多食蛋黄、动物血、黑木耳、红枣、动物肝脏、红糖、豆制品、深绿色蔬菜等含铁多的食物。

5.给产妇补充足量的钙

产后因泌乳钙消耗过多。如不补充足量的钙就会引起腰酸背痛、腿脚抽筋、牙齿松动、骨质疏松等"月子病"。泌乳使产妇每日消耗掉大约300mg的钙，推荐产妇每日摄入1200mg钙。含钙多的食物有虾皮、紫菜、牛奶、海带、芝麻酱等。必要时可选用一些钙剂。

6.给产妇补充足量的维生素

（1）补充维生素A 含维生素A丰富的食物有动物性食物（动物肝脏、鱼肝油、蛋、奶等）、植物性食物（西兰花、豌豆苗、菠菜、胡萝卜等）。

（2）补充维生素D 含维生素D丰富的食物有动物肝脏、鱼肝油、海产品等。

（3）补充维生素E 含维生素E丰富的食物有植物油、坚果、豆类、海产品。

（4）补充叶酸 含叶酸丰富的食物有动物肝脏、坚果、豆类、绿叶蔬菜、水果等。

（5）补充维生素C 含维生素C丰富的食物有深绿色蔬菜、柑橘、柚子、猕猴桃、阳桃、柠檬等。

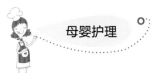

母婴护理

二、月子餐的禁忌

（1）忌过早大量喝汤，尤其产后3天内。

（2）忌喝浓汤。

（3）忌喝红糖水太多太久（每天不超过20g，7～10天）。

（4）忌饮用茶水或咖啡、酒。

（5）忌吃巧克力。

（6）忌吃硬、生冷、油炸、肥腻食物。

（7）忌吃有回奶作用的食物（韭菜、麦芽制品）。

（8）忌服用鹿茸。

（9）忌产后节食减肥。

（10）忌剖宫产后吃胀气食物。

（11）产后3个月内忌吃过多味精。

三、产后不宜多吃的食物

（1）回奶食物　麦芽、麦片、大麦茶、韭菜、香菜、山楂。

（2）辛辣刺激食物　辣椒、桂皮、大蒜、花椒、丁香、芥末、烈酒、香烟、咖啡、浓茶等。

（3）生冷寒性食物　冰镇冷饮、苦瓜、香蕉、西瓜、螺蛳、柿子（饼）、梅子、螃蟹等。

四、月子餐的制作

（一）猪蹄黄豆汤（乳汁不足）

[原料]猪蹄1只，黄豆60g，黄花菜30g。

[做法]猪蹄1只洗净切块，与黄豆、黄花菜共煮烂，入油、盐等调味，分数次吃完。2～3日一剂，连服3剂。

[应用]适用于乳汁化生不足的缺乳，产后乳汁稀少，无乳胀，乳房柔软。

[注意]服用猪蹄汤要分次，汤多肉少，否则汤的蛋白与脂肪含量过高可能会引起胃口不佳，影响效果。

（二）猪蹄炖丝瓜豆腐（乳汁不足）

[原料]猪蹄、丝瓜、豆腐、香菇。

[做法]猪蹄1只洗净切块，与香菇共炖烂，放入豆腐、丝瓜，并加入油、盐等调味，分数次吃完。2～3日一剂，连服3剂。

[应用]乳络不通，乳胀汁少或乳胀生结，疼痛乳少，乳房微热。

[攻效]具有良好的生乳和促进乳汁通利的作用。能防止乳腺炎的发生。

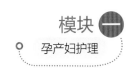

（三）田七红枣炖鸡（产后气血不足）

[原料]鲜鸡肉200g（去鸡皮），田七5g，红枣4粒，姜1片，盐少许。

[做法]红枣用清水浸软，洗净去核。田七切薄片。鸡肉焯水洗净后沥干水分。把所有材料同放入一个小型炖盅内，注入适量开水至八成满，以大火隔水炖约2h，加入调味料，趁热饮用。

[攻效]有补气、活血、补血、祛瘀、生新作用。是产后体质虚弱者的良好滋补食物。

（四）黄芪炖鸡（产后虚弱）

[原料]黄芪50g，枸杞15g，红枣10个，母鸡1只（1000g左右），生姜、盐、米酒适量。

[做法]黄芪、枸杞、姜片放滤袋内，母鸡切块、氽烫、冲凉，与红枣一起放锅内。加入清水，小火焖炖1h后加盐、米酒即可食用。

[功效]黄芪补气健脾、益肺止汗，常用于治疗产后乳少，又可补虚固表，治疗产后虚汗症。此汤适用于产后体虚、面色萎黄、乳汁过少、易出虚汗等。但宜在产后5～7天食用。

（五）母鸡炖山药（产后脾胃虚弱）

[原料]母鸡1只，黄芪30g，党参15g，山药15g，红枣15g，黄酒50g。

[做法]母鸡洗净，将黄芪、党参、山药、红枣置入鸡腹，在上述药上浇黄酒，隔水蒸熟。1～2天内吃完。

[功效]山药可用于脾胃虚弱少乳者。

（六）丝瓜鲫鱼汤（益气健脾）

[原料]活鲫鱼500g，黄酒、姜、葱适量，丝瓜200g。

[做法]活鲫鱼洗净，背上剖十字花刀。两面略煎后，烹黄酒，加清水、姜、葱等，小火焖炖20min。丝瓜洗净切片，投入鱼汤，旺火煮至汤呈乳白色后加盐，3min后即可。

[功效]具有益气健脾、清热解毒、通调乳汁之功。可将丝瓜换成豆芽或通草。

（七）虾米粥（催奶）

[原料]虾米30g，粳米100g。

[做法]粳米加水煮粥，煮至半熟时，加入洗净的虾米，米汤稠时即可食用。

[功效]含有蛋白质、脂肪、钙、磷、铁等多种营养素，可补肾壮阳，益精通乳，产后乳汁分泌不足者宜经常食用。

（八）花生炖猪蹄（催奶）

[原料]猪蹄2个，花生200g，盐、葱、姜、黄酒适量。

[做法]猪蹄洗净，用刀划口。花生、盐、葱、姜、黄酒适量，放入锅内，加清水烧沸后，再用文火熬至烂熟。

[功效]滋阴补血，通乳下奶。主要用于产后血虚乳少症。

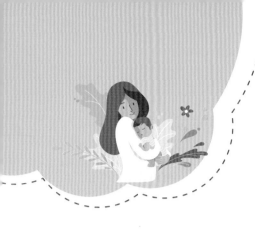

模块二
婴幼儿护理

任务七　生长发育的监测

一、学习要求

（1）技能要求　能正确为小儿测量体重、身长（高）、头围、胸围、囟门；与小儿进行良好的情感交流；对家长进行有效的健康指导；告知家长小儿生长发育的相关知识。

（2）职业素养　操作规范；结果准确；动作轻柔；关怀亲切；沟通有效。

二、体格生长发育

（一）体重

1.体重估算公式

（1）1～6个月　体重（kg）=出生体重+月龄×0.7

（2）7～12个月　体重（kg）=6+月龄×0.25

（3）2岁至青春期前　体重（kg）=年龄×2+8

2.实施条件

名称	基本实施条件	要求
实训场地	儿科护理实训室	室内安静、整洁、光线充足、温湿度适宜
实施设备	根据婴儿实际情况选用合适的磅秤：盘式杠杆秤、坐式杠杆秤、站式杠杆秤、站式体重秤	磅秤指针读数在零点，能正常使用
主要用物	尿布；衣服；毛毯；一次性中单；记录本	护士着装整洁，剪指甲，洗手，戴口罩；举止端庄，态度和蔼，言语恰当

3.思维导图

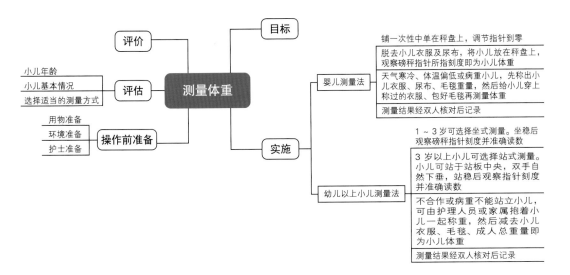

评价 — 目标

小儿年龄 / 小儿基本情况 / 选择适当的测量方式 — 评估 — 测量体重 — 实施

用物准备 / 环境准备 / 护士准备 — 操作前准备

婴儿测量法：
- 铺一次性中单在秤盘上，调节指针到零
- 脱去小儿衣服及尿布，将小儿放在秤盘上，观察磅秤指针所指刻度即为小儿体重
- 天气寒冷、体温偏低或病重小儿，先称出小儿衣服、尿布、毛毯重量，然后给小儿穿上称过的衣服、包好毛毯再测量体重
- 测量结果经双人核对后记录

幼儿以上小儿测量法：
- 1～3岁可选择坐式测量。坐稳后观察磅秤指针刻度并准确读数
- 3岁以上小儿可选择站式测量。小儿可站于站板中央，双手自然下垂，站稳后观察指针刻度并准确读数
- 不合作或病重不能站立小儿，可由护理人员或家属抱着小儿一起称重，然后减去小儿衣服、毛毯、成人总重量即为小儿体重
- 测量结果经双人核对后记录

4.操作规范

（1）评估及准备　评估小儿年龄、基本情况，选择适当的测量方式。

（2）操作步骤

❶ 核对姓名，向小儿及家长做好解释。

❷ 婴儿测量法

a.铺一次性中单在磅秤秤盘上，调节指针到零点（图7-1）。

b.脱去小儿衣服及尿布，将小儿放在秤盘上，观察磅秤指针所指刻度即为小儿体重（图7-2）。

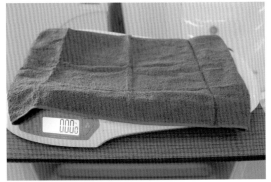

图 7-1

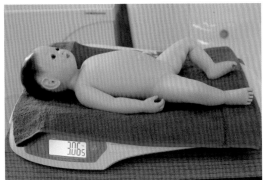

图 7-2

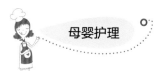
c.天气寒冷、体温偏低或病重小儿，先称出小儿衣服、尿布、毛毯重量，然后给小儿穿上称过的衣服、包裹好毛毯再测量体重，用测得的结果减去衣物重量即为小儿体重。

d.测量结果经双人核对后记录。

❸ 幼儿以上小儿测量法

a.1～3岁可选择坐式测量。坐稳后观察磅秤指针刻度并准确读数。

b.3岁以上小儿可选择站式测量。小儿可站于站板中央，双手自然下垂，站稳后观察指针刻度并准确读数。

c.不合作或病重不能站立小儿，可由护理人员或家属抱着小儿一起称重，然后减去小儿衣服、毛毯、成人总重量即为小儿体重。

d.测量结果经双人核对后记录。

（3）注意事项

❶ 测量过程中小儿不可摇动或接触其他物体，注意保护小儿，防止跌伤。

❷ 每次测量应固定时间、固定磅秤，一般选择晨起空腹排尿后或进食2h后进行。

❸ 测量值与前次测量值差异较大时，需要重新测量核对，如小儿体重变化较大要及时报告医生。

（二）身长（高）

身长（高）是指从头、躯干（脊柱）到下肢的长度。3岁以下小儿仰卧位测量称为身长，3岁以上立位测量称为身高。正常新生儿出生时平均身长约为50cm，生后3个月增长11～13cm，约等于后9个月的增长值，1岁时身长约为75cm，第2年增长速度减慢，2岁时身长约为85cm。2～12岁小儿身高可用下列公式估算：身高（cm）=年龄×7+75。

1.实施条件

名称	基本实施条件	要求
实训场地	儿科护理实训室	室内安静、整洁、光线充足、温湿度适宜
实施设备	根据小儿实际情况选用合适的身长（高）测量器具：3岁以下用小儿卧位测量板，3岁以上用立位测量器，或带身高测量杆的磅秤	测量板或测量器的刻度规范，能正常使用
主要用物	一次性中单；记录本	护士着装整洁，剪指甲，洗手，戴口罩；举止端庄，态度和蔼，言语恰当

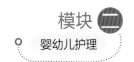

2.思维导图

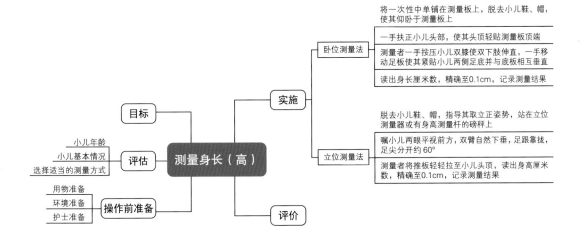

3.操作规范

（1）评估及准备　评估小儿年龄、基本情况，选择适当的测量方式。

（2）操作步骤

❶ 核对小儿床号、姓名，向小儿及家长做好解释。

❷ 卧位测量法

a.将一次性中单铺在测量板上，脱去小儿鞋、帽，使其仰卧于测量板上。

b.一手扶正小儿头部，使其头顶轻贴测量板顶端（图7-3）。

c.测量者一手按压小儿双膝使双下肢伸直，一手移动足板使其紧贴小儿两侧足底并与底板相互垂直（图7-4）。

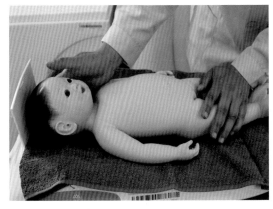

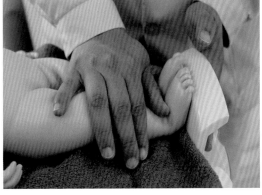

图 7-3　　　　　　　　　　　　　　　　　图 7-4

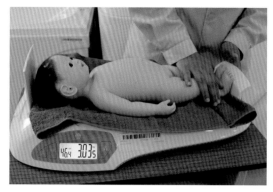

图 7-5

d.读出身长厘米数，精确至0.1cm，记录测量结果（图7-5）。

❸ 立位测量法

a.脱去小儿鞋、帽，指导其取立正姿势，站在立位测量器或有身高测量杆的磅秤上。

b.嘱小儿两眼平视前方，双臂自然下垂，足跟靠拢，足尖分开约60°。

c.测量者将推板轻轻拉至小儿头顶，读出身高厘米数，精确至0.1cm，记录测量结果。

（3）注意事项

❶ 测量身长（高）时要注意保护小儿安全。

❷ 小儿立位测量时头部保持正直的标准是眼眶下缘与耳孔上缘在同一水平线。

❸ 小儿身体站直的标准是足跟、臀部、两肩胛、枕骨粗隆同时紧贴测量杆，推板应与测量杆呈90°。

❹ 婴幼儿易动，推动测量板时动作要轻快，并注意观察测量床两侧的刻度数是否一致，应两侧一致，并准确读数。

（三）头围

头围指自眉弓上缘经枕骨结节左右对称绕头一周的长度，是反映脑发育及颅骨生长的重要指标。正常新生儿头围为33～34cm，生后前3个月和后9个月平均增长6cm，故1岁时头围约46cm；2岁时约48cm；5岁时约50cm；15岁时头围接近成人，为54～58cm。头围过小提示脑发育不良，过大或增长过快提示脑积水、脑肿瘤的可能。头围测量在2岁以下最有价值。

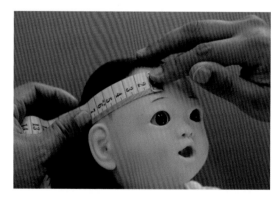

图 7-6

头围测量方法：将软尺0点固定于头部一侧眉弓上缘（图7-6），软尺紧贴头皮绕枕后结节最高点（图7-7）及另一侧眉弓上缘回到0点，读出软尺上显示的厘米数，即为头围数值（图7-8）。

（四）胸围

胸围是指沿乳头下缘经肩胛下角绕胸一周的长度，反映肺和胸廓的发育。出生时胸围比头围小1～2cm，约为32cm；

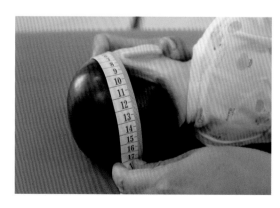

图 7-7

1岁时胸围约等于头围，约46cm；1岁后至青春期前胸围应大于头围，约等于头围加年龄减1cm。

胸围测量方法：小儿两手自然下垂，将软尺0点固定于一侧乳头下缘（乳腺已经发育的女孩，固定于锁骨中线第4肋间），将软尺紧贴皮肤，经两侧肩胛下角回到0点，取平静吸气、呼气时平均值的厘米数（图7-9）。

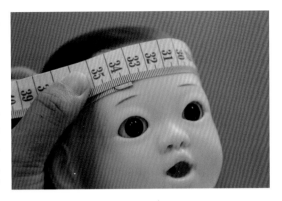

图 7-8

（五）上臂围

上臂围是指在上臂肩峰至尺骨鹰嘴连线中点的水平，用软尺绕臂1周的长度，反映上臂骨骼、肌肉、皮下脂肪和皮肤的发育，是儿童营养状况的评估指标。评估参考值：上臂围>13.5cm为营养良好；12.5～13.5cm为营养中等；<12.5cm为营养不良。

（六）囟门

囟门是多块颅骨交界处形成的间隙。小儿出生时颅骨未闭合形成颅缝和囟门。

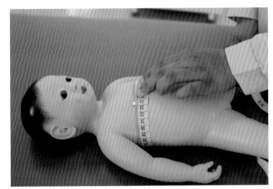

图 7-9

正常小儿出时只有前囟和后囟。前囟是由2块额骨与2块顶骨边缘形成的菱形间隙，出生时1.5～2.0cm（对边中点连线长度），前囟在1～1.5岁时闭合，最迟不超过2岁。后囟为由2块顶骨与枕骨边缘形成的三角形间隙，出生即已闭合或很小，最迟出生后6～8周闭合。

前囟的大小、张力变化均提示某些疾病的可能。前囟迟闭或过大见于佝偻病、甲状腺功能减退症等；前囟早闭或头围过小提示脑发育不良、小头畸形；前囟饱满提示颅内压力增高；前囟凹陷多见于脱水或重度营养不良。

（七）牙齿

出生后4～10个月乳牙开始萌出，最晚在2～2.5岁出齐20颗乳牙。2岁以内乳牙的数目为月龄减4～6，12个月尚未出牙可视为异常。6岁左右开始萌出第一磨牙，6～12岁乳牙逐渐被同位恒牙替换。12岁左右出现第二磨牙；18岁后出现第三磨牙（智齿），也有人终生不出。恒牙一般在20～30岁时出齐，28～32颗。出牙为生理现象，个别小儿可出现低热、唾液增多、睡眠不佳、烦躁等。

佝偻病、营养不良、甲状腺功能减退症、唐氏综合征等小儿出牙会延迟。

（八）长骨

随着年龄增长，长骨干骺端的骨化中心按一定的顺序和部位有规律地出现，腕部骨

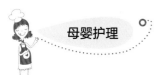

化中心共10个，10岁时出全，1～9岁腕部骨化中心的数目约为其岁数加1。骨龄落后应考虑甲状腺功能减退症、生长激素缺乏症等；骨龄超前可见于中枢性性早熟、先天性肾上腺皮质增生症等。

（九）脊柱

出生后第1年脊柱增长快于四肢，1岁后则落后于四肢增长速度。脊柱在发育过程中会形成3个自然弯曲，3个月左右会随着抬头动作的出现形成颈椎前凸，6个月会坐时出现胸椎后凸，1岁左右开始行走时出现腰椎前凸。

三、神经心理发育

（一）神经系统的发育

儿童神经系统最先开始发育，出生时大脑重量约为370g，占体重的10%～12%。婴幼儿神经髓鞘发育不完善，易出现惊厥、昏迷。4岁时神经纤维的髓鞘化基本完成。出生时脊髓末端位于第2腰椎下缘，4岁时达第1腰椎，故婴幼儿腰椎穿刺位置宜低，以第4～5腰椎间隙为宜，4岁后与成人相同。

（二）感觉的发育

（1）视觉　新生儿已有视觉感应功能，但只能看清15～20cm内的物体。第2个月起可有头眼协调，3～4个月时头眼协调较好，可追寻人或移动的玩具，见到母亲表示喜悦；5岁时能区别颜色；6岁时深度视觉已充分发育。

（2）听觉　出生时中耳内有羊水潴留，无空气，听力差，3～7天后听觉已相当良好；3～4个月时头可转向声源（定向反应），听到悦耳声音时会微笑；6个月时对父母言语有清楚地反应；1岁能听懂自己的名字。

（3）味觉　新生儿出生时味觉发育已完善，4～5个月龄的婴儿对食物的微小改变非常敏感，故应适当添加各类辅食。

（4）嗅觉　新生儿嗅觉已发育完善，3～4个月时能区别好闻与难闻的气味，7～8个月时开始对芳香的气味有反应。

（5）皮肤感觉　包括触觉、痛觉、温度觉、深感觉。新生儿眼、口周、手掌及足底等部位的触觉已很灵敏，而前臂、大腿、躯干触觉较迟缓。新生儿对痛觉的反应迟钝，2个月后才对刺激表现出痛苦。新生儿温度觉很灵敏，环境温度骤降时会啼哭，保暖后就会变安静。

（三）知觉的发育

知觉是人对事物各种属性的综合反映。知觉的发育与视、听、触觉的发育密切相关。小儿在6个月前主要是通过感觉认识事物，6个月后随着动作及手眼协调的发育，能对一个物体的属性产生初步的综合性直觉。1岁开始有时间和空间直觉，3岁能辨上、下，4岁能辨前、后，5岁能辨左、右，4～5岁有早上、晚上、白天、明天、昨天的时间概念，5～6岁能区别前天、后天、大后天等。

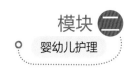

（四）儿童运动、语言、适应性能力的发育

儿童运动发育可分为大运动（含平衡）、细运动两大类。小儿运动发育遵循一定的规律：自上而下、由近到远、由不协调到协调、先正向后反向动作。大运动发育过程可归纳为：二抬四翻六会坐，七滚八爬周会走。

小儿语言的发育要经过发音、理解、表达3个阶段。

小儿神经精神发育进程见下表。

小儿神经精神发育进程表

年龄	粗细动作	语言	适应周围环境的能力与行为
新生儿	无规律，不协调动作，紧握拳	能哭叫	铃声使全身活动减少，或哭渐止，有握持反射
2个月	直立及俯卧位时能抬头	发出和谐喉音	能微笑，有面部表情，眼随物转动
3个月	仰卧位变为侧卧位，用手摸东西	咿呀发音	头可随看到的物品或听到的声音转动180°；注意自己的手
4个月	扶着髋部时能坐；可在仰卧位时用两手支撑抬起胸部	笑出声	抓前面物体；自己玩弄手，见食物表示喜悦；用两手支撑抬起胸部；手能握持玩具，能有意识地哭和笑
5个月	扶腋下能站得直；两手各握一玩具	能喃喃发单词音节	伸手取物；能辨别人声；望镜中人笑
6个月	能独坐一会儿，用手摇玩具	能听懂自己的名字	能认识熟人和陌生人；自拉衣服，自握足玩
7个月	会翻身；自己独坐很久；将玩具从一手换另一手	能发"爸爸"、"妈妈"等复音，但无意识	能听懂自己的名字，自握饼干吃
8个月	会爬；会自己坐起来、躺下去	重复大人所发简单音节	注意观察大人的行动；开始认识物体；会扶着栏杆站起来；会拍手；两手会传递玩具
9个月	试独站，会从抽屉中取物	能听懂几个较复杂单词，如"再见"	看见熟人会伸手要抱；或与人合作游戏
10～11个月	能独站片刻；扶椅或推车	开始用单词，一个单词表示很多意义	能模仿成人动作：招手、再见；抱奶瓶自食；能走几步；拇指、食指对指拿东西
12个月	独走；弯腰拾东西；会将圆圈套在木棍上	能叫出物品的名字，如灯、碗；指出自己的手、眼	对人和食物有喜憎之分；穿衣能合作，用杯喝水
15个月	走得好，能蹲着玩；能叠一块方木	能说出几个词和自己的名字	能表示同意、不同意
18个月	能爬台阶；有目标地扔皮球	能认识和指出身体各部分	会表示大小便，懂命令，会自己进食

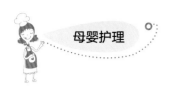
年龄	粗细动作	语言	适应周围环境的能力与行为
2岁	能双脚跳，手的动作更精准，能用勺子吃饭	会说2～3个字构成的句子；能表达喜、怒、怕、懂	能完成简单的动作，如拾起地上的物品
3岁	能跑，会骑三轮车，会洗手、脸，脱、穿简单衣服	能说短歌谣，数几个数	能认识画上的东西，认识男女，自称"我"表现有自尊心和同情心，怕羞
4岁	能爬梯子，会穿鞋	能唱歌，讲述简单故事情节	能画人像，初步思考问题，记忆力强，好发问
5岁	能单腿跳，会系鞋带	开始识字	能分辨颜色，数10个数，知道物品用途及性能
6～7岁	参加简单劳动，如扫地、擦桌子、剪纸等	能讲故事，开始写字	能数几十个数，可简单加减，喜独立自主，形成性格

四、同步理论测试题

（一）名词解释

1.生长发育

2.身长（高）

3.头围

（二）选择题

1.小儿各系统器官发育最早的是（　　）。

　　A.神经系统　　　　　　　　B.淋巴系统　　　　　　　　C.生殖系统

　　D.肌肉组织　　　　　　　　E.脂肪组织

2.反映小儿营养发育状况最重要指标是（　　）。

　　A.身长　　　　　　　　　　B.体重　　　　　　　　　　C.头围

　　D.胸围　　　　　　　　　　E.腹围

3.新生儿出生时身长平均为（　　）。

　　A.42cm　　　　　　　　　　B.44cm　　　　　　　　　　C.46cm

　　D.50cm　　　　　　　　　　E.52cm

4.正常小儿前囟闭合的年龄约是（　　）。

　　A.2～4个月　　　　　　　　B.4～6个月　　　　　　　　C.6～12个月

　　D.12～18个月　　　　　　　E.18～24个月

5.小儿乳牙出齐不应晚于（　　）。

　　A.1岁　　　　　　　　　　　B.1.5岁　　　　　　　　　　C.2岁

　　D.2.5岁　　　　　　　　　　E.3岁

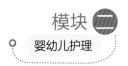

6. 3个月小儿体重约为（ ）。

    A. 4.5kg   B. 4.8kg   C. 5.1kg

    D. 5.5kg   E. 6kg

7. 1岁小儿正常发育应达到下列（ ）。

    A. 说简单的单词   B. 可独自走稳   C. 不再认生

    D. 会控制大小便   E. 学会叠积木

8. 按运动功能的发育规律，小儿能独坐的年龄一般为（ ）。

    A. 1～3个月   B. 3～5个月   C. 6～7个月

    D. 7～9个月   E. 1～1.5岁

9. 小儿，男，4个月，来儿保门诊检查，可认为发育异常的情况是（ ）。

    A. 头尚不能抬起   B. 乳牙未萌出   C. 不能伸手取物

    D. 笑出声   E. 前囟未闭

10. 小儿，女，1.5岁，护士为其测量体重，下列做法错误的是（ ）。

    A. 晨起空腹排尿后进行   B. 进食后立即进行

    C. 每次在同一磅秤上测量   D. 测量前校正磅秤零点

    E. 适当减去衣裤鞋袜重量

11. 一位母亲带1岁男孩进行体格检查，其身长大约为（ ）。

    A. 60cm   B. 65cm   C. 70cm

    D. 75cm   E. 80cm

12. 测量小儿身长时，读数应当取（ ）。

    A. 量床两侧读数的平均值   B. 量床两侧读数较大一侧的值

    C. 量床两侧读数较小一侧的值   D. 使量床两侧的读数一致

    E. 以上都不对

（13～15题共用题干）

某幼儿营养状况良好，开始会用勺子吃饭，会指出简单的人、物名字和图片，能双脚跳。

13. 该幼儿最可能的年龄是（ ）。

    A. 1.5岁   B. 2岁   C. 2.5岁

    D. 3岁   E. 3.5岁

14. 该幼儿的身长约为（ ）。

    A. 50cm   B. 65cm   C. 70cm

    D. 80cm   E. 85cm

15. 该幼儿头围约为（ ）。

    A. 36cm   B. 38cm   C. 40cm

    D. 46cm   E. 48cm

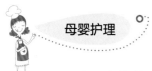

（三）简答题

1.简述小儿生长发育的规律。

2.简述正常小儿前囟闭合的时间及临床意义。

（四）案例分析题

某小儿，女，营养发育中等，身长75cm，头围与胸围相等，能听懂自己的名字，能说简单的单词，两足贴地能独站数秒，不能独立行走。

请分析：

（1）该小儿最可能的年龄是多大？

（2）估算该小儿的体重是多少？

（3）该小儿的头围是多少？

参考答案

（一）名词解释

1.生长发育：生长发育是儿童区别于成人的重要特点。生长是指儿童身体各器官、系统的长大，可以通过具体的测量值来表示，是"量"的变化。发育是指细胞、组织、器官的分化和功能成熟，是"质"的改变。生长和发育紧密相关。

2.身长（高）：身高是指头顶到足底的垂直长度，是反映骨骼发育的重要指标。3岁以下儿童采用仰卧位测量，称身长；3岁以后立位测量，称身高。

3.头围：头围是指自眉弓上缘经枕后结节绕头1周的长度，是反映脑和颅骨生长的重要指标。

（二）选择题

1.A   2.B   3.D   4.D   5.D   6.E   7.A   8.C   9.A   10.B   11.D   12.D   13.B   14.E
15.E

（三）简答题

1.①生长发育是一个连续性、阶段性的过程，在婴儿期和青春期出现两个生长高峰。②生长发育一般遵循由上到下、由近到远、由粗到细、由低级到高级、由简单到复杂的规律。③各系统器官发育不平衡。④生长发育具有个体差异性。

2.前囟在1～1.5岁时闭合；后囟多于6～8周闭合。前囟早闭或过小见于小头畸形；前囟迟闭或过大见于佝偻病、脑积水、甲状腺功能减退症；前囟饱满提示颅内压增高，多见于脑膜炎、脑炎、脑积水、脑水肿等；前囟凹陷多见于脱水或重度营养不良。

（四）案例分析题

（1）该小儿的年龄可能为1周岁。

（2）该小儿的体重可能为9kg。

（3）该小儿的头围可能为46cm。

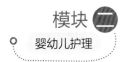

🍀 工作任务页

一、工作任务

某小儿，女，12个月，家长带其来儿童保健中心进行1周岁常规体检。结果：体重7.8kg，身长74cm，头围46.0cm，胸围46.0cm，前囟平坦，宽度约0.2cm×0.2cm，有乳牙8颗，可独自行走但不稳，心肺腹部检查无异常。辅助检查显示：血红蛋白115g/L，RBC3.80×10^{12}/L，其余指标正常。此时，请告诉家长小儿的生长发育规律；针对该小儿生长发育各项指标数值结果，判断存在的问题并采取相应的护理措施。

二、学习情境描述

你是一位儿童保健中心护理人员，需要监测小儿生长发育情况并给予及时的指导，现在你监测的小儿出现了体重偏低现象，应当给予哪些相应的护理措施？

三、学习目标

（1）能正确阐述生长发育的常用监测指标。
（2）能正确测量小儿体重并判断结果是否正常。
（3）能正确测量小儿身长（高），并判断结果是否正常。
（4）能正确测量小儿头围，并判断结果是否正常。
（5）能正确测量小儿前囟宽度，并判断结果是否正常。
（6）能正确阐述小儿出牙的时间及顺序。
（7）能正确阐述小儿生长发育规律。

四、任务分组

学生任务分配表

班级		组别		指导老师	
组长		学号			
组员	姓名	学号	姓名	学号	
任务分工					

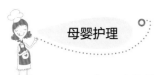

五、工作准备

（1）学习体重、身长（高）、头围、胸围、囟门的测量方法。

（2）制作测量体重的操作流程图。

（3）制作测量身长（高）的操作流程图。

（4）制作测量头围、胸围、囟门的操作流程图。

（5）准备好各种测量用具及实训物品。

六、工作实施

（1）准备工作

引导问题1：如果你要给该小儿测量体重，选择什么测量工具？测量前要做哪些准备工作？

_____

_____

_____

引导问题2：如果你要给该小儿测量身长（高），选择什么测量工具？测量时注意事项有哪些？

_____

_____

_____

引导问题3：操作前，你对自己有什么要求吗？

_____

_____

_____

引导问题4：操作前你要准备哪些物品呢？

_____

_____

_____

（2）测量体重、身长（高）

引导问题5：小儿母亲询问："小儿的体重、身长（高）是否正常？"

_____

_____

引导问题6：卧位测量与立位测量身长（高）分别适用于多大小儿？

_____

_____

（3）前囟宽度测量

引导问题7：如何测量小儿前囟直径？前囟一般什么时候闭合？

_____

_____

引导问题8：小儿囟门早闭或迟闭常见于什么情况？

_____

_____

（4）头围、胸围的测量

引导问题9：小儿头围大约多少？在多大时测量头围最有价值？

_____

_____

引导问题10：小儿头围过大或过小提示什么？

_____

_____

（5）健康宣教

引导问题11：小儿母亲不知道小儿生长发育规律，你该如何解释？

_____

_____

工作记录表

相关问题	资料查询者	记录者	操作者1	操作者2	操作者3
引导问题1					
引导问题2					
引导问题3					
引导问题4					
引导问题5					
引导问题6					
引导问题7					
引导问题8					
引导问题9					
引导问题10					
引导问题11					

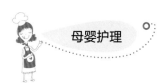

小儿体重测量法学生自评与互评表

班级：	姓名：	学号：						
学习任务		小儿体重的测量						
评价项目	评价标准		分值	自评	组长	组员	组员	组员
环境准备	能正确说出所需环境温度要求		5					
解释工作	能用礼貌的语言正确解释操作的必要性		10					
自我准备	自身着装、卫生符合要求		5					
用物准备	能正确准备物品，不多备不少备		10					
测量体重	婴儿测量法，幼儿以上小儿测量法		30					
物品分类	能正确将使用后的物品分类处理		5					
健康宣教	能正确宣教小儿常见的生长发育指标		5					
工作态度	态度端正，无无故缺勤、迟到、早退		5					
工作质量	能按计划完成工作任务		5					
协调能力	与小组成员、同学合作交流，协调工作		5					
安全意识	不发生摔倒、跌伤意外		10					
职业素质	能做到动作轻柔，和小儿有交流，语言沟通时使用礼貌用语，有无菌意识		5					

小儿体重测量法教师综合评价表

考核内容		考核点及评分要求	分值	同学1评分	同学2评分	自评	教师评价
评估及准备（20分）	评估小儿（10分）	年龄、基本情况，选择适当的测量方式	10				
	物品准备（5分）	齐全、符合要求，摆放合理有序	5				
	护士准备（5分）	着装整洁、剪指甲、洗手、戴口罩；口述环境要求	5				
操作实施（60分）	核对解释（5分）	核对小儿床号、姓名，向小儿及家长做好解释	5				
	婴儿测量法（25分）	铺一次性中单在磅秤秤盘上，调节指针到零点	6				
		脱去婴儿衣服及尿布，将婴儿放在秤盘上，观察磅秤指针所指刻度即为婴儿体重	6				
		天气寒冷、体温偏低或病重婴儿，先称出婴儿衣服、尿布、毛毯重量。给婴儿穿上称过的衣服、包裹好毛毯再测量体重	6				
		计算婴儿体重，结果经双人核对后记录（单位：kg）	7				
	幼儿以上小儿测量法-坐式测量（30分）	1～3岁幼儿坐稳后观察磅秤指针刻度并准确读数	5				
		3岁以上小儿选择站式测量。小儿可站于站板中央，双手自然下垂，站稳后观察指针刻度并准确读数	10				
		不合作或病重不能站立小儿，由护理人员或家属抱着小儿一起称重。再给小儿衣服、毛毯、成人称重	10				
		计算小儿体重，结果经双人核对后记录（单位：kg）	5				
操作评价（20分）		环境适宜，物品齐全	5				
		操作流程规范，动作熟练	5				
		测量结果准确，记录规范	5				
		举止端庄、态度和蔼，关爱小儿，注重情感交流与人文关怀	5				
总分			100				
综合评价	自评(20%)	同学互评（30%）		教师评价（50%）		综合得分	

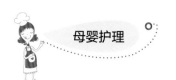

母婴护理

小儿身长（高）测量法学生自评与互评表

班级：	姓名：	学号：

学习任务	小儿身长（高）的测量						
评价项目	评价标准	分值	自评	组长	组员	组员	组员
环境准备	能正确说出所需环境温度要求	5					
解释工作	能用礼貌的语言正确解释操作的必要性	10					
自我准备	自身着装、卫生符合要求	5					
用物准备	能正确准备物品，不多备不少备	10					
测量身长（高）	卧式测量法、立式测量法	30					
物品分类	能正确将使用后的物品分类处理	5					
健康宣教	能正确宣教小儿常见的生长发育指标	5					
工作态度	态度端正，无无故缺勤、迟到、早退	5					
工作质量	能按计划完成工作任务	5					
协调能力	与小组成员、同学合作交流，协调工作	5					
安全意识	不发生摔倒、跌伤意外	10					
职业素质	能做到动作轻柔，和小儿有交流，语言沟通时使用礼貌用语，有无菌意识	5					

小儿身长（高）测量法教师综合评价表

考核内容		考核点及评分要求	分值	同学1评分	同学2评分	自评	教师评价
评估及准备（20分）	评估小儿（10分）	年龄、基本情况，选择适当的测量方式	10				
	物品准备（5分）	齐全、符合要求，摆放合理有序	5				
	护士准备（5分）	着装整洁，剪指甲，洗手，戴口罩；口述环境要求	5				
操作实施（60分）	核对解释（5分）	核对小儿姓名，向小儿及家长做好解释	5				
	卧位测量法(25分)	将一次性中单铺在测量板上，脱去小儿鞋、帽，使其仰卧于测量板上	6				
		一手扶正小儿头部，使其头顶轻贴测量板顶端	6				
		测量者一手按压小儿双膝使双下肢伸直，一手移动足板使其紧贴小儿两侧足底并与底板相互垂直	6				
		读出身长厘米数，精确至0.1cm	7				
	立位测量法(25分)	脱去小儿鞋、帽，指导其取立正姿势，站在立位测量器或有身高测量杆的磅秤上	5				
		嘱小儿两眼平视前方，双臂自然下垂，足跟靠拢，足尖分开约60°	10				
		测量者将推板轻轻拉至小儿头顶，读出身高厘米数，精确至0.1cm	10				
	核对（3分）	核对测量结果	3				
	记录（2分）	准确记录小儿身长（高）	2				
操作评价（20分）		环境适宜，物品齐全	5				
		操作流程规范，动作熟练	5				
		测量结果准确，记录规范	5				
		举止端庄、态度和蔼，关爱小儿，注重情感交流与人文关怀	5				
总分			100				

综合评价	自评（20%）	同学互评（30%）	教师评价（50%）	综合得分

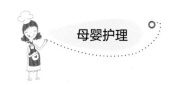

母婴护理

任务八　人工喂养

一、学习要求

（1）技能要求　能为新生儿冲调奶粉；能给新生儿人工喂奶和喂水；能给新生儿拍嗝；能为新生儿选用奶具；会使用分奶器分装奶粉；能清洁、消毒、取用奶具。

（2）职业素养　操作规范；手法正确到位；技能熟练；动作轻柔；关怀亲切，沟通有效。

二、人工喂养

由于各种原因不能进行母乳喂养时，完全采用配方奶或其他动物乳如羊乳等喂哺婴儿，称人工喂养。配方奶粉是以牛乳为基础的改造奶制品，添加一些重要的营养素并强化婴儿生长时所需要的微量元素。在不能进行母乳喂养时，配方奶应作为优先选择的乳类来源。目前有多种配方奶粉，分别适用于不同月龄的婴儿，使用时按年龄选用。常见配方奶粉见下表。

常见配方奶粉种类

种类	类别	适用人群
一般婴儿配方奶粉	一般婴儿配方奶粉	适用于 0 ～ 12 月龄婴儿，作为母乳替代品其营养成分能满足 0 ～ 6 月龄正常婴儿的营养需要
特殊医学用途配方奶粉	无乳糖配方或低乳糖配方奶粉	乳糖不耐受婴儿
	乳蛋白部分水解配方奶粉	乳蛋白过敏高风险婴儿
	乳蛋白深度水解配方或氨基酸配方奶粉	食物蛋白过敏婴儿
	早产 / 低出生体重婴儿配方奶粉	早产 / 低出生体重婴儿
	母乳营养补充剂	早产 / 低出生体重婴儿
	氨基酸代谢障碍配方奶粉	氨基酸代谢障碍婴儿

（一）冲调奶粉

首先要了解冲调奶粉的三个要点：清洁、正确及新鲜。冲奶前先洗手，器具充分清洗、消毒；冲奶时放入适当数量的奶粉，如果是分装奶粉，则用罐内附带的小勺正确量取（图8-1）。冲奶后，余奶一定不要再喂给婴儿。具体步骤如下：

（1）准备器具　将奶瓶、奶嘴、奶瓶盖、随罐奶勺、夹瓶器、奶瓶刷、开水壶、消毒锅等专用器具准备完全，彻底洗净、消毒。奶瓶应用奶瓶专用刷刷洗，沸水消毒时加水至没过器具，煮沸10min，其中煮奶嘴5min。

（2）配制前检查　检查奶粉的质量、种类、生产日期及保质期。

（3）加入温开水　用一个水壶将饮用水煮沸5min，待晾至40～60℃后，根据所要冲调的量倒入消毒好的奶瓶备用。水温太高会影响奶粉中的营养物质（有的奶粉包装上对水温有特别说明，遵循说明即可）的吸收。

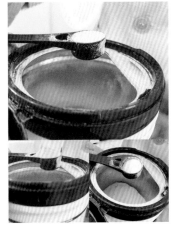

图 8-1

（4）加入适量的奶粉　冲调奶粉应该先倒入需要量的水，再往其中倒入一定配比的奶粉（图8-2）。需要60mL的奶，冲调时应先倒入60mL的水，再按配比加入奶粉。根据婴儿的月龄及产品包装上的水和奶粉冲调比例，用奶粉罐中的专门量勺取所需量奶粉。高出量勺平面的奶粉要刮去，保证奶粉量的准确。将所需量的奶粉加入盛有温开水的奶瓶中。

（5）使奶粉溶解　用专用搅拌棒或者水平搅动旋转奶瓶（双手握住奶瓶中上部，让奶瓶在水平线上来回旋转），使奶粉完全溶解。

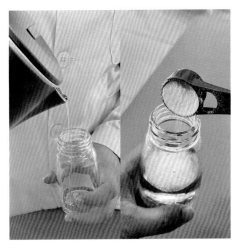

图 8-2

（6）注意事项　反复煮沸的水、过滤器净化的水、矿泉水、放置过久的水及硬化、软化器处理过的水不推荐用于冲调奶粉，烧开后的自来水最适宜冲调奶粉。

（二）人工喂养

1.实施条件

名称	基本实施条件	要求
实训场地	模拟婴儿护理室或母婴处置室	温暖、清洁、安静、安全、明亮
实施设备	（1）操作台；（2）婴儿模型；（3）婴儿床单位；（4）背景音乐；（5）处置室设有洗手设备、医用垃圾桶、生活垃圾桶；（6）室温计	符合民用垃圾处理原则
主要用物	（1）500mL 或 1000mL 量杯 2 个；（2）奶粉适量；（3）奶粉量勺一个；（4）无菌调奶器；（5）装满开水的保温瓶一个；（6）温开水；（7）无菌奶瓶；（8）干净抹布	工作服、帽子、口罩、发网、挂表

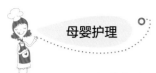

2.操作规范

（1）评估及准备

❶ 操作人员：着装整洁，戴好帽子，取下手上的饰品，修剪指甲，按七步洗手法洗手，并保持心情舒畅，在操作过程中用安慰性语言和亲切目光与新生儿进行交流。

❷ 新生儿：核对新生儿日龄、体重、精神反应、吸吮吞咽功能等情况。

❸ 物品准备：500mL或1000mL量杯2个，奶粉适量，奶粉量勺一个，无菌调奶器，装满温开水的保温瓶一个，无菌奶瓶，干净抹布。

❹ 环境准备：安静、整洁、明亮、无噪声。

（2）操作步骤

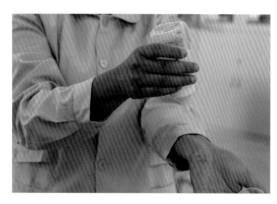

图 8-3

❶ 喂养前准备

a.清洁双手（七步洗手法），取出已经消毒好的备用奶瓶。

b.参考奶粉包装上的用量说明，按新生儿体重，将适量的温水加入奶瓶中。

c.用奶粉专用的计量勺取适量奶粉（用刀刮平，不要压实）放入奶瓶中，水平搓动旋转奶瓶。

d.滴1～2滴奶液到手腕内侧，感觉不烫或不凉便可以给新生儿食用（图8-3）。在喂孩子前一定要检查奶的温度。

❷ 喂养中操作指导

a.给新生儿戴一个围嘴，手中拿条小毛巾，随时擦掉溢出来的奶。

b.姿势：给新生儿喂奶，尽量指导产妇自己完成。产妇以坐姿为宜。肌肉放松，让新生儿头部靠于喂奶者的肘弯处，背部靠于喂奶者前手臂处，呈半坐姿态。

c.喂奶：喂奶时，喂奶者先用奶嘴轻触新生儿嘴唇，刺激新生儿吸吮反射，然后将奶嘴小心放入新生儿口中。注意使奶瓶保持一定倾斜度，让奶瓶里的奶始终充满奶嘴，防止新生儿吸入空气。

d.若要中断喂奶，可指导小儿母亲将小指轻轻地滑入新生儿嘴角，即可拔出奶嘴，中断喂奶。

❸ 喂奶后的操作指导

a.拍嗝，避免溢奶。

b.哺乳结束后应该把新生儿轻轻竖抱起来，让新生儿头部靠在哺乳者的肩部，一手呈空心状从腰部由下向上轻叩新生儿背部，使新生儿将吃奶时吞入胃内的气体排出，一般拍5～10min（图8-4～图8-6）。

c.若无气体排出，可给新生儿换个姿势，继续拍嗝5～10min（具体情况因人而异），拍完后将新生儿放到床上，应以右侧卧位为宜。

d.喂完奶后，马上将瓶中剩余牛奶倒出，将奶瓶、奶嘴分开清洗干净，放入水中煮沸10min左右或奶瓶消毒器中消毒，取出备用。

达标标准：喂奶时，腰背、手臂、手腕不疲劳。新生儿能有效吸吮。

（3）注意事项

❶ 避免配方奶粉温度过高烫伤新生儿，或因奶嘴滴速过快，新生儿来不及吞咽而发生呛奶，奶温保持37～39℃为宜。

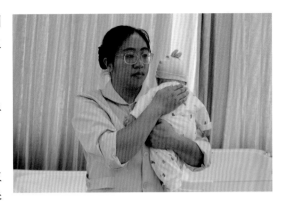

图 8-4 站姿拍背

❷ 不要让新生儿独自一人躺着吃奶，容易造成窒息。不要强迫新生儿每餐一定喝完奶瓶里的奶，勉强只会让新生儿吐奶。

❸ 喂奶时，尽可能多与新生儿目光交流，说说话，培养亲子感情。母亲将新生儿抱紧，让他闻到母亲身上的气味，增加他的安全感。

❹ 避免奶瓶、奶嘴等用具不洁而造成新生儿口腔、肠道感染。

❺ 选择合适的奶嘴套于奶瓶口。注意奶嘴孔的大小，孔太小，新生儿需用力地吮吸，由此吞入较多空气，并且时间一长就会使他对吸奶失去兴趣；孔太大，奶流出太急，容易呛到新生儿。3～4个月的婴儿宜用奶瓶倒置时两奶滴稍有间隔的奶嘴。4～6个月

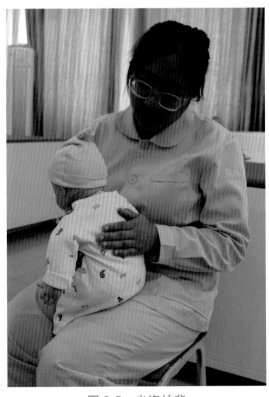

图 8-5 坐姿拍背

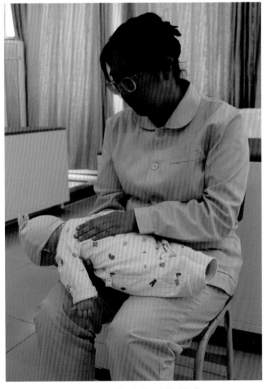

图 8-6 坐姿俯卧位拍背

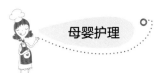

的婴儿宜用奶液能连续滴出的奶嘴。6个月以上的婴幼儿可用奶液能较快滴出形成一直线的奶嘴。

（4）相关知识

❶ 新生儿食量随生长发育阶段变化而渐渐增加，新生儿1～2周时一般每次吃奶60～90mL，3～4周时每次吃奶100mL，以后再酌量增加，新生儿存在个体差异，食量各不相同，一日总量按照150～200mL/kg体重大致计算，每餐吃奶量大致平均分配，但注意掌握总量（有关事项参照母乳喂养）。

❷ 一般3～4小时喂一次，夜间延长时间。两次喂奶中间，适当给新生儿补充水分（多选择白开水），水量以不超过奶量为宜。

❸ 若喂配方奶时间长，奶水渐凉，中途应加温至所需温度，再继续喂养。

❹ 由于新生儿体质存在个体差异，有些新生儿喂配方奶粉时，偶尔会出现过敏现象，应根据新生儿的不同情况调整不同的配方奶粉。如果确认牛奶过敏，就应选择其他代乳品。

❺ 如果只是因为母亲还没有下奶而在产后前几天使用配方奶的话，切记要用小勺子喂，防止新生儿因为过于依赖奶嘴而在母乳喂养的时候发生困难。

❻ 婴儿的奶量因人而异，不必刻意拘泥于书本上的量。

（三）奶瓶的清洁与消毒

婴幼儿的免疫系统尚未发育成熟，容易受到病菌感染。病菌可经由食物传播，所以婴幼儿的奶嘴和奶瓶必需彻底消毒。建议所有器具最少每天消毒一次，最好在早上进行。

消毒前的准备：餐后将奶瓶、奶嘴及配件彻底洗净，将奶嘴里外洗刷干净。再用清水冲洗干净。需要特别留意清洗奶嘴孔，并用水冲过洞孔，确保没有食物残余。这个步骤非常重要，因为奶瓶、奶嘴只有在清洗干净后才能彻底消毒。简单的冲洗不能满足要求，因为极细微的食物残渣，都可能成为病菌繁殖的温床。

1.沸水消毒

沸水消毒是一种有效杀死病菌的方法，一般建议将奶嘴放在沸水里煮3～5min。奶嘴不应煮得太久，否则会令表面黏性增加，出现细孔，加速物料老化。如果器具没有完全浸泡在水中，或表面积聚气泡，结果就会跟煮沸时间不足时一样，这样或许可以减缓物料老化，但是却不能彻底且有效地杀死病菌。

注意事项：

（1）用小刷子将奶瓶的内壁、外壁、螺纹口以及奶瓶盖刷洗干净（图8-7）。玻璃奶瓶可与冷水一起放入锅中，水烧开后5～10min再放入奶嘴、瓶盖等塑料制品，再煮3～5min即可；塑料奶瓶要等水烧开后与奶嘴、瓶盖等塑料制品一起放入锅中消毒，水煮3～5min即可，时间太长容易导致瓶身热化变质。

（2）消毒时一定要有人在场，以免发生危险。

（3）用消毒过的奶瓶夹夹出所有的奶具，置于干净通风处沥干备用。

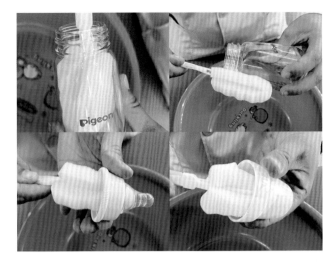

图 8-7

2.蒸汽消毒

使用蒸汽消毒锅是最好的消毒方法，更对环境无害。水蒸气能有效杀死病菌，无需加入任何化学品。奶瓶、奶嘴上不会残留化学品，不会影响婴幼儿健康。蒸汽消毒锅消毒是最简单方便的方式。

建议使用如下最佳处理程序：先彻底清洗奶瓶、奶嘴和奶瓶盖；将奶嘴里外洗刷，并用清水冲洗干净。奶瓶瓶口朝下，盖上盖子，遵照说明书操作，轻按启动按钮。当锅中的水变水蒸气时可达95～97℃，足以杀灭有害细菌。水蒸气亦会从锅四周均匀地蔓延并进行消毒。消毒过程完成后消毒锅指示灯会自动关闭（约12min）。使用蒸汽消毒锅，不会破坏奶嘴的品质，反而使奶嘴更持久耐用。

三、同步理论测试

（一）选择题

1.进行人工喂养时错误的做法是（　　）。

　　A.用配方奶粉等代乳品进行喂养

　　B.按需喂养

　　C.根据月龄选择奶嘴

　　D.调制的配方奶粉溶液可浓不可稀

　　E.两顿奶之间需喂适量温开水以补充水分

2.下列关于人工喂养的说法，不正确的是（　　）。

　　A.配制乳汁时，注意浓度和量

　　B.乳汁温度与体温相近

　　C.喂奶时奶头里应充满乳汁

　　D.奶具定期消毒

　　E.奶嘴孔的大小以奶瓶倒置时呈直线流出为宜

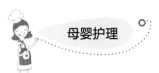

3.关于小儿人工喂养的方法，下列哪项不合适（　　）。

    A.乳液的浓度和量应按小儿年龄体重计算

    B.乳液温度适宜，以不烫手背为宜

    C.可让婴儿仰卧喂奶

    D.配置乳液过程中所有用具、奶具应消毒灭菌，乳液低温保存

    E.奶嘴的软硬度和奶嘴孔的大小以倒置时液体呈滴状连续滴出为宜

4.哺乳后婴儿应采取的体位是（　　）。

    A.左侧卧位　　　　　　　　B.右侧卧位　　　　　　　　D.平卧位

    D.坐位　　　　　　　　　　E.头侧位

5.在喂孩子前一定要检查奶的温度，用哪里测试温度比较合适？（　　）

    A.手背　　　　　　　　　　B.手指　　　　　　　　　　C.手心

    D.手腕内侧　　　　　　　　E.手臂

（二）填空题

1.使用_____是最好的消毒方法，更对环境无害。水蒸气能有效杀死病菌，无需加入任何_____。

2.3～4个月的婴儿宜用奶瓶倒置时_____的奶嘴。4～6个月的婴儿宜用_____的奶嘴。6个月以上的婴儿可用奶液能较快滴出_____的奶嘴。

3.给新生儿喂奶，产妇以_____姿为宜。肌肉放松，让新生儿头部靠着喂奶者的_____，背部靠着喂奶者_____，呈半坐姿态。

4.不要让婴儿独自一人躺着吸奶，容易造成_____。不要强迫婴儿每餐一定喝完奶瓶里的奶，勉强只会让婴儿_____。

5.喂奶时，喂奶者先用奶嘴轻触新生儿_____，刺激新生儿_____，然后将奶嘴小心放入新生儿口中。注意使奶瓶保持一定_____，让奶瓶里的奶始终充满奶嘴，防止新生儿_____。

参考答案

（一）选择题

1.D　2.E　3.C　4.B　5.D

（二）填空题

1.蒸汽消毒锅　化学品

2.两奶滴稍有间隔　奶液能连续滴出　形成一直线

3.坐　肘弯处　前手臂处

4.窒息　吐奶

5.嘴唇　吸吮反射　倾斜度　吸入空气

工作任务页

一、工作任务

王女士，足月自然分娩产下一重量达3250g的健康女婴，新生儿一般情况良好。由于自身母乳较少和其他原因，不能进行母乳喂养，需要对新生儿进行奶瓶喂养来代替母乳喂养。家人买了很多乳制品准备喂养刚出生的新生儿，有牛初乳、婴儿配方奶粉、酸奶、炼奶和原奶。家人向育婴师请教应该选择哪种奶类喂养？如何对新生儿进行奶瓶喂养？有什么注意事项？

二、学习情境描述

你是一位育婴师，你应该如何指导家人对宝宝进行人工喂养。

三、学习目标

（1）能正确选择配方奶粉。
（2）能正确准备奶瓶喂养的用物。
（3）能正确地冲调奶粉。
（4）能根据操作流程正确进行奶瓶喂养。
（5）能正确进行喂养后的护理。
（6）能正确地进行喂养前后奶瓶的清洁与消毒。

四、任务分组

学生任务分配表

班级		组别		指导老师	
组长		学号			
组员	姓名	学号	姓名	学号	
任务分工					

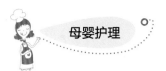

五、工作准备

（1）学习人工喂养护理法。

（2）制作人工喂养操作流程图。

（3）结合任务书分析人工喂养工作中的难点内容。

六、工作实施

（1）准备工作

引导问题1：作为育婴师，请你告知哪些奶源是适宜婴幼儿的。

_____

_____

_____

引导问题2：操作前你要准备哪些物品呢？

_____

_____

_____

（2）奶瓶喂养

引导问题3：指导家人在冲调奶粉之前怎么对奶具进行清洗和消毒。

_____

_____

_____

引导问题4：冲调奶粉的正确顺序是什么？

_____

_____

_____

引导问题5：你如何指导家人对新生儿进行奶瓶喂养前、喂养时、喂养后操作？

_____

_____

_____

引导问题6：对新生儿进行喂奶时，有什么注意的事项？

_____

_____

_____

工作记录表

相关问题	资料查询者	记录者	操作者 1	操作者 2	操作者 3
引导问题 1					
引导问题 2					
引导问题 3					
引导问题 4					
引导问题 5					
引导问题 6					

学生自评与互评表

班级：	姓名：		学号：				
学习任务	人工喂养护理						
评价项目	评价标准	分值	自评	组长	组员	组员	组员
环境准备	能正确说出所需环境温度、湿度等项目	5					
解释工作	能用礼貌的语言正确解释操作的必要性	10					
自我准备	自身着装、卫生符合要求	5					
用物准备	能正确准备物品，不多备不少备	10					
奶具消毒	能掌握奶具的消毒方法	10					
奶瓶喂养操作	能正确进行奶瓶喂养操作	20					
喂养注意事项	掌握奶瓶喂养的注意事项	10					
物品分类	能正确将使用后的物品分类处理	5					
健康宣教	能正确宣教人工喂养	5					
工作态度	态度端正，无无故缺勤、迟到、早退	5					
工作质量	能按计划完成工作任务	5					
协调能力	小组成员、同学之间能合作交流，协调工作	5					
职业素质	能做到动作轻柔，和婴幼儿有交流，语言沟通时使用礼貌用语，有无菌意识	5					

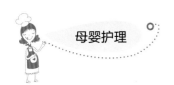

教师综合评价表

项目总分	项目内容	操作要求及细分值	分值	同学1评分	同学2评分	自评	教师评价
操作前准备（16分）	用物准备	应准备的物品：有软垫的靠背椅、脚凳、奶粉、温开水、小毛巾、温奶器、消毒好的奶瓶、新生儿清洁尿布	8				
	新生儿准备	操作：给新生儿换清洁尿布	2				
	环境准备	说出：关闭门窗，采光要好，以便观察新生儿，调节室温至 26～28℃，在喂奶前，为新生儿营造安静舒适的环境	4				
	奶瓶注意事项	说出：奶瓶必须经消毒后方可使用	2				
操作实施（75分）	喂养的正确姿势	操作：操作者坐在靠背椅上，背部紧靠椅背	4				
		操作：喂奶侧的脚踩在小板凳上以便抬高大腿	3				
	喂养操作步骤	操作：用七步洗手法清洁双手，取出已经消毒好的备用奶瓶，参考奶粉包装上的用量说明，按新生儿体重，配置所需要的温水量，并且水温为50℃	15				
		操作：倒入适量奶粉。一定要用专门的量勺，一勺是一平勺，不能没装满，也不能冒尖了。盖上盖子，将奶粉和水摇匀。（水平方向左右摇匀）	15				
		操作：将配好的奶滴在手腕内侧处试温，感觉不烫和不凉便可以给新生儿食用	5				
		操作：将新生儿抱至胸前，新生儿的头枕于操作者左手肘处，新生儿下颌处垫上小毛巾，倒转奶瓶，将奶嘴中的空气赶净，用奶嘴刺激新生儿口唇，待其张大，将奶嘴送入新生儿口中	5				
	喂养时指导	说出：喂奶时不要东张西望，要微笑地面对新生儿，轻柔地和新生儿沟通。注意使奶瓶保持一定倾斜度，奶瓶里的奶始终充满奶嘴，防止新生儿吸入空气	5				
	结束喂养	操作：中断给新生儿喂奶，轻轻地将小指滑入其嘴角，拨出奶嘴，中断吸奶的动作	5				
	喂养后指导	操作：哺乳后应将新生儿竖抱，让新生儿的头部侧向一边，靠在操作者的肩膀上	5				
		操作：用空心掌由下至上轻轻拍打新生儿后背，直至新生儿打嗝，如未能拍出嗝，则可多抱一段时间	5				
		操作：将新生儿放在床上时让其右侧卧位	5				
		说出：观察新生儿半小时左右。以防溢奶或呛奶	3				
操作评价（9分）	人文关怀	交流：边喂奶边与新生儿有语言、眼神的交流，亲切爱抚，保证新生儿保暖、安全	5				
	操作技巧	操作熟练，动作轻稳，手法正确，新生儿愉悦	4				
总分			100				

综合评价	自评（20%）	同学互评（30%）	教师评价（50%）	综合得分

任务九 婴儿辅食的制作

一、学习要求

（1）技能要求 能在适宜的时间正确地为婴儿添加辅食；掌握婴儿蔬果汁、泥状食品、营养粥的制作方法；采用合适的方式对家长进行健康指导；告知家长正确添加辅食的方法、注意事项和意义。

（2）职业素养 操作规范；技能熟练；关怀亲切，沟通有效。

二、实施条件

名称	基本实施条件	要求
实训场地	模拟居家厨房	清洁、安全、明亮
实施设备	（1）操作台；（2）洗菜盆；（3）灶台；（4）料理机；（5）玻璃挤橙器	符合民用垃圾处理原则
主要用物	（1）砧板；（2）刀具；（3）软毛巾；（4）肥皂；（5）奶锅；（6）汤匙	食材自备

三、操作规范

1.评估及准备

（1）婴儿：核对婴儿基本信息，检查体重情况，并向家长解释正确添加辅食的意义、方法和注意事项。

（2）环境：明亮、清洁、安全。

（3）操作者：着装整洁，戴好帽子和口罩，取下手上的饰品，修剪指甲，按七步洗手法洗手。

（4）用物：料理机、挤橙器、砧板、刀具、软毛巾、奶锅、汤匙、肥皂、食材等。评估用物的性能、质量和有效期等；将准备好的用物按照使用先后顺序放于操作台上。

2.婴儿食品制作

（1）蔬果汁的制作

❶ 水果的选择：新鲜，无碰伤和裂伤，应季且成熟多汁的水果。如橙、苹果、梨、西瓜。

❷ 蔬菜的选择：新鲜无苦涩味的蔬菜，如胡萝卜、黄瓜、西红柿、油菜等。

❸ 制作方法：将水果去皮、去核、去籽切成小块，蔬菜焯水烫熟，将蔬果放入料理机打碎，用消毒纱布过滤出汁水即可。

（2）泥状食品的制作

❶ 水果的选择：新鲜，无碰伤和裂伤，应季且成熟的水果。如苹果、香蕉、猕猴

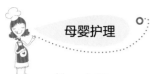

桃、木瓜。

❷ 蔬菜的选择：新鲜的应季蔬菜，如胡萝卜、土豆、山药、红薯、绿叶菜等。

❸ 制作方法：将水果去皮、去核、去籽切成小块，用勺子压成泥或刮出果泥。根茎类蔬菜蒸熟至软烂，绿叶菜焯水两分钟，将蔬菜用勺子直接碾压成泥或用料理机添加适量的水打碎成泥状。

（3）营养粥的制作

❶ 食材的选择：大米、小米、燕麦等做基础粥，视婴儿情况可添加肉末、蔬菜等制备成营养粥。

❷ 基础粥的稀稠度掌握：初始为十倍粥，即1份米+10份水。此时粥最稀薄，宝宝最初可食用。随着月龄的增大，水的分量逐渐减少粥就越来越稠。10个月以后可以尝试软饭。

3.注意事项

（1）制作婴儿辅食之前应洗净双手，且对所用器具进行洗净消毒。

（2）食材应清洗干净（水果的外皮应用肥皂清洗干净），并用软布擦干备用。

（3）除水果外的食材，一定要煮熟。

（4）使用厨具及厨房电器前应对其使用方法进行了解，使用时注意安全。

四、如何科学添加婴儿辅食

1.添加辅食的时间

根据世界卫生组织（WHO）的建议，婴儿出生后的前6个月，应进行纯母乳喂养。在6个月后，应在母乳喂养的同时，添加各种营养充分的辅食。由于婴儿的消化酶分泌程度及吞咽功能的发育程度不同，添加辅食的最好时机为4～6月龄，应结合婴儿的发育情况而定。婴儿早期生长需要的三个食物段，又称三级火箭，其正确的划分是：婴儿出生立即开始的母乳喂养（一级火箭）；及时给予配方奶衔接和泥状食物添加（二级火箭）；固体食物期到自然食物均衡膳食的合理喂养（三级火箭）。

2.添加辅食的原则

（1）遵循先素后荤、由少到多、由稀到稠、由细到粗的规律。水果、蔬菜、大米应作为首选食物。

（2）食物的选择和搭配　种类多样，营养均衡。

❶ 谷类：米粉→米糊→稀粥→稠粥→软饭→烂面条→面片→饼干→面包→馒头→馄饨→水饺→饼。

❷ 蔬菜类：菜汁→菜泥→碎菜→炒菜。

❸ 水果类：兑水的果汁→纯果汁→水果泥→小果块→整个水果。

❹ 肉蛋类：蛋黄泥→虾泥→鱼泥→全蛋→鸡肉泥→猪肉泥→牛肉泥。

（3）由一种到多种　每次只添加一种，经过4～5天，若没有出现消化不良或过敏反应，精神、食欲均正常，再添加第2种食物。初始由强化铁的米粉开始尝试，逐渐添加蔬菜泥、水果泥，再到蛋黄、肉泥、肝泥等。

（4）选择适当的时间　喂奶之前，因饥饿时容易接受辅食。避免天气炎热或婴儿患病时添加。

（5）不宜食用过量的糖、脂肪、化学添加剂。一岁以内不添加盐。

（6）安全营养原则：自然食物、均衡膳食、适度喂养、适量摄入。

3.不同月龄辅食的性状

（1）6月龄　稀滑的糊。

（2）7～8月龄　稠糊和泥蓉状食物。

（3）9～11月龄　有颗粒的泥蓉状食物。

（4）12～18月龄　软饭、切碎的肉和菜。

（5）19～24月龄　略微切碎的家常饭菜。

4.不同月龄辅食添加次数

（1）6～8月龄　每天添加1～2次辅食，逐渐停止夜间喂养。

（2）9～12月龄　每天添加2～3次正餐，3次点心（其中一次为奶），停止夜间喂养。

（3）13～18月龄　每天3次正餐，3次点心（其中一次为奶），和家人一起进餐。

5.不同月龄添加辅食的参考量

（1）4～6月龄　第一次米糊5mL兑4～5倍奶，逐渐达每次15mL。

（2）7～8月龄　果泥、蔬菜泥每天从5mL过渡到60～120mL（总量）。米糊过渡到45～115mL。

（3）9～10月龄　蔬果泥达120mL，较软水果如香蕉、桃子可吃新鲜的。米糊达120mL，肉泥30～60mL，蛋类或奶制品（酸奶、奶酪）50mL。可开始引入手指食物。

（4）11～12月龄　以上不变，可再增加30～60mL的稍有颗粒的混合食物（蔬菜面条、肉末粥、疙瘩汤等）。

五、同步理论测试

（一）选择题

1.婴儿添加辅食的最佳时期是（　　）。

  A.满月   B.4～6月龄

  C.7月龄   D.8月龄

  E.周岁

2.添加新食物时要试食，如无过敏反应，6～8月龄可增至每次（　　）。

  A.15～20mL   B.20～30mL

  C.30～40mL   D.40～50mL

  E.以上都不对

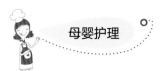

3.炼乳不宜为婴儿选择是因为（　　）。

    A.含糖量过高，脂肪和蛋白质过低

    B.人工提取　　　　　　　　C.不易消化

    D.未经深加工　　　　　　　E.以上都不对

4.（　　）是安全营养的重要原则。

    A.自然食物、均衡膳食、适度喂养、适量摄入

    B.自然食物、均衡膳食、精心喂养、等量摄入

    C.绿色食物、均衡膳食、精度喂养、少量摄入

    D.绿色食物、均衡膳食、适度喂养、节制摄入

    E.以上均不对

5.（　　）是不合理的营养要求。

    A.避免偏食和挑食

    B.合理膳食

    C.只吃素食

    D.定期加强某些营养素的供应

    E.以上都对

6.夏季食谱要考虑的季节因素是（　　）。

    A.多选豆制品

    B.多选肉、蛋、奶

    C.增加含脂肪的食物

    D.气温高、出汗多，以清淡为主

    E.以上都不对

（二）填空题

1.泥糊状食物的添加顺序：_____、_____、_____、_____、_____、_____。

2.婴儿早期生长需要的三种食物段，又称三级火箭分别为_____、_____、_____。

参考答案

（一）选择题

1.B　2.A　3.A　4.A　5.C　6.D

（二）填空题

1.米汤　菜水　菜泥　菜末　碎菜　面条

2.婴儿出生立即开始的母乳喂养（一级火箭）　及时给予配方奶衔接和泥状食物添加（二级火箭）　固体食物期到自然食物均衡膳食的合理喂养（三级火箭）。

🍀 工作任务页

一、工作任务

明明出生后一直母乳喂养，夏天快到了，明明也快6个月了，妈妈准备了蛋黄泥给明明，但是明明除了吃母乳什么都不吃，妈妈只能继续给他喂母乳。此时，你应该为明明妈妈提供怎样的添加辅食的建议？

二、学习情境描述

你是一位住家育婴师，需要日常护理宝宝，现在你护理的婴儿快六个月了，还未成功添加辅食，此时你应该如何为婴儿制定饮食计划？

三、学习目标

（1）能正确说出辅食添加的正确顺序。
（2）能写出科学添加泥糊状食品的方法。
（3）能为婴儿制备果汁、泥糊状食品和营养粥。
（4）能根据婴儿月龄制定一份科学的营养周食谱。

四、任务分组

学生任务分配表

班级		组别		指导老师	
组长		学号			
组员	姓名	学号	姓名	学号	
任务分工					

五、工作准备

（1）学习添加辅食的原则、科学方法和注意事项。

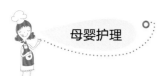

母婴护理

（2）制作蔬果汁、泥糊状食品、营养粥的烹饪流程图。

（3）熟悉各月龄段的婴儿对辅食添加的要求。

六、工作实施

引导问题1：婴幼儿从何时开始可以添加辅食？过早或过晚会对婴儿产生什么不良影响？

_____

_____

_____

引导问题2：明明所处的月龄段是什么？该月龄段应添加何种辅助食品？

_____

_____

_____

引导问题3：请写出为明明添加"碎菜、菜泥、米汤、菜末、面条、菜水"6种泥糊状食品时循序渐进的正确顺序。

_____

_____

引导问题4：科学添加泥糊状食品的方法是什么？

_____

_____

_____

引导问题5：辅食添加有何注意事项？

_____

_____

_____

引导问题6：请分析明明不吃蛋黄泥的原因。

_____

_____

_____

引导问题7：请指导明明妈妈用玻璃挤橙器制作橙汁。

_____

_____

_____

引导问题8：请指导明明妈妈如何做蛋黄泥。

_____

_____

_____

引导问题9：根据明明目前的情况，帮助明明妈妈制定一份科学营养的周食谱。

_____月龄宝宝周食谱

添加时间	周一	周二	周三	周四	周五	周六	周日

引导问题10：通过何种方法验证制定的食谱合理且适合婴儿？

_____

_____

_____

工作记录表

相关问题	资料查询者	记录者	操作者 1	操作者 2	操作者 3
引导问题 1					
引导问题 2					
引导问题 3					
引导问题 4					
引导问题 5					
引导问题 6					
引导问题 7					
引导问题 8					
引导问题 9					
引导问题 10					

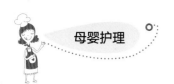
学生自评与互评表

班级：	姓名：	学号：						
学习任务	制作辅食							
评价项目	评价标准	分值	自评	组长	组员	组员	组员	
自我准备	自身着装、卫生符合要求	5						
用物准备	能正确准备物品，不多备不少备	5						
辅食添加的时间	能正确说出辅食添加的最佳时机	5						
辅食添加的原则	能正确说出辅食添加的原则	15						
蔬果汁的制作	用玻璃挤橙器制作橙汁	15						
泥糊状食品的制作	蛋黄泥的制作	15						
营养粥的制作	肉末粥的制作	15						
健康宣教	能正确宣教辅食添加的顺序	5						
工作态度	态度端正，无无故缺勤、迟到、早退	5						
工作质量	能按计划完成工作任务	5						
协调能力	小组成员、同学之间能合作交流，协调工作	5						
职业素质	能做到和家长语言沟通时使用礼貌用语，有节约用水及用火、用电安全意识	5						

教师综合评价表

考核内容		考核点及评分要求	分值	同学1评分	同学2评分	自评	教师评价
评估及准备（20分）	护士准备（10分）	衣着整洁，修剪指甲，温暖双手	5				
		口述添加辅食的原则	5				
	物品（10分）	符合要求，摆放合理、有序	10				
操作实施（60分）	操作步骤（60分）	添加辅食的最佳时机	5				
		婴儿所处的月龄段	5				
		泥糊状食物添加的顺序	5				
		橙汁的制作	15				
		蛋黄泥的制作	15				
		肉末粥的制作	15				
操作评价（20分）		物品准备及口述流畅	5				
		制作辅食的过程操作规范，动作熟练	5				
		整理用物及记录	5				
		态度和蔼，仪表大方，具有安全意识	5				
总分			100				
综合评价		自评（20%）	同学互评（30%）		教师评价（50%）		综合得分

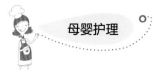
任务十　更换尿布法与臀部护理

一、学习要求

（1）技能要求　能正确为婴儿进行尿布的更换，手法正确；能正确辨别尿布皮炎的分度，并进行正确的处理；与婴儿进行良好的情感交流；采用合适的方式对家长进行健康指导；告知家长系统地更换方法和意义。

（2）职业素养　操作规范；手法正确到位；技能熟练；动作轻柔；关怀亲切，沟通有效。

二、实施条件

名称	基本实施条件	要求
实训场地	（1）模拟婴儿护理室；（2）母婴处置室	温暖、清洁、安静、安全、明亮
实施设备	（1）操作台；（2）婴儿模型；（3）婴儿床单位；（4）背景音乐；（5）处置室设有洗手设备、医用垃圾桶、生活垃圾桶；（6）室温计	符合民用垃圾处理原则
主要用物	（1）尿布；（2）尿布桶；（3）软毛巾；（4）手消毒剂；（5）婴儿润肤乳、消毒植物油；（6）温水及盆	工作服、帽子、口罩、发网、挂表

三、思维导图

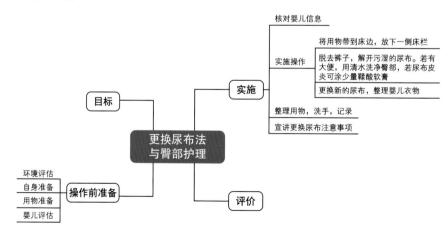

四、操作规范

1.评估及准备

（1）婴儿　核对婴儿基本信息，检查尿布情况，并向家长解释更换尿布的意义、方法和注意事项。

（2）环境　明亮、清洁、安静；室温调至24～28℃，湿度55%～65%；选择中速、轻柔而有节奏的背景音乐。

（3）操作者　着装整洁，戴好帽子，取下手上的饰品，修剪指甲，按七步洗手法洗手，并保持心情舒畅，在操作过程中用安慰性语言和亲切目光与婴儿进行交流。

（4）用物　尿片、软毛巾、婴儿润肤乳、消毒植物油、手消毒剂、温水及盆。评估用物的性能、质量和有效期等；将准备好的用物按照使用先后顺序放于操作台上。

2.操作步骤

（1）将护理用物带到病床边，放下一侧的床档，将尿布折成大小合适的长条或一次性纸尿裤放于床边，以备用。

（2）从婴儿足部揭开盖被，解开污湿的尿片，暴露臀部，操作者一手握住婴儿两腿轻轻向上提起，臀部稍稍抬离床面，另一手用原尿布上端两角干净处从前向后轻拭会阴部及臀部（图10-1、图10-2），并以此盖上污湿部分，卷折后垫在臀部下面（图10-3），再从臀部下方取出污尿布。

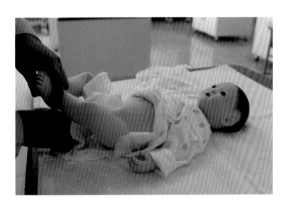

图 10-1

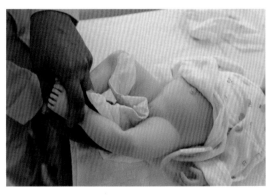

图 10-2

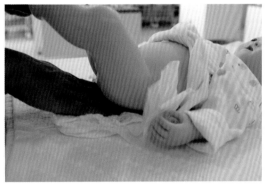

图 10-3

（3）如有大便，用温水洗净会阴及臀部，用软毛巾轻轻吸干。

（4）如有尿布皮炎可涂少许消毒植物油或鞣酸软膏，按尿布皮炎护理法护理。

（5）将婴儿轻放于床上，用一手握住双足轻轻提起，使臀部抬高，将清洁尿布或一次性纸尿裤较宽的一面垫于腰下，放下双足，尿布的底边两端折到腹部（图10-4、图10-5），双腿中的一端上拉，系好尿布带，松紧适宜，拉平衣服，盖好被子，拉好床档，整理床单位。

（6）打开污染的尿布，观察大便性状（必要时可取标本送检）后放入尿布桶内。

（7）操作结束后洗手，做好记录。

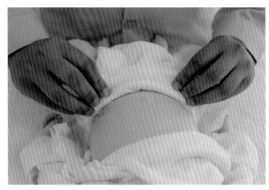 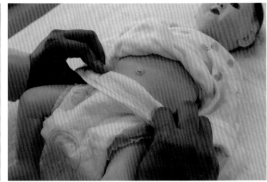

图 10-4 图 10-5

3.注意事项

（1）每次更换尿布前须用清水和肥皂洗手，避免手上细菌污染尿布。

（2）选择质地柔软、吸水性强、透气性好的棉布或一次性纸尿裤为宜，更换尿布前或排便后，用温水和（或）中性肥皂清洁婴儿臀部，并予以吸干，也可以用婴儿专用湿巾将婴儿臀部擦净，再涂上护臀霜，换上干净的尿布或新的纸尿裤。不能用橡胶布或塑料布包裹婴儿臀部。

（3）换尿布的动作要求轻柔而迅速，以免婴儿暴露时间过长而引起感冒。

（4）尿布包扎应松紧合适，防止因过紧而影响婴儿活动或过松造成大便外溢。

（5）如出现尿布皮炎，按照尿布皮炎护理处理。

五、尿布皮炎的护理

详见任务三十三。

六、同步理论测试

填空题

1.选尿布宜选择 _____、_____、_____ 的棉布或一次性纸尿裤。

2.更换尿布过程中，不能用 _____ 或 _____ 包裹小儿臀部。

3.更换尿布时，室温调至 _____，湿度 _____。

4.更换尿布前或排便后，用 _____ 和（或）_____ 清洁小儿臀部。

5.换尿布的动作要求 _____，以免婴儿暴露时间过长而引起感冒。

参考答案

填空题

1.质地柔软　吸水性强　透气性好

2.橡胶布　塑料布

3.24～28℃　55%～65%

4.温水　中性肥皂

5.轻柔而迅速

❀ 工作任务页

一、工作任务

初产妇，23岁。足月自然分娩产下一重量达3250g的健康女婴。现在宝宝5个月16天，一般情况良好，已经添加辅食，近几日宝宝每日排便次数增多，每日达6次以上，且为黄色稀水样便。体检：体温36.8℃，皮肤弹性好，臀部皮肤潮红，伴有皮疹。此时，你应该为宝宝采取什么护理？

二、学习情境描述

你是一位住家育婴师，需要日常护理宝宝，现在你护理的宝宝出现了腹泻、臀部皮肤潮红等现象，现在第一时间应做什么护理？

三、学习目标

（1）能正确判断尿布皮炎的分度。
（2）能正确准备尿布皮炎护理的用物。
（3）能正确换尿布且不损伤婴儿。
（4）能根据操作流程正确进行尿布皮炎的护理
（5）能根据不同的尿布皮炎情况采取不同的护理。
（6）能向小儿母亲宣教尿布皮炎发生的原因及护理方法。

四、任务分组

学生任务分配表

班级		组别		指导老师	
组长		学号			
组员	姓名	学号	姓名	学号	
任务分工					

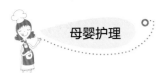

五、工作准备

（1）学习尿布皮炎的分度及尿布皮炎的护理方法。
（2）制作换尿布的操作流程图。
（3）制作尿布皮炎的护理操作流程图。
（4）结合任务书分析换尿布及尿布皮炎的护理工作中的难点内容。

六、工作实施

（1）准备工作

引导问题1：如果你要给宝宝检查臀部情况，或者更换尿布前，你会选择在哪里？对温度、湿度是否有要求？

_____

_____

_____

引导问题2：操作前，是否应该对宝宝妈妈做些解释？

_____

_____

_____

引导问题3：操作前，你对自己有什么要求吗？

_____

_____

_____

引导问题4：操作前你要准备哪些物品呢？

_____

_____

_____

_____

（2）更换尿布

引导问题5：宝宝妈妈询问，尿布选择什么样的好？

_____

_____

_____

_____

引导问题6：换尿布的正确顺序是什么？

_____

_____

_____

（3）尿布皮炎的判断

引导问题7：解开尿布后，你发现宝宝臀部皮肤潮红，是发生了尿布皮炎，那尿布皮炎分几度？如何判断呢？

_____

_____

_____

引导问题8：不同程度的尿布皮炎护理方法不一样，如何选用正确的护理物品呢？

_____

_____

_____

（4）尿布皮炎的护理

引导问题9：根据工作任务所示，你该准备什么护理物品？护理的步骤是怎么样的？

_____

_____

_____

_____

（5）整理物品

引导问题10：你已经护理好了宝宝的臀部，并给宝宝换上了新尿布，这个时候使用过的物品应该如何处理呢？

_____

_____

_____

_____

（6）健康宣教

引导问题11：宝宝妈妈不明白为什么会发生尿布皮炎，你该如何解释？

_____

_____

_____

_____

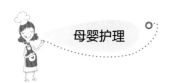

工作记录表

相关问题	资料查询者	记录者	操作者 1	操作者 2	操作者 3
引导问题 1					
引导问题 2					
引导问题 3					
引导问题 4					
引导问题 5					
引导问题 6					
引导问题 7					
引导问题 8					
引导问题 9					
引导问题 10					
引导问题 11					

学生自评与互评表

班级：	姓名：	学号：						
学习任务	更换尿布法与臀部护理							
评价项目	评价标准		分值	自评	组长	组员	组员	组员
环境准备	能正确说出所需环境温度、湿度等项目		5					
解释工作	能用礼貌的语言正确解释操作的必要性		10					
自我准备	自身着装、卫生符合要求		5					
用物准备	能正确准备物品，不多备不少备		10					
更换尿布	能正确更换尿布，且动作轻柔		15					
尿布皮炎的分度	能正确判断尿布皮炎的分度		10					
尿布皮炎的护理	能根据不同程度的尿布皮炎选择不同的护理方法		15					
物品分类	能正确将使用后的物品分类处理		5					
健康宣教	能正确宣教尿布皮炎发生的原因		5					
工作态度	态度端正，无无故缺勤、迟到、早退		5					
工作质量	能按计划完成工作任务		5					
协调能力	小组成员、同学之间能合作交流，协调工作		5					
职业素质	能做到动作轻柔，和婴儿有交流，语言沟通时使用礼貌用语，有无菌意识		5					

教师综合评价表

考核内容		考核点及评分要求	分值	同学1评分	同学2评分	自评	教师评价
评估及准备（20分）	护士准备（10分）	1. 衣着整洁，修剪指甲，温暖双手	5				
		2. 口述更换尿布的目的	5				
	物品（10分）	符合要求，摆放合理、有序	10				
操作实施（60分）	操作步骤（60分）	1. 带齐用物到婴儿床边，核对婴儿基本信息，向家属解释操作目的	5				
		2. 环境温暖适宜、光线充足	5				
		3. 轻轻打开婴儿盖被下端，暴露其下半身，并解开被污染的尿布	5				
		4. 操作者一手握住婴儿两脚，露出婴儿的臀部	5				
		5. 另一只手用尿布干净的一端从前向后擦净会阴及臀部	5				
		6. 取下被污染的尿布，将污染的尿布一端卷折在里面，放入尿布桶	5				
		7. 用温水擦洗臀部，再轻轻用毛巾擦干	5				
		8. 操作者一手握着婴儿两腿并轻轻提起，另一只手将干净的尿布一端垫于小儿腰骶部	5				
		9. 用润肤乳或消毒的植物油涂于婴儿臀部后，放下小儿两腿	5				
		10. 尿布另一端折到婴儿腹部，系上松紧带或布带	5				
		11. 拉平婴儿衣服，盖好被子	5				
		12. 观察婴儿情况，洗手、记录	5				
操作评价（20分）		1. 物品准备及口述流畅	5				
		2. 更换尿布的过程操作规范，动作熟练	5				
		3. 整理用物及记录	5				
		4. 态度和蔼，仪表大方，关爱婴儿，操作过程中与婴儿在情感、语言、目光等方面的交流合适	5				
总分			100				
综合评价		自评（20%）	同学互评（30%）	教师评价（50%）		综合得分	

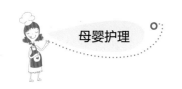

任务十一　新生儿脐部护理

一、学习要求

（1）技能要求　能正确为新生儿进行脐部护理，操作正确，符合无菌原则；采用合适的方式对家长进行健康指导，告知家长脐部护理的意义和方法。

（2）职业素养　脐部护理操作规范；技能熟练；动作轻柔；关怀亲切，沟通有效。

二、实施条件

名称	基本实施条件	要求
实训场地	（1）模拟新生儿护理室；（2）母婴处置室	温暖、清洁、安静、安全、明亮
实施设备	（1）新生儿脐部护理模型；（2）婴儿床；（3）处置室设有洗手设备、医用垃圾桶、生活垃圾桶；（4）室温计；（5）治疗车	符合民用垃圾处理原则
主要用物	（1）2%碘酊；（2）75%乙醇；（3）3%过氧乙酸；（4）10%硝酸银溶液；（5）无菌棉签；（6）无菌生理盐水；（7）治疗盘；（8）弯盘	工作服、帽子、口罩、发网、挂表

三、思维导图

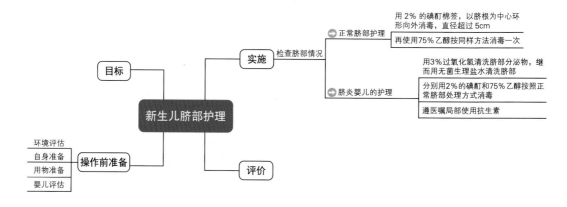

四、操作规范

1. 评估

（1）新生儿　核对新生儿基本信息，查看脐部情况及健康状况，并向家长解释脐部护理的意义、方法和注意事项。

（2）环境　明亮、清洁、安静；室温调至 24～26℃，湿度 55%～65%。

（3）操作者　着装整洁，戴好帽子，取下手上的饰品，修剪指甲，按七步洗手法洗手。

（4）用物　碘伏、75%乙醇、3%过氧乙酸、10%硝酸银溶液、无菌生理盐水、治疗盘、弯盘、手消毒剂、病历本、笔。评估用物的性能、质量和有效期等；将准备好的用物按照使用先后顺序放于治疗盘内。

2.护理前准备

（1）核对胸牌、手圈（床号、姓名、性别、年龄）。

（2）新生儿仰卧、暴露腹部皮肤至腹股沟，检查脐带残端有无脱落，脐部皮肤有无红肿、渗液、渗血及异味。

（3）告知家长操作的目的、注意事项及配合技巧。

3.脐部护理

（1）正常脐带的处理　用蘸有2%碘酊的棉签，由脐切面消毒至脐根部，继以脐根部为中心，环状向外消毒，直径超过5cm，再用75%乙醇溶液脱碘一次（每根棉签只可用一次）。

（2）轻度脐炎的处理　用3%过氧化氢溶液清洗脐根部，继用无菌生理盐水清洗，用2%碘酊从脐根部向外环状消毒，直径>5cm，以75%乙醇溶液脱碘消毒1次。

（3）重度脐炎的处理　用3%过氧化氢溶液洗净脐部分泌物，继用无菌生理盐水清洗，用2%碘酊消毒脐部，向外消毒至超过红肿范围2cm，再用75%乙醇溶液脱碘消毒1次，最后按医嘱局部滴抗生素2～3滴，严重者用红外线灯照射局部或吹氧20min后再滴入抗生素，取无菌方纱布覆盖，外加胶布固定。

（4）肉芽过长的处理　用无菌生理盐水清洗局部并拭干，再用棉签蘸10%硝酸银溶液烧灼2～3次，然后用无菌生理盐水清洗，用2%碘酊消毒脐根部、脐带残端及脐部周围皮肤，用75%乙醇溶液脱碘及环形向外消毒，直径>5cm。

4.注意事项

（1）清洗脐端，不能只洗表面，应将脐带根部彻底清洗。

（2）脐带未脱落前，勿强行剥脱，结扎线如有脱落应重新结扎。

（3）脐带应每日护理一次，直至脱落，沐浴后必须进行脐部护理。

（4）天气寒冷时注意保暖，尽量减少暴露，防止着凉。

（5）注意观察新生儿的精神反应、体温、吮奶情况，发现异常情况及时报告医生、协助处理并做好记录。

5.脐部护理后处理

（1）整理好新生儿尿布及衣服。

（2）向家属交代脐部护理注意事项，尿布不宜覆盖脐部。

（3）按要求初步处理用物。

（4）洗手，记录脐部及脐部周围情况。

五、同步理论测试题

（一）选择题

1. 新生儿脐带未脱落，以下（　　）情况，必须进行脐部护理。

    A.吃奶后　　　　　　　　　B.吃奶前　　　　　　　　　C.睡觉前

    D.沐浴后　　　　　　　　　E.抚触后

2. 给新生儿进行脐部护理时选择室温（　　）。

    A.18～20℃　　　　　　　　B.19～22℃　　　　　　　　C.20～22℃

    D.24～26℃　　　　　　　　E.16～18℃

3. 新生儿脐部护理常用的溶液除外（　　）。

    A.5%碳酸氢钠　　　　　　　B.生理盐水　　　　　　　　C.75%乙醇

    D.2%碘酊　　　　　　　　　E.3%过氧化氢

4. 新生儿脐部有少量脓性分泌物，脐轮及脐周皮肤轻度红肿，可能是发生了（　　）。

    A.腹泻　　　　　　　　　　B.脐部肉芽肿　　　　　　　C.正常脐部

    D.败血症　　　　　　　　　E.轻度脐炎

5. 以下（　　）项描述不当。

    A.用尿布盖脐部，以减少脐部污染

    B.新生儿沐浴后必须进行脐部护理

    C.尿布不宜达到或超过脐部，以免污染脐部

    D.尽量保持脐部干燥

    E.做好脐部护理，可以预防新生儿脐炎

6. 脐部消毒的顺序是（　　）。

    A.从外往内　　　　　　　　B.从下往上　　　　　　　　C.从上往下

    D.从内往外环形消毒　　　　E.来回反复消毒

7. 新生儿脐部出现红肿、渗液，最可能的诊断是（　　）。

    A.新生儿感染　　　　　　　B.新生儿脐炎　　　　　　　C.新生儿湿疹

    D.新生儿破伤风　　　　　　E.新生儿败血症

8. 新生儿脐炎发生时最初的表现是（　　）。

    A.脐轮发红　　　　　　　　B.脐部流脓　　　　　　　　C.四周皮肤肿胀

    D.局部引流臭味液体　　　　E.脐部渗血

9. 新生儿，女，5天。母乳喂养。护士发现其脐部红肿，脐窝内有少量脓性分泌物，首选以下（　　）进行脐部消毒。

    A.75%乙醇

    B.2%碘酊

    C.碘伏

    D.3%过氧化氢

    E.生理盐水

10.新生儿脐部消毒范围直径是（　　）。

　　A.小于2cm

　　B.小于3cm

　　C.小于4cm

　　D.大于3cm

　　E.大于5cm

（二）填空题

1.新生儿脐部消毒范围直径应该大于_____。

2.脐部有脓性分泌物时，首选的消毒溶液是_____。

3.脐部出现肉芽组织过长时，选择灼烧局部肉芽组织的溶液是_____。

4.脐部护理时，消毒的方式是_____。

5.每根消毒棉签可用_____次。

6.用过的消毒棉签应该放入_____垃圾桶。

7.新生儿脐部出现脐轮与脐周皮肤轻度红肿，伴脓性分泌物，可能的临床诊断是_____。

8.引起新生儿脐炎常见的病原体为_____。

9.为预防新生儿脐炎，新生儿的尿布不宜遮盖_____。

10.新生儿脐部护理时，发现新生儿脐带未脱落，_____强行剥脱。

参考答案

（一）选择题

1.D　2.D　3.A　4.E　5.A　6.D　7.B　8.A　9.D　10.E

（二）填空题

1.5cm

2.3%过氧化氢

3.10%硝酸银溶液

4.从内往外环形消毒

5.1

6.医用

7.新生儿脐炎

8.细菌（金黄色葡萄球菌）

9.脐部

10.不可

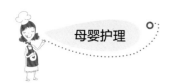

母婴护理

❤ 工作任务页

一、工作任务

初产妇，23岁。足月自然分娩产下一重量达3250g的健康女婴。现在宝宝出生后第5天，宝宝妈妈在给宝宝换尿布时，看到宝宝脐窝周围皮肤发红，并且较湿润。体温36.8℃，饮食正常，精神状况良好。此时，你应该为宝宝采取什么护理？

二、学习情境描述

你是一位月子会所护理人员，现在你护理的宝宝出现了脐窝周围皮肤发红，并且较湿润等现象，现在第一时间应做什么护理？宝宝妈妈询问，这是怎么回事，该如何处理？

三、学习目标

（1）能正确判断是否发生新生儿脐炎。
（2）能正确准备脐部护理的用物。
（3）能根据操作流程正确进行脐部护理，且消毒范围合格、消毒规范。
（4）能向小儿母亲宣教新生儿脐炎发生的原因及护理方法。

四、任务分组

学生任务分配表

班级		组别		指导老师	
组长		学号			
组员	姓名	学号	姓名	学号	
任务分工					

五、工作准备

（1）学习新生儿脐部护理方法。

（2）学习新生儿脐炎的常见症状。

（3）制作脐部护理的操作流程图。

（4）制作脐部护理及新生儿脐炎的手抄报。

（5）结合任务书分析脐部护理的护理工作中的难点内容。

六、工作实施

（1）准备工作

引导问题1：如果你要给宝宝进行脐部护理，你会选择在哪里？对温度、湿度是否有要求？

_____

_____

_____

引导问题2：操作前，是否应该对宝宝妈妈做些解释？

_____

_____

_____

引导问题3：操作前，你对自己有什么要求吗？

_____

_____

_____

引导问题4：操作前你要准备哪些物品？

_____

_____

_____

_____

（2）脐部护理

引导问题5：脐部护理时应该注意观察脐部的哪些症状？

_____

_____

_____

_____

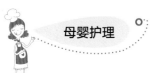

引导问题6：脐部护理时的消毒方法和消毒范围是什么？

_____

_____

_____

_____

引导问题7：脐部护理时如发现发生了脐炎该如何处理？

_____

_____

_____

_____

（3）整理物品

引导问题8：你已经护理好了宝宝的脐部，这个时候使用过的物品应该如何处理呢？

_____

_____

_____

_____

（4）健康宣教

引导问题9：宝宝妈妈不明白为什么会发生新生儿脐炎，你该如何解释？

_____

_____

_____

_____

引导问题10：宝宝妈妈不知道脐带何时脱落、何时愈合，日常多久护理一次，你该如何宣教？

_____

_____

_____

_____

工作记录表

相关问题	资料查询者	记录者	操作者 1	操作者 2	操作者 3
引导问题 1					
引导问题 2					
引导问题 3					
引导问题 4					
引导问题 5					
引导问题 6					
引导问题 7					
引导问题 8					
引导问题 9					
引导问题 10					

学生自评与互评表

班级：	姓名：	学号：						
学习任务	脐部护理							
评价项目	评价标准	分值	自评	组长	组员	组员	组员	
环境准备	能正确说出所需环境温度、湿度等项目	5						
解释工作	能用礼貌的语言正确解释操作的必要性	10						
自我准备	自身着装、卫生符合要求	5						
用物准备	能正确准备物品，不多备不少备	10						
脐部护理	能正确进行脐部护理，且动作轻柔	15						
脐炎	能正确判断是否发生脐炎	10						
脐炎的护理	能根据不同程度的脐部状况选择不同的护理方法	15						
物品分类	能正确将使用后的物品分类处理	5						
健康宣教	能正确宣教脐炎发生的原因及日常护理方法	5						
工作态度	态度端正，无无故缺勤、迟到、早退	5						
工作质量	能按计划完成工作任务	5						
协调能力	小组成员、同学之间能合作交流，协调工作	5						
职业素质	能做到动作轻柔，和新生儿有交流，语言沟通时使用礼貌用语，有无菌意识	5						

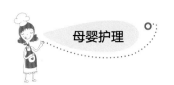

<h1 style="text-align:center">教师综合评价表</h1>

考核内容		考核点及评分要求	分值	同学1评分	同学2评分	自评	教师评价
评估及准备（15分）	新生儿（3分）	1. 核对新生儿基本信息	2				
		2. 查看脐部及健康情况	1				
	环境（3分）	符合脐部护理要求，口述室温	3				
	操作者（4分）	1. 着装整洁	2				
		2. 手上无饰品，指甲已修剪，口述洗手方法正确	2				
	用物（5分）	用物准备齐全（少一个扣0.5分，扣完5分为止）；逐一对用物进行评估，质量符合要求；按操作先后顺序放置	5				
操作实施（65分）	脐部护理前准备（12分）	1. 推用物至病房，再次核对新生儿床号、姓名	2				
		2. 告知家属操作目的、注意事项及配合技巧，以取得家长的理解	2				
		3 新生儿平卧，暴露腹部，注意保暖	3				
		4. 检查脐部情况，口述观察结果（如脐部无渗液、渗血及异味，脐部皮肤无红肿）	5				
	脐部护理过程（38分）	1. 戴手套	3				
		2. 右手拿蘸有碘酊的无菌棉签	3				
		3. 左手轻轻上提结扎线暴露脐带根部	5				
		4. 从内向外螺旋式依次消毒脐窝、脐带残端及脐部周围皮肤，消毒范围直径超过5cm，可重复此步骤，直至干净（每根棉签只可用一次，用后放入弯盘内。避免污染，动作轻柔）	18				
		5. 取酒精棉签按照上述方法消毒、脱碘	5				
		6. 脱手套	2				
		7. 污染物品放置于治疗车下层	2				
	操作后处理（15分）	1. 整理新生儿衣服及尿布	3				
		2. 新生儿安置妥当，告知家长日常脐部护理的注意事项	6				
		3. 医用垃圾初步处理正确	3				
		4. 洗手方法正确，记录及时	3				
操作评价（20分）		1. 消毒溶液选择正确	4				
		2. 严格无菌技术，操作规范，动作熟练	4				
		3. 态度和蔼，仪表大方，关爱新生儿	4				
		4. 与家属沟通有效，取得合作	4				
		5. 在10min内完成，每超过30s扣1分	4				
总分			100				
综合评价		自评（20%）	同学互评（30%）		教师评价（50%）		综合得分

任务十二　新生儿盆浴

一、学习要求

（1）技能要求　能正确为新生儿进行沐浴，手法正确；与新生儿进行良好的情感交流；采用合适的方式对家长进行健康指导。

（2）职业素养　操作规范，手法正确；技能熟练，动作轻柔；关怀亲切，沟通有效。

二、实施条件

类型	新生儿沐浴（盆浴）基本实施条件	要求
场地	（1）模拟新生儿护理室；（2）处置室	清洁、安静、明亮、温暖
资源	（1）散包台；（2）操作台；（3）新生儿模型；（4）浴盆（内装 39～41℃温水）；（5）新生儿床；（6）治疗车；（7）新生儿家长（志愿者）；（8）处置室设有洗手设备、医用垃圾桶、生活垃圾桶；（9）室温计	符合医用垃圾处理原则
用物	（1）新生儿衣服；（2）纸尿裤；（3）包被；（4）浴巾；（5）大毛巾；（6）小毛巾；（7）洗发沐浴液；（8）指甲剪；（9）手消毒剂；(10)无菌棉签；(11) 75% 乙醇；(12)水温计；(13)围裙；(14)病历本；(15)笔；(16)皮肤消毒剂（按需准备）；(17) 5% 鞣酸软膏（按需准备）	工作服，帽子

三、思维导图

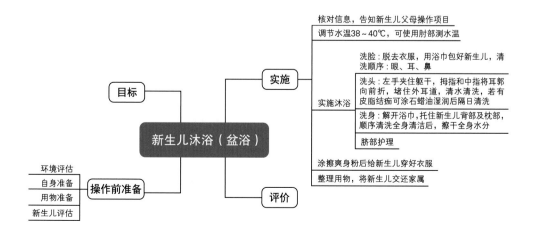

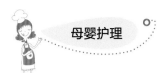

四、操作规范

（一）评估及准备

（1）评估新生儿身体健康状况及喂奶时间，新生儿沐浴于喂奶前或喂奶后1小时进行，以免呕吐和溢奶。

（2）病室环境是否安全和保暖。

（3）护士准备　洗手，戴口罩，着装整齐，准备好用物。

（4）环境准备　工作台面宽大、整洁，关闭门窗，调节室温至27℃左右。

（5）物品准备　新生儿模型、换洗衣服、尿片、小包被、浴巾2块、小方巾、消毒棉签、润肤乳、75%乙醇、5%鞣酸软膏、氯霉素眼液、浴盆装置、冷水、热水、水温计、沐浴露。

（二）操作步骤

（1）与家属解释沟通，核对腕带，将新生儿抱入沐浴室。

（2）调节水温　澡盆内盛2/3水，水温38～40℃（冬季38～41℃；夏季37～38℃），并用肘部试水温。

（3）在工作台面上解开新生儿襁褓、尿布。评估皮肤清洁情况（口、皱褶处、臀部等），脱去新生儿衣服，保留尿布，用浴巾包裹新生儿全身。

（4）擦洗脸部　正确对折小方巾，按顺序分别擦洗眼、耳、鼻（有分泌物时用湿棉签清洁鼻孔）、嘴、面颊，擦时勿用肥皂。

（5）洗头　左手托住枕部，将躯干夹于左侧腋下，左手拇指和中指分别将双耳郭向前折（图12-1），堵住外耳道，以防止水流入耳内，右手将沐浴液涂于手上搓揉后，洗头、耳后，用清水冲洗后，用大浴巾擦干。对新生儿头顶部的皮脂结痂不可用力清洗，可涂液状石蜡浸润，待次日轻轻梳去结痂后再予洗净。

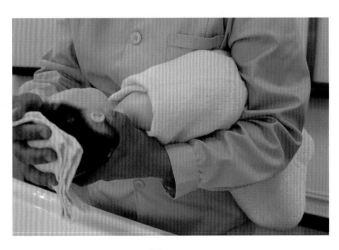

图 12-1

（6）洗身　解开大浴巾，左手握住新生儿左肩和腋窝处使头枕于左手腕及前臂上，再以右手托住新生儿臀部（图12-2），轻放入水中（盆底可垫毛巾防滑）（图12-3）。用沐浴液涂于手上搓揉后分别清洗颈下、手臂、手、胸、腹、下肢。翻身，右手从新生儿前方握住新生儿左肩及腋窝处（图12-4），使新生儿头颈部俯于操作者右前臂（图12-5），左手抹沐浴露清洗新生儿后颈及背部。

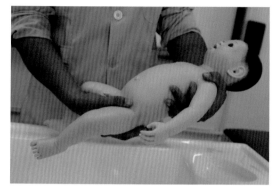 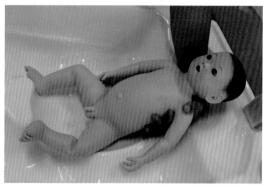

图 12-2   图 12-3

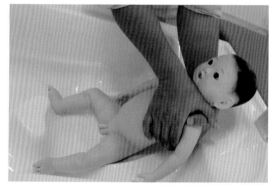 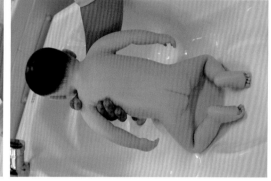

图 12-4   图 12-5

（7）擦干 按照抱入法抱出，用脏浴巾包裹，吸干水分，移至清洁衣物上，用干净浴巾包裹好新生儿，擦新生儿润肤乳，润肤乳勿入眼睛及会阴部，用手涂抹均匀，脐部护理（注意有无红肿、渗液、脓肿，做出相应护理措施），垫上尿布，红臀者臀部涂5%鞣酸软膏。

（8）整理 包好尿布，穿好衣服。再次核对手腕、褓褓标记。

（9）抱回病房 将新生儿抱还家属，交代注意事项。

（10）整理用物和工作台面。

（三）注意事项

（1）减少暴露，注意保暖，动作轻快。耳、眼内不得有水或沐浴液泡沫进入。

（2）注意观察全身皮肤情况，如发现异常及时报告医生。

（3）一般沐浴时间为7～10min。

五、同步理论测试题

（一）选择题

1.新生儿盆浴时为防止污水入耳的正确方法是（　）。

　　A.洗澡前用清洁棉球塞于外耳道

　　B.戴防水耳塞

　　C.将头部抬高

　　D.用左手捂住双耳

　　E.用左手拇指和中指分别将双耳郭向前折，堵住外耳道

2.新生儿盆浴时的环境准备不正确的是（　）。

　　A.工作台面宽大

　　B.整洁

　　C.关闭门窗

　　D.调节室温至27℃左右

　　E.调节室温至35℃左右

3.夏季新生儿盆浴法的水温是（　）。

　　A.34～35℃　　　　　　　　B.35～36℃

　　C.37～38℃　　　　　　　　D.39～40℃

　　E.41～42℃

4.冬季新生儿盆浴法的水温是（　）。

　　A.34～35℃　　　　　　　　B.35～36℃

　　C.37～38℃　　　　　　　　D.38～41℃

　　E.41～42℃

5.新生儿盆浴时应关闭门窗，屏风遮挡，调节室温为（　）。

　　A.18～20℃　　　　　　　　B.20～22℃

　　C.22～24℃　　　　　　　　D.24～26℃

　　E.27～28℃

6.新生儿盆浴时洗面部的正确顺序是（　）。

　　A.眼→鼻→嘴→面部

　　B.眼→嘴→鼻→面部

　　C.鼻→眼→嘴→面部

　　D.鼻→嘴→眼→面部

　　E.嘴→鼻→眼→面部

7.新生儿盆浴时一般沐浴时间为（　）。

　　A.7～10min　　　　　　　　B.5～7min

　　C.3～5min　　　　　　　　D.10～15min

　　E.15～20min

8.新生儿盆浴的目的不包括（　　）。

　　A.使新生儿清洁舒适

　　B.促进血液循环

　　C.帮助皮肤排泄

　　D.帮助机体散热

　　E.观察呼吸及循环情况

9.新生儿盆浴正确的是（　　）。

　　A.于喂奶前或喂奶后1h进行，以免呕吐

　　B.擦洗面部时可用肥皂，但耳内不得进入肥皂沫

　　C.用单层面巾由外眦向内眦擦拭眼睛

　　D.头顶部的皮脂结痂需用力清洗

　　E.清洗身体时尽量暴露，以免清洗不干净

（二）填空题

1.为新生儿进行沐浴其目的是协助皮肤的排泄和散热，促进_____，促进_____，使新生儿_____，同时_____，利于_____情况。

2.新生儿沐浴的时间应选择在_____或_____。

3.为新生儿进行沐浴洗面部时用_____擦眼，并由内眦向外眦。

4.为新生儿进行沐浴洗身体时左手应握住新生儿_____和_____使其头部枕于操作者的手腕上。

5.为新生儿进行沐浴时一般沐浴时间为_____min。

参考答案

（一）选择题

1.E　2.E　3.C　4.D　5.E　6.A　7.A　8.E　9.A

（二）填空题

1.血液循环　肢体活动　舒适　清洁皮肤　观察皮肤

2.喂奶前1h　喂奶后1h

3.单层面巾

4.左肩　左腋窝处

5.7～10

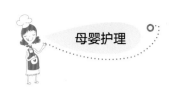

🍀 工作任务页

一、工作任务

初产妇，23岁。足月自然分娩产下一重量达3250g的健康女婴。现在宝宝出生12天，一般情况良好，宝宝妈妈说宝宝出生后从未给宝宝沐浴过，询问这么小的宝宝能洗澡吗？如何给宝宝洗澡呢？需要注意什么？

二、学习情境描述

你是一位住月子会所的护理人员，需要日常护理新生儿，现在你护理的新生儿需要进行日常清洁护理，顺便观察新生儿的全身皮肤等情况。

三、学习目标

（1）能正确准备新生儿盆浴的用物。
（2）能正确给新生儿洗澡且不损伤新生儿。
（3）能向新生儿母亲宣教新生儿洗澡的合适时间及注意事项。

四、任务分组

学生任务分配表

班级		组别		指导老师	
组长		学号			
组员	姓名	学号	姓名	学号	
任务分工					

五、工作准备

（1）学习新生儿沐浴（盆浴）的操作方法。

（2）制作新生儿沐浴（盆浴）的操作流程图。

（3）结合任务书分析新生儿沐浴（盆浴）的护理工作中的难点内容。

六、工作实施

（1）准备工作

引导问题1：如果你要给宝宝洗澡，你会选择在哪里？对温度、湿度是否有要求？

_____

_____

_____

_____

引导问题2：操作前，是否应该对宝宝妈妈做些解释？

_____

_____

_____

引导问题3：操作前，你对自己有什么要求吗？

_____

_____

_____

_____

引导问题4：操作前你要准备哪些物品呢？

_____

_____

_____

_____

（2）新生儿盆浴

引导问题5：宝宝妈妈询问，这么小的宝宝可以洗澡吗？有什么要注意的？

_____

_____

_____

_____

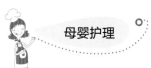

引导问题6：宝宝妈妈询问，洗澡时尿布需要脱去吗？

_____

_____

引导问题7：盆浴的正确顺序是什么？

_____

_____

引导问题8：清洗宝宝背部的时候需要翻身，如何固定宝宝？

_____

_____

（3）整理物品

引导问题9：你已经给宝宝清洗完毕，并给宝宝换上了新尿布、新衣物，这个时候使用过的物品应该如何处理呢？

_____

_____

（4）健康宣教

引导问题10：向宝宝妈妈宣教新生儿最佳沐浴时间和如何选择沐浴露及沐浴时的观察内容？

_____

_____

_____

工作记录表

相关问题	资料查询者	记录者	操作者1	操作者2	操作者3
引导问题1					
引导问题2					
引导问题3					
引导问题4					
引导问题5					
引导问题6					
引导问题7					
引导问题8					
引导问题9					
引导问题10					

学生自评与互评表

班级：	姓名：	学号：						
学习任务	新生儿盆浴							
评价项目	评价标准	分值	自评	组长	组员	组员	组员	
环境准备	能正确说出所需环境温度、湿度等项目	5						
解释工作	能用礼貌的语言正确解释操作的必要性	10						
自我准备	自身着装、卫生符合要求	5						
用物准备	能正确准备物品，不多备不少备	10						
盆浴	能按照正确顺序进行盆浴，且动作轻柔	15						
保护耳朵	能做到保护耳朵不进水	10						
正确翻身	沐浴时正确帮新生儿翻身	15						
物品分类	能正确将使用后的物品分类处理	5						
健康宣教	能正确宣教沐浴的时间、选择合适的物品	5						
工作态度	态度端正，无无故缺勤、迟到、早退	5						
工作质量	能按计划完成工作任务	5						
协调能力	小组成员、同学之间能合作交流，协调工作	5						
职业素质	能做到动作轻柔，和新生儿有交流，语言沟通时使用礼貌用语，有无菌意识	5						

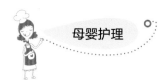

新生儿盆浴法教师综合评价表

考核内容		考核点及评分要求	分值	同学1评分	同学2评分	自评	教师评价
评估及准备（20分）	新生儿（4分）	1. 核对新生儿基本信息并解释操作目的	2				
		2. 沐浴时间选择恰当	2				
	环境（2分）	符合沐浴要求，湿式清洁治疗车和操作台（口述）	2				
	操作者（4分）	1. 着装整齐	2				
		2. 指甲已修剪，洗手方法正确（口述）	2				
	用物（10分）	用物准备齐全（少一个扣0.5分，扣完10分为止）；逐一对用物进行评估，质量符合要求；按操作先后顺序放置	10				
操作实施（60分）	沐浴前准备（12分）	1. 系好围裙，调试水温，在盆底垫大毛巾	2				
		2. 将新生儿抱至散包台，解开包被，再次核对新生儿基本信息	4				
		3. 评估新生儿全身情况，脱新生儿衣物动作熟练（保留纸尿裤）。用大毛巾包裹新生儿全身，口述评估情况	6				
	沐浴（32分）	1. 清洗头面部时抱姿正确，新生儿安全	4				
		2. 面部清洗方法正确，动作轻柔	5				
		3. 防止水流入耳道，方法正确	2				
		4. 头发清洗方法正确，及时擦干	3				
		5. 将新生儿抱回散包台，解开大毛巾，取下纸尿裤	2				
		6. 清洗躯干时抱姿正确，换手时动作熟练，新生儿安全	4				
		7. 按顺序清洗新生儿全身，沐浴液冲洗干净，动作轻柔、熟练，新生儿安全	10				
		8. 及时将新生儿抱起放于大毛巾中，迅速包裹拭干水分	2				
	沐浴后处理（16分）	1. 新生儿脐部评估及护理方法正确	3				
		2. 新生儿臀部护理正确	2				
		3. 给新生儿穿衣方法正确，动作熟练	3				
		4. 脱去围裙，将新生儿安置妥当，并告知家长沐浴情况及沐浴后的注意事项	4				
		5. 垃圾初步处理正确	2				
		6. 及时消毒双手，记录沐浴情况	2				
操作评价（20分）		1. 新生儿、环境、自身、用物的评估及准备工作到位	4				
		2. 操作规范。手法正确，动作熟练，操作过程中新生儿安全	4				
		3. 和新生儿及家属沟通有效，取得合作	4				
		4. 态度和蔼，仪表举止大方，关爱新生儿	4				
		5. 在规定时间内完成，每超过1min扣1分	4				
总分			100				
综合评价	自评（20%）	同学互评（30%）	教师评价（50%）	综合得分		综合评价	

任务十三　新生儿抚触

一、学习要求

（1）技能要求　能正确为新生儿（婴儿）进行抚触，手法正确，与新生儿（婴儿）进行良好的情感交流；采用合适的方式对家长进行健康指导。

（2）职业素养　操作规范，手法正确；技能熟练，动作轻柔；关怀亲切，沟通有效。

二、实施条件

名称	基本实施条件	要求
实训场地	（1）模拟新生儿（婴儿）护理室；（2）处置室	温暖、清洁、安静、安全、明亮
实施设备	（1）抚触台；（2）新生儿（婴儿）抚触模型；（3）新生儿（婴儿）床；（4）背景音乐；（5）处置室设有洗手设备、医用垃圾桶、生活垃圾桶；（6）室温计	符合医用垃圾处理原则
主要用物	（1）尿布；（2）新生儿（婴儿）衣裤；（3）浴巾；（4）新生儿（婴儿）润肤油；（5）手消毒剂	工作服、帽子、口罩、发网、挂表自备

三、思维导图

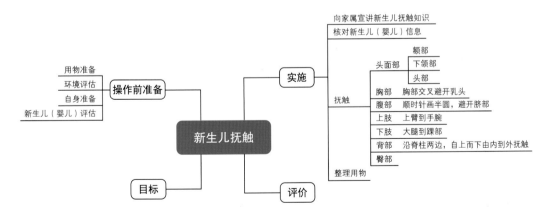

四、操作规范

1.评估及准备

（1）新生儿（婴儿）　核对新生儿（婴儿）基本信息，并向家长解释抚触的意义、方法、时间（两次喂奶之间，处于清醒、安静状态时，最好在沐浴后，午睡醒后或晚上睡

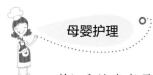
前）和注意事项。

（2）环境　明亮、清洁、安静；室温调至26～28℃，湿度55%～65%；选择中速、轻柔而有节奏的背景音乐。墙上张贴色彩柔和的漂亮图片。

（3）操作者　着装整洁，戴好帽子，取下手上的饰品，修剪指甲，按七步洗手法洗手，手部温暖，身体放松，表情自然，并保持心情舒畅，在抚触过程中用安慰性语言和亲切目光与新生儿（婴儿）进行交流。

（4）用物　尿片、替换的衣物、浴巾、新生儿（婴儿）润肤油、手消毒剂、病历本、笔。评估用物的性能、质量和有效期等；将准备好的用物按照使用先后顺序放于抚触台上。

2.抚触前准备

（1）将新生儿（婴儿）抱至散包台上，核对胸牌、手圈（床号、姓名、性别、年龄）。

（2）在散包台上脱去新生儿（婴儿）衣服，检查全身、四肢活动情况及皮肤有无红肿、破损。

（3）沐浴后擦干全身，将其放在浴巾上，暴露身体，注意保暖，开始进行抚触。

3.操作步骤

进行抚触动作开始要轻柔，慢慢增加力度，每个动作重复4～6次。

（1）头面部抚触

❶ 额部：取适量新生儿（婴儿）润肤油倒入掌心，摩擦均匀，搓暖双手。用两手拇指指腹从前额中心开始（图13-1），轻轻往外推压（图13-2）。

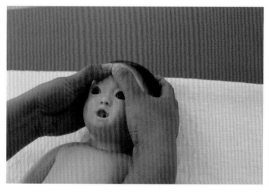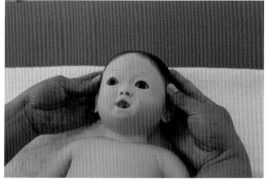

图 13-1　　　　　　　　　　　　　　　　　　　图 13-2

❷ 下颌部：用双手拇指指腹分别从下颌中央（图13-3）向外上方滑至耳前（图13-4），使新生儿（婴儿）上下唇呈微笑状。

❸ 头部：左手置新生儿（婴儿）头右侧枕部，将头略抬离床面，右手四指并拢（图13-5），用指腹从前额发际触向枕后，再滑至耳后（图13-6），中指在耳后乳突部停留片刻，避开囟门。

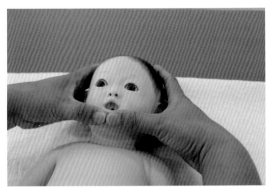
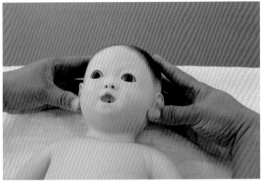

图 13-3

图 13-4

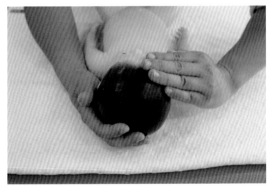
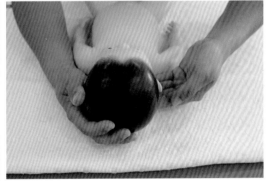

图 13-5

图 13-6

（2）胸部抚触　双手放在新生儿（婴儿）两侧肋缘下，右手从新生儿（婴儿）胸部的左外下方（左侧肋下缘）向右侧上方交叉推进，至右侧肩部；换左手，方法同前。在新生儿（婴儿）胸部画一个大的交叉，避开乳头（图 13-7）。

（3）腹部抚触

❶ 两手依次从新生儿（婴儿）的右下腹→右上腹→左上腹→左下腹移动，呈顺时针方向画半圆，新生儿（婴儿）脐带未脱落者避开脐部（图 13-8）。

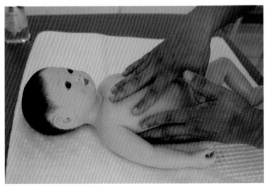
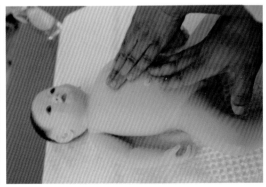

图 13-7

图 13-8

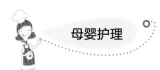
❷ 用右手在新生儿（婴儿）左腹由上向下画一个英文字母 I；自新生儿（婴儿）的右上腹→左上腹→左下腹画一个倒写 L（LOVE）；再由新生儿（婴儿）右下腹→右上腹→左上腹→左下腹画一个倒写 U（YOU）；做这个动作时，用关爱的语调向新生儿（婴儿）说"我爱你"（I LOVE YOU），与新生儿（婴儿）进行情感交流。

（4）上肢抚触

❶ 一手托起新生儿（婴儿）一侧上肢，从上臂至手腕部，轻轻滑行并分段轻轻挤捏（图 13-9），然后双手夹住小手臂，上下搓滚。

❷ 用拇指指腹从新生儿（婴儿）手掌面向手指方向推进，再用拇指、食指和中指轻轻提拉每个手指。

❸ 两手拇指置于新生儿（婴儿）掌心，两手交替用四指指腹由腕部向手指方向抚触手背。用相同的方法抚触对侧上肢。

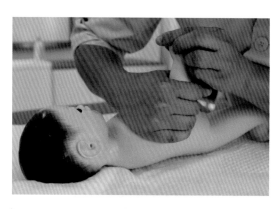

图 13-9

（5）下肢抚触

❶ 一手托起新生儿（婴儿）一侧下肢，从大腿至踝部，轻轻滑行并分段轻轻挤捏，然后双手夹住大腿，上下搓滚。

❷ 用拇指指腹从新生儿（婴儿）足跟向脚趾方向推进，再抚触每个脚趾。

❸ 两手拇指置于新生儿（婴儿）脚掌心，轻压并按摩涌泉穴，两手交替用四指指腹由踝部向脚趾方向抚触足背。用相同的方法抚触对侧下肢。

（6）背部抚触

❶ 将新生儿（婴儿）调整为俯卧位（图 13-10～图 13-13），双手平行放在新生儿（婴儿）背部，沿脊柱两侧，用双手由内向外、自上而下抚触背部。

❷ 两手交替用四指指腹从颈部开始，沿脊柱滑至臀部。

（7）臀部抚触　两手食指、中指、无名指指腹在新生儿（婴儿）臀部做环形抚触。

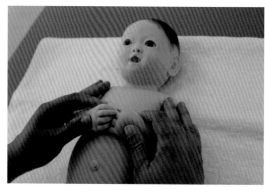
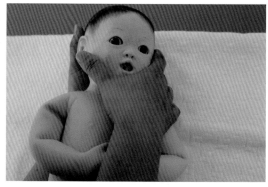

图 13-10　　　　　　　　　　　图 13-11

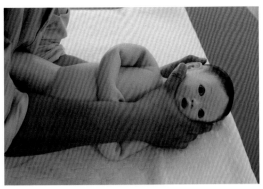
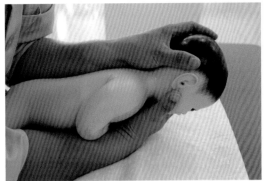

图 13-12　　　　　　　　　　　图 13-13

4.抚触后处理

（1）检查新生儿（婴儿）皮肤情况，兜好尿布，穿好衣服。

（2）将新生儿（婴儿）送回病房，向家属交代抚触后注意事项。

（3）按要求初步处理用物。

（4）洗手，记录抚触情况。

5.注意事项

（1）根据新生儿（婴儿）状态决定抚触时间，避免在饥饿和进食后1h内进行，最好在新生儿（婴儿）沐浴后进行，时间10～15min。

（2）抚触过程中注意观察新生儿（婴儿）的反应，如果出现哭闹、肌张力提高、兴奋性增加、肤色改变等，应暂停抚触，以上反应持续1min以上应停止抚触。

（3）注意用力适当，避免过轻或过重。

（4）抚触时保持环境安静，可以播放音乐，注意与新生儿（婴儿）进行语言和目光的交流。

五、同步理论测试

（一）选择题

1.婴儿抚触的好处，下列说法（　　）项不对。

　A.可以刺激婴儿的淋巴系统，增强抵抗力　B.增加婴儿睡眠，改善睡眠质量

　C.帮助平复婴儿情绪，减少哭闹　　　　　D.可以促进母婴情感交流

　E.抚触可扩大婴儿的视野

2.选择给婴儿进行抚触的最佳时间是（　　）。

　A.婴儿睡眠时　　　　　　B.早上起床后　　　　　　C.空腹时

　D.两次喂奶间，婴儿处于清醒、安静状态　　　　　E.沐浴后

3.给婴儿进行腹部抚触的顺序正确的是（　　）。

　A.右下腹→右上腹→左上腹→左下腹　　B.右上腹→右下腹→左上腹→左下腹

　C.右下腹→右上腹→左下腹→左上腹　　D.右上腹→右下腹→左下腹→左上腹

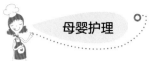

E.左下腹→左上腹→右上腹→右下腹

4.给婴儿进行头部抚触的方法错误的是（　　）。

  A.避开囟门   B.左手置婴儿头右侧枕部

  C.用指腹从枕后触向前额发际，再滑至耳后   D.动作开始要轻柔，慢慢增加力度

  E.抚触过程中婴儿如果出现哭闹应暂停抚触

5.下列说法错误的是（　　）。

  A.根据婴儿状态决定抚触时间   B.避免在饥饿和进食后1h内进行

  C.最好在婴儿沐浴后进行   D.婴儿抚触时间一般为10～15min

  E.给婴儿进行抚触时不可以播放音乐

6.婴儿抚触从（　　）开始。

  A.出生后   B.出生7天后   C.出生15天后

  D.出生28天后   E.出生30天后

7.每次给婴儿进行抚触（　　）比较好。

  A.3min   B.5min   C.7min

  D.10min   E.从5min开始逐渐增长到15min

8.给婴儿进行抚触时室内适宜温度为（　　）。

  A.18～20℃   B.20～22℃   C.22～24℃

  D.24～26℃   E.26～28℃

（二）填空题

1.操作者指甲要短于_____，不可佩戴首饰，以免_____患儿皮肤。

2.新生儿（婴儿）进食后_____内不宜抚触。

3.两手依次从新生儿（婴儿）的_____向上腹再向_____移动，呈_____方向划半圆。

4.抚触时间安排在_____、_____或就寝前。

5.抚触应避开未脱落_____及皮肤_____。

参考答案

（一）选择题

1.E　2.E　3.A　4.C　5.E　6.A　7.E　8.E

（二）填空题

1.指端　损伤

2.1h

3.右下腹　左下腹　顺时针

4.沐浴后　午睡后

5.脐痂部位　破溃处

🍀 工作任务页

一、工作任务

初产妇，23岁。足月自然分娩产下一个重量达3250g的健康女婴。现在宝宝出生后6天，一般情况良好，宝宝已经沐浴结束，需要进行新生儿（婴儿）抚触。

二、学习情境描述

你是一位月子会所的护理人员，需要日常护理宝宝，现在你护理的宝宝需要进行新生儿（婴儿）抚触，宝宝妈妈不理解什么是新生儿（婴儿）抚触，为什么要进行新生儿（婴儿）抚触，对宝宝有好处吗？你如何给宝宝妈妈进行讲解，并实施新生儿（婴儿）抚触呢？

三、学习目标

（1）能正确准备新生儿（婴儿）抚触的用物
（2）能正确进行新生儿（婴儿）抚触且不损伤宝宝。
（3）掌握新生儿（婴儿）抚触的方法与步骤。
（4）能向宝宝妈妈宣教新生儿（婴儿）抚触的优点和注意事项。

四、任务分组

学生任务分配表

班级		组别		指导老师	
组长		学号			
组员	姓名	学号	姓名	学号	
任务分工					

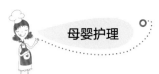

五、工作准备

（1）学习新生儿（婴儿）抚触。

（2）制作新生儿（婴儿）抚触的操作流程图。

（3）制作新生儿（婴儿）抚触的手抄报。

（4）结合任务书分析新生儿（婴儿）抚触中的难点内容。

六、工作实施

（1）准备工作

引导问题1：如果你准备为宝宝进行新生儿（婴儿）抚触，你会选择在哪里？对环境的温度、湿度、光线有哪些要求？

_____

_____

_____

引导问题2：新生儿（婴儿）抚触是任何时候都可以进行的吗？如果不是，什么时候进行新生儿（婴儿）抚触比较合适？什么时候又不适合进行新生儿（婴儿）抚触？

_____

_____

_____

引导问题3：操作前，你对自己有什么要求吗？

_____

_____

_____

引导问题4：操作前你要准备哪些物品？

_____

_____

_____

_____

（2）新生儿（婴儿）抚触

引导问题5：宝宝妈妈询问，新生儿（婴儿）抚触和按摩一样吗？

_____

_____

_____

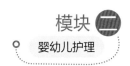
引导问题6：新生儿（婴儿）抚触的正确顺序是什么？

_____

_____

_____

引导问题7：新生儿（婴儿）抚触时需要避开哪些部位？

_____

_____

_____

（3）整理物品

引导问题8：你已经做完了新生儿（婴儿）抚触，并给宝宝换上了新尿布，穿好了衣物，这个时候使用过的物品应该如何处理呢？

_____

_____

_____

（4）健康宣教

引导问题9：宝宝妈妈不明白为什么要进行新生儿（婴儿）抚触，对宝宝有什么好处，你该如何解释？

_____

_____

_____

工作记录表

相关问题	资料查询者	记录者	操作者1	操作者2	操作者3
引导问题1					
引导问题2					
引导问题3					
引导问题4					
引导问题5					
引导问题6					
引导问题7					
引导问题8					
引导问题9					

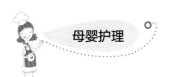

学生自评与互评表

班级：	姓名：	学号：						
学习任务	新生儿抚触							
评价项目	评价标准	分值	自评	组长	组员	组员	组员	
环境准备	能正确说出所需环境温度、湿度等项目	5						
解释工作	能用礼貌的语言正确解释操作的必要性	10						
自我准备	自身着装、卫生符合要求	5						
用物准备	能正确准备物品，不多备不少备	10						
新生儿抚触	能正确进行新生儿抚触，且动作轻柔	15						
抚触的步骤	进行新生儿抚触时，顺序正确	10						
抚触的注意事项	能正确选择进行新生儿抚触的时间，并避开不该进行抚触的部位	15						
物品分类	能正确将使用后的物品分类处理	5						
健康宣教	能正确宣教进行新生儿抚触的时间、好处和注意事项	5						
工作态度	态度端正，无无故缺勤、迟到、早退现象	5						
工作质量	能按计划完成工作任务	5						
协调能力	小组成员、同学之间能合作交流，协调工作	5						
职业素质	能做到动作轻柔，和新生儿有交流，语言沟通时使用礼貌用语，有无菌意识	5						

教师综合评价表

考核内容		考核点及评分要求	分值	同学1评分	同学2评分	自评	教师评价
评估及准备（13分）	新生儿（婴儿）（4分）	1. 核对新生儿（婴儿）基本信息	2				
		2. 抚触时间选择恰当	2				
	环境（3分）	符合抚触要求	3				
	操作者（3分）	1. 着装整洁	1				
		2. 手上无饰品，指甲已修剪，口述洗手方法正确	2				
	用物（3分）	用物准备齐全（少一个扣0.5分，扣完3分为止）；逐一对用物进行评估，质量符合要求；按操作先后顺序放置	3				
操作实施（67分）	抚触前准备（6分）	1. 解开新生儿（婴儿）衣裤，再次核对信息	2				
		2. 检查全身情况	2				
		3. 口述沐浴情况	1				
		4. 将新生儿（婴儿）仰卧位放浴巾上，注意保暖	1				
	头面部抚触（10分）	1. 倒适量润肤油于掌心，摩擦均匀，搓暖双手	2				
		2. 头面部按顺序抚触，动作娴熟，避开囟门；感情交流合适	8				
	胸部抚触（6分）	双手交叉进行胸部抚触，力度合适，避开乳头，感情交流合适	6				
	腹部抚触（10分）	双手依次进行腹部抚触，动作娴熟，情感交流自然、真切	10				
	上肢抚触（10分）	手臂、手腕、手指、掌心、手背等不同部位抚触方法正确，情感交流自然	10				
	下肢抚触（10分）	大腿、小腿、踝部、足跟、脚趾、脚掌心、足背抚触方法正确，情感交流合适	10				
	背部抚触（8分）	调整新生儿（婴儿）体位为俯卧位	2				
		背部和脊柱抚触方法正确，新生儿（婴儿）舒适	6				
	臀部抚触（3分）	臀部抚触方法正确	3				
	抚触后处理（4分）	1. 检查新生儿（婴儿）皮肤情况，兜好尿布，及时为新生儿（婴儿）穿衣	1				
		2. 新生儿（婴儿）安置妥当，与家长沟通有效	1				
		3. 医用垃圾初步处理正确	1				
		4. 洗手方法正确，记录及时	1				
操作评价（20分）		1. 操作规范，动作熟练	5				
		2. 态度和蔼，仪表大方，关爱新生儿（婴儿），操作过程中与新生儿（婴儿）在情感、语言、目光等方面的交流合适	5				
		3. 与家属沟通有效，取得合作	5				
		4. 在规定时间内完成，每超过1min扣1分	5				
总分			100				
综合评价	自评（20%）	同学互评（30%）		教师评价（50%）		综合得分	

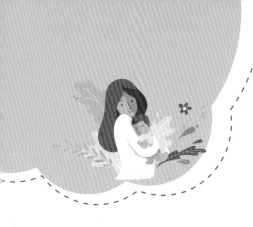

模块三
教育训练

任务十四　生活训练——入睡训练

一、学习要求

（1）技能要求　能按婴幼儿的月龄合理安排婴幼儿睡眠的时间和次数，方法正确；与婴幼儿进行良好的情感交流；采用合适的方式对家长进行健康指导；告知家长入睡训练的方法和意义。

（2）职业素养　操作规范；方法正确；技能熟练；动作轻柔；关怀亲切，沟通有效。

二、实施条件

名称	基本实施条件	要求
实训场地	（1）模拟婴儿护理室；（2）母婴处置室	居室安静，光线柔和，室温25℃
实施设备	（1）操作台；（2）婴儿模型；（3）婴儿床单位；（4）背景音乐；（5）处置室设有卫生间、生活垃圾桶；（6）室温计	符合民用垃圾处理原则
主要用物	（1）尿布；（2）尿布桶；（3）软毛巾；（4）手消毒剂；（5）婴儿润肤乳；（6）温水及盆；（7）睡衣；（8）盖被	工作服、帽子、口罩、发网、挂表

三、思维导图

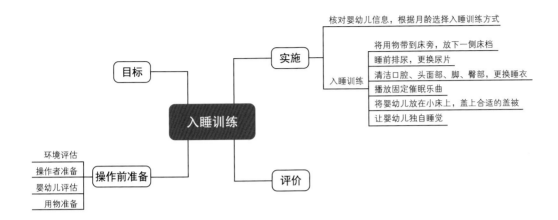

四、操作规范

1.评估及准备

（1）婴幼儿　核对婴幼儿基本信息，一般情况，根据婴幼儿月龄安排入睡训练的时间和次数。

（2）环境　居室安静，光线柔和，清洁；室温调至25℃，湿度55%～65%；选择固定的催眠背景音乐。

（3）操作者　着装整洁，戴好帽子，取下手上的饰品，修剪指甲，按七步洗手法洗手，并保持心情舒畅，在操作过程中用安慰性语言和亲切目光与婴幼儿进行交流。

（4）用物　尿片、软毛巾、婴幼儿润肤乳、睡衣，盖被，温水及盆。评估用物的性能、质量和有效期等；将准备好的用物按照使用先后顺序放于操作台上。

2.操作步骤

（1）将护理用物带到婴幼儿床边，放下一侧的床档，将尿片、软毛巾、婴幼儿润肤乳、睡衣、盖被、温水及盆等放于床边，以备用。

（2）睡前排尿，从婴幼儿足部揭开盖被，解开污湿的尿片，暴露臀部，操作者为婴幼儿更换尿片。

（3）为婴幼儿清洁口腔、头面部、脚、臀部。更换睡衣。

（4）播放固定催眠乐曲。

（5）将婴幼儿放在小床上，盖上合适的盖被，让婴幼儿独自睡觉。

3.注意事项

（1）按婴幼儿的月龄，合理地安排婴幼儿睡眠的时间和每日次数。在婴幼儿出生后可开始训练，新生儿日间除了吃奶，清洁卫生外，均为睡眠时间，夜间则要任其熟睡，不要因喂奶而将其弄醒。

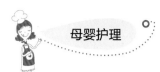

（2）让婴幼儿按时入睡，保证充分的睡眠时间。按照每日固定的时间上床和起床。睡前不做剧烈运动，不看刺激性电视节目，不讲可怕的故事，不宜玩新的玩具。

（3）创造良好的睡眠环境，保持室内空气清新，温度适宜，被褥干净舒适，无噪音。

（4）对睡眠不安的婴幼儿要找原因，发现问题及时解决。注意婴幼儿的睡眠安全，仔细观察婴幼儿睡眠状态，健康婴幼儿入睡后安静，呼吸均匀，头部略有出汗，时而出现微小的表情，如果出现睡眠不安，时而哭闹乱动，睡后易醒或婴幼儿皮肤干燥发烫、呼吸急促、脉搏加快、摇头抓耳等现象应尽快带婴幼儿去医院进行检查和治疗。

4.合理作息与婴幼儿生长发育的关系。

（1）睡眠有利于婴幼儿脑细胞的发育。

（2）睡眠有利于婴幼儿身高的增长。

（3）三岁前，婴幼儿神经系统发育不够成熟，易疲劳，合理作息可以保护婴幼儿神经系统的正常发育。

五、同步理论测试

（一）选择题

1.新生儿睡眠时间可达（　　）。

　A.8～12h

　B.10～14h

　C.14～16h

　D.16～20h

　E.18～22h

2.3岁左右的婴幼儿午睡时间不宜超过（　　），以免影响夜间睡眠。

　A.1h

　B.1.5h

　C.2h

　D.2.5h

　E.3h

3.以下关于不同年龄婴幼儿的睡眠时间，不正确的是（　　）。

　A.初生儿每日20h

　B.2～6月儿每日14～18h

　C.7～12月儿每日13～15h

　D.1～3岁儿每日12～13h

　E.2～6月儿每日16～20h

4.影响婴幼儿睡眠的因素，不包括（　　）。

　A.饮食不当

　B.睡眠姿势不舒服或胸口受压，呼吸不畅

C.日常生活发生变化

D.婴幼儿患病

E.保持室内空气清新

5.婴幼儿睡眠充足的标准不包括（　　）。

A.清晨自动醒来

B.精神状态良好

C.精力充沛，活泼好动，食欲正常

D.体重、身高能够按正常速率增长

E.食欲不振，嗜睡

（二）填空题

1.婴幼儿的生长速度在睡眠状态下是清醒状态时的＿＿＿＿＿＿＿倍。

2.＿＿＿＿＿＿＿是使婴幼儿神经系统得到休息的最有效措施，需要有足够的＿＿＿＿＿＿＿和＿＿＿＿＿＿＿，以保证睡眠的质量。

3.睡眠对婴幼儿的＿＿＿＿＿＿＿、＿＿＿＿＿＿＿及＿＿＿＿＿＿＿的正常发育是极为重要的。

参考答案

（一）选择题

1.D　2.C　3.E　4.E　5.E

（二）填空题

1.3

2.睡眠　时间　深度

3.健康生长　智力　思维能力

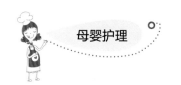
❤ 工作任务页

一、工作任务

初产妇，28岁。足月自然分娩产下一个重量达3420g的健康女婴。现在宝宝5个月16天，一般情况良好，已经添加辅食，近几日来天气炎热，腹部膨隆，宝宝睡眠不安。此时，你应该为宝宝采取什么护理？

二、学习情境描述

你是一位住家育婴师，需要日常护理宝宝，现在你护理的宝宝出现睡眠不规律，现在第一时间应做什么护理？

三、学习目标

（1）能正确判断婴幼儿睡眠不安是否为病理原因，是否需要就诊。
（2）能按婴幼儿月龄合理安排睡眠时间和次数。
（3）入睡训练方法正确。
（4）能与婴幼儿进行良好的情感交流。
（5）能采用合适的方式对家长进行健康指导。
（6）能向小儿母亲宣教入睡训练的方法和意义。

四、任务分组

学生任务分配表

班级		组别		指导老师	
组长		学号			
组员	姓名	学号	姓名	学号	
任务分工					

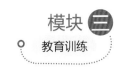

五、工作准备

（1）了解不同月龄的正常婴幼儿合理的睡眠规律。

（2）按婴幼儿月龄及个性合理安排入睡训练。

（3）对睡眠不安的婴幼儿找原因，发现问题，及时解决。

（4）结合任务书分析婴幼儿入睡训练护理工作中的难点内容。

六、工作实施

（1）准备工作

引导问题1：如果你要给宝宝进行入睡训练，你会选择在哪里，对温度、湿度、光线等是否有要求？

_____

_____

_____

引导问题2：操作前，是否应该对宝宝妈妈做些解释和宣教？

_____

_____

_____

引导问题3：操作前，你对自己有什么要求吗？

_____

_____

_____

_____

引导问题4：操作前你要准备哪些物品？

_____

_____

_____

_____

（2）更换尿布

引导问题5：宝宝妈妈询问，尿布选择什么样的好？

_____

_____

_____

_____

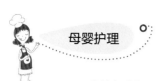

引导问题6：换尿布的正确顺序是什么？

_____

_____

_____

（3）入睡困难判断

引导问题7：宝宝入睡困难，解开衣物，你发现宝宝后背出汗，怎么做？

_____

_____

_____

引导问题8：宝宝不睡觉，腹部膨隆，怎么判断？

_____

_____

_____

（4）入睡训练

引导问题9：根据工作任务所示，此时，你应该为宝宝采取什么护理？此时，你该准备什么物品护理？护理的步骤是怎么样的？

_____

_____

_____

（5）整理物品

引导问题10：你已经让宝宝安静入睡了，这个时候使用过的物品应该如何处理呢？

_____

_____

_____

（6）健康宣教

引导问题11：小儿母亲不清楚合理作息与婴幼儿生长发育的关系，你该如何解释？

_____

_____

_____

工作记录表

相关问题	资料查询者	记录者	操作者 1	操作者 2	操作者 3
引导问题 1					
引导问题 2					
引导问题 3					
引导问题 4					
引导问题 5					
引导问题 6					
引导问题 7					
引导问题 8					
引导问题 9					
引导问题 10					
引导问题 11					

学生自评与互评表

班级：	姓名：		学号：					
学习任务		入睡训练						
评价项目	评价标准		分值	自评	组长	组员	组员	组员
环境准备	能正确说出所需环境温度、湿度等项目		5					
解释工作	能用礼貌的语言正确解释操作的必要性		10					
自我准备	自身着装、卫生符合要求		5					
用物准备	能正确准备物品，不多备不少备		10					
更换尿布	能正确更换尿布，且动作轻柔		15					
训练时间选择	能合理安排婴幼儿入睡训练的时间		10					
对婴儿睡眠不安的处理	能根据婴幼儿的表现，找出原因及时解决或及时到医院就诊		15					
物品分类	能正确将使用后的物品分类处理		5					
健康宣教	能正确宣教合理作息与生长发育关系		5					
工作态度	态度端正，无无故缺勤、迟到、早退		5					
工作质量	能按计划完成工作任务		5					
协调能力	小组成员、同学之间能合作交流，协调工作		5					
职业素质	能做到动作轻柔，和婴幼儿有交流，语言沟通时使用礼貌用语、有无菌意识		5					

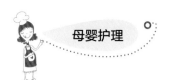

教师综合评价表

考核内容		考核点及评分要求	分值	同学1评分	同学2评分	自评	教师评价
评估及准备（20分）	护士准备（10分）	1. 着装整洁，戴好帽子，取下手上的饰品，修剪指甲，按七步洗手法洗手	5				
		2. 口述入睡训练的方法和意义	5				
	物品（10分）	符合要求，摆放合理、有序	10				
操作实施（60分）	操作步骤（60分）	1 将护理用物带到婴幼儿床边，放下一侧的床档，将尿片、软毛巾、婴幼儿润肤乳、睡衣、盖被、温水及盆等放于床边，以备用	10				
		2. 居室安静，光线柔和，清洁；室温调至25℃，湿度55%～65%	6				
		3. 睡前排尿，从婴幼儿足部揭开盖被，解开污湿的尿片，暴露臀部，操作者为婴幼儿更换尿片	12				
		4. 为婴幼儿清洁口腔、头面部、脚、臀部。更换睡衣	12				
		5. 播放固定催眠乐曲。将婴幼儿放在小床上，盖上合适的盖被，让婴幼儿独自睡觉	10				
		6. 拉平婴幼儿衣服，盖好盖被	4				
		7. 观察婴幼儿情况，洗手、记录	6				
操作评价（20分）		1. 物品准备及口述流畅	5				
		2. 更换尿布及擦洗婴幼儿的过程操作规范，动作熟练	5				
		3. 整理用物及记录	5				
		4. 态度和蔼，仪表大方，关爱婴幼儿，操作过程中与婴幼儿在情感、语言、目光等方面的交流合适	5				
总分			100				
综合评价	自评（20%）	同学互评（30%）	教师评价（50%）		综合得分		

任务十五　生活训练——进餐习惯培养

一、学习要求

（1）技能要求　能正确培养婴幼儿的进餐能力，培养进餐方法正确，满足婴幼儿生长发育需要，采用科学合理的方式使婴幼儿养成良好的进餐习惯，告知家长科学的进餐方式和意义。

（2）职业素养　牢记进餐方法，熟知进餐习惯，了解良好的进餐习惯的意义和错误进餐习惯的危害。

二、思维导图

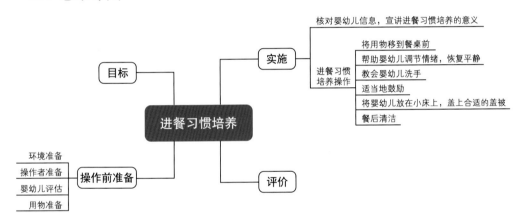

三、进食习惯培养的意义

婴幼儿消化系统功能尚未发育成熟，消化能力弱，胃的容量小，且年龄越小，生长发育越迅速，每日需要的营养量又较成人多，养成良好的饮食习惯，才能保证满足婴幼儿生长发育需要。

四、进食习惯培养的注意事项

进食前应先给婴幼儿洗手；餐具要选择安全、无毒、小巧玲珑且不易摔破的；教婴幼儿吃饭时要看好婴幼儿，以免发生意外，特别是开始训练用筷子时。

五、操作规范

1.评估及准备

（1）婴幼儿　核对婴幼儿基本信息，评估婴幼儿进食情况，并向家长解释进餐习惯

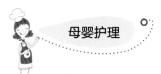

培养的意义、方法和注意事项。

（2）环境　明亮、清洁、安静；室温调至24～28℃，湿度55%～65%；适当放一些轻松的儿歌。

（3）操作者　着装整洁，戴好帽子，取下手上的饰品，修剪指甲，按七步洗手法洗手，并保持心情舒畅，在操作过程中用安慰性语言和亲切目光与婴幼儿进行交流。

（4）用物　丰富的食物、美味的例汤、各种水果、幼儿餐具、手消毒剂、温水。

2.操作步骤

（1）帮助婴幼儿调节情绪，让婴幼儿在良好和愉悦的情绪下进餐是餐前安静活动的主要目的。餐前尽量避免剧烈运动，可进行一些安静活动，使婴幼儿较为兴奋的情绪逐渐恢复到平静，通过一些儿歌潜移默化地告诉婴幼儿一些用餐时的小礼仪。也可在餐前让婴幼儿猜猜今天吃什么菜，向婴幼儿介绍今天要吃的食物，并且介绍这些食物对婴幼儿身体的益处，让婴幼儿带着一个愉悦、期待的心情去用餐。

（2）通过儿歌"小手洗一洗"让婴幼儿学习洗手的方法，并讲解饭前洗手的重要性。

（3）进餐过程中组织一个愉快的用餐氛围，创设一个干净、整洁的进餐环境，对进餐表现好的婴幼儿，用眼神投给他们赞许的目光，用亲切地摸头等形式表示赞扬，激励婴幼儿积极用餐。

（4）纠正婴幼儿偏食、挑食的情况。根据婴幼儿喜模仿的特点，利用集体氛围的渲染，用情绪感染他们，为他们树立榜样。

（5）少盛多添、逐渐加量的方法。给婴幼儿盛饭时，有意不盛得太多太满，留一点菜和饭等到吃完时再添。因为一次性给婴幼儿盛太多的饭会让婴幼儿有恐惧感，面对太多、太满的饭菜会加重婴幼儿的心理负担，产生畏难情绪。婴幼儿对盛饭、添饭很感兴趣，每添一次都会很自豪，增加了婴幼儿的信心。

（6）座位安排法。模仿是婴幼儿的天性。同伴的榜样能引起婴幼儿注意，更能激发婴幼儿模仿的兴趣。进餐时，应为婴幼儿树立正面榜样。

（7）引导婴幼儿吃完后将自己餐桌上、碗里的食物残渣清理干净，倒在指定的地方，并把碗轻轻地放在固定的地方。养成饭后漱口、用毛巾擦嘴的习惯，婴幼儿餐后漱口、擦嘴不仅能使婴幼儿的牙齿得到保护，而且也会养成整洁、干净的好习惯。

3.注意事项

（1）每次餐前餐后指导婴幼儿洗手。

（2）对进餐中有过失的婴幼儿一定要宽容，如有的婴幼儿掉饭菜、剩饭、不小心把饭倒在地上，当出现这种情况时，我们不能训斥、命令、批评，而要采用亲切、关心的态度，宽容、谅解婴幼儿。

（3）注意控制婴幼儿进食时间，每餐不超过60min，婴幼儿每天按时进食，到吃饭时间消化液就开始分泌，消化道开始蠕动，产生食欲，有利于食物的消化和吸收。

六、同步理论测试

（一）选择题

1.[多选题] 婴幼儿必需的营养素有（　）。

  A.蛋白质   B.碳水化合物

  C.脂肪   D.水

2.[多选题] 婴幼儿不宜吃的食物有（　）。

  A.油炸食品   B.坚果类食品

  C.咖啡   D.白开水

3.关于母乳喂养错误的是（　）。

  A.母乳喂养有利于培养良好的亲子关系

  B.哺乳期间，排卵会暂停，也可以达到自然避孕的效果

  C.哺育母乳抑制子宫收缩

  D.母乳含有婴儿所需的全部营养

  E.母乳非常容易消化吸收

4.关于辅食添加的原则错误的是（　）。

  A.从一种到多种   B.从少量到多量

  C.从稀到稠   D.从粗到细

  E.少盐而不甜、忌油腻

5.以下关于母乳喂养的姿势错误的是（　）。

  A.交叉环抱式   B.俯卧式   C.橄榄球式

  D.摇篮式   E.侧卧式

（二）填空题

1.婴儿出生_____月以后即添加辅食。婴儿_____个月后可先添加米糊，婴儿_____个月后能添加烂饭、面条及饼干等，婴儿_____个月后添加软饭、馒头、制作精细的动物性及植物性食物。

2.训练婴幼儿使用餐具的注意事项：进食前应给婴幼儿_____；餐具要选择_____、_____、小巧玲珑不易摔破的；教婴幼儿吃饭时要看好婴幼儿，以免意外发生，特别是开始训练用_____时。

参考答案

（一）选择题

1.ABC　2.ABC　3.C　4.D　5.B

（二）填空题

1.4　6　7～9　10～12

2.洗手　安全　无毒　筷子

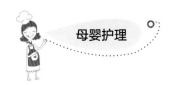

♣ 工作任务页

一、工作任务

初产妇，28岁。足月自然分娩产下一个重量达3420g的健康女婴。现在宝宝2岁9个月，需要进行进餐习惯的培养。

二、学习情境描述

你是一位住家育婴师，需要日常护理宝宝，现在你护理的宝宝快要上幼儿园，现在需要进行进餐习惯的培养，你要怎么做？

三、学习目标

（1）能正确培养婴幼儿的进餐能力，进餐方法要正确，满足婴幼儿生长发育的需要。
（2）能采用科学合理的方式使婴幼儿养成良好的进餐习惯。
（3）能说出科学的进餐形式和意义。
（4）牢记进餐方法，熟知进餐习惯。

四、任务分组

学生任务分配表

班级		组别		指导老师	
组长		学号			
组员	姓名	学号	姓名	学号	
任务分工					

五、工作准备

（1）了解进餐习惯培养的意义。

（2）按婴儿年龄大小及个性合理安排食材和环境。

（3）掌握正确的为婴幼儿洗手的方法。

（4）选择安全合理的餐具，避免发生意外。

六、工作实施

（1）准备工作

引导问题1：如果你要培养婴幼儿进餐习惯，你会选择在哪里？对温度、湿度、光线等是否有要求？

_____

_____

_____

引导问题2：操作前，是否应该对宝宝妈妈做些解释和宣教？

_____

_____

_____

引导问题3：操作前，你对自己有什么要求？

_____

_____

_____

_____

引导问题4：操作前你要准备哪些物品？

_____

_____

_____

_____

（2）七步洗手法洗手

引导问题5：宝宝妈妈询问，怎么给宝宝洗手？

_____

_____

_____

_____

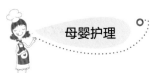

引导问题6：七步洗手法的正确顺序是什么？

_____

_____

_____

（3）良好的进餐习惯和错误的进餐习惯

引导问题7：你发现宝宝偏食挑食，怎么做？

_____

_____

_____

引导问题8：餐后餐具及食物残渣，怎么处理？

_____

_____

_____

（4）进餐习惯的培养

引导问题9：根据工作任务所示，此时，你应该为宝宝采取什么护理？你该准备什么物品护理？护理的步骤是怎么样的？

_____

_____

_____

（5）整理物品

引导问题10：你已经让宝宝进餐完毕，这个时候使用过的物品应该如何处理？

_____

_____

_____

（6）健康宣教

引导问题11：小儿母亲不清楚进餐习惯培养的注意事项，你该如何解释？

_____

_____

_____

_____

工作记录表

相关问题	资料查询者	记录者	操作者 1	操作者 2	操作者 3
引导问题 1					
引导问题 2					
引导问题 3					
引导问题 4					
引导问题 5					
引导问题 6					
引导问题 7					
引导问题 8					
引导问题 9					
引导问题 10					
引导问题 11					

学生自评与互评表

班级：	姓名：	学号：						
学习任务	进餐习惯培养							
评价项目	评价标准		分值	自评	组长	组员	组员	组员
环境准备	能正确说出所需环境温度、湿度等项目		5					
解释工作	能用礼貌的语言正确解释操作的必要性		10					
自我准备	自身着装、卫生符合要求		5					
用物准备	能正确准备物品，不多备不少备		10					
七步洗手法	顺序、手法正确		15					
进餐前准备	婴幼儿情绪准备，正确指导婴幼儿洗手		10					
进餐氛围的营造	干净整洁，激励婴幼儿积极用餐		15					
纠正坏习惯	能纠正婴幼儿偏食、挑食的坏习惯		5					
健康宣教	能正确宣教进餐习惯培养的注意事项		5					
工作态度	态度端正，无无故缺勤、迟到、早退		5					
工作质量	能按计划完成工作任务		5					
协调能力	小组成员、同学之间能合作交流，协调工作		5					
职业素质	能做到动作轻柔，和婴幼儿有交流，语言沟通时使用礼貌用语，有无菌意识		5					

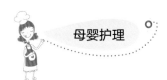

母婴护理

教师综合评价表

考核内容		考核点及评分要求	分值	同学1评分	同学2评分	自评	教师评价
评估及准备（20分）	护士准备（10分）	1. 核对婴幼儿基本信息，评估婴幼儿进食情况	5				
		2. 口述进餐习惯培养的意义、方法和注意事项	5				
	物品（10分）	符合要求，摆放合理、有序	10				
操作实施（60分）	操作步骤（60分）	1. 带齐用物到婴幼儿床边，核对婴幼儿基本信息，向家属解释操作目的	5				
		2. 环境明亮、清洁、安静；室温调至24～28℃，湿度55%～65%；适当放一些轻松的儿歌	5				
		3. 着装整洁，戴好帽子，取下手上的饰品，修剪指甲，按七步洗手法洗手	5				
		4. 餐前尽量避免剧烈运动，协助婴幼儿入座，使婴幼儿情绪恢复平静，告知用餐礼仪	5				
		5. 向婴幼儿介绍今天要吃的食物，并且介绍这些食物对婴幼儿身体的益处	5				
		6. 让婴幼儿学习洗手的方法并洗手，讲解饭前洗手的重要性	5				
		7. 激励婴幼儿积极用餐	5				
		8. 纠正婴幼儿偏食、挑食的习惯，为他们树立榜样	5				
		9. 少盛多添，逐渐加量，增加婴幼儿的信心	5				
		10. 引导婴幼儿吃完后将自己餐桌上、碗里的食物残渣清理干净，倒在指定的地方，并把碗轻轻地放在固定的地方	5				
		11. 培养饭后漱口、用毛巾擦嘴的习惯	5				
		12. 观察婴幼儿情况，洗手、记录	5				
操作评价（20分）		1. 物品准备及口述流畅	5				
		2. 协助进餐过程操作规范，动作熟练	5				
		3. 整理用物及记录	5				
		4. 态度和蔼，仪表大方，关爱婴幼儿，操作过程中与婴幼儿在情感、语言、目光等方面的交流合适	5				
总分			100				
综合评价		自评（20%）	同学互评（30%）	教师评价（50%）		综合得分	

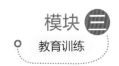

任务十六　生活训练——排便训练

一、学习要求

（1）技能要求　了解各年龄阶段婴幼儿排便生理及其与生长发育的关系；掌握帮助婴幼儿排便方法以及便后的清洁。

（2）职业素养　操作规范；手法正确到位；技能熟练；动作轻柔；关怀亲切，沟通有效。

二、婴幼儿二便规律的表现及处理

年龄	表现及处理
0～1个月	尿布湿了要及时换，大便后要及时清洗
2～5个月	要定时喂养，不仅有利于胃肠工作，还能够自然形成定时大便
6～8个月	要在固定地方的便盆中进行大小便
6个月以后	可以通过脸色及动作变化来表达自己大小便的要求，也可以开始练习坐盆
10～12个月	在成人提醒下知道是否有大小便，坐盆时要求婴幼儿不摸地、不脱鞋，集中精力，便完以后再玩
1岁半～2岁	可以培养主动坐盆的习惯
2岁以后	可在成人的指导下，学会主动坐盆。可根据婴幼儿大小便规律，夜里定时把尿，把尿时要让婴幼儿处于清醒状态，逐步培养其有尿自己会醒的习惯
3岁	会自己脱下裤子坐盆大小便，并练习自己擦屁股

三、思维导图

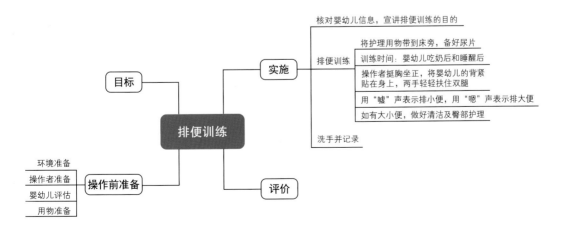

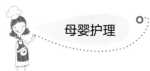

四、操作规范

1.评估及准备

（1）核对婴幼儿基本信息，告知家属培养婴幼儿排便训练的目的和好处。

（2）环境　明亮、清洁、安静；室温调至24～28℃，湿度55%～65%。

（3）操作者　着装整洁，戴好帽子，取下手上的饰品，修剪指甲，按七步洗手法洗手。

（4）用物　尿片、软毛巾、婴儿润肤乳、消毒植物油、手消毒剂、温水及盆。评估用物的性能、质量和有效期等；将准备好的用物按照使用先后顺序放于操作台上。

2.操作步骤

（1）将护理用物带到床边，放下一侧的床档，将尿布折成大小合适的长条或一次性纸尿裤放于床边，以备用。

（2）5～6个月后婴幼儿，睡醒后或吃奶后，方可进行排便训练。

（3）操作者挺胸坐正。将婴幼儿背紧贴在自己身上，两手轻轻扶住婴幼儿的双腿。

（4）用"嘘"声表示排小便，用"嗯"声表示排大便。

（5）如有小便更换尿片；如有大便，用温水洗净会阴及臀部，用软毛巾轻轻吸干。

（6）如有尿布皮炎可涂少许消毒植物油或鞣酸软膏，按尿布皮炎护理法护理。

（7）操作结束后洗手，做好记录。

3.注意事项

（1）操作者应根据不同年龄阶段的婴幼儿的二便规律制订相应的排便训练方案。

（2）抱婴幼儿手法要规范，让婴幼儿背紧贴在操作者身上，两手轻轻扶住婴幼儿的双腿。

（3）换尿布的动作要求轻柔而迅速，以免婴幼儿暴露时间过长而引起感冒。

（4）如出现尿布皮炎，按照尿布皮炎护理处理。

五、同步理论测试

（一）选择题

1.婴幼儿在（　　）之间，生理和心理器官逐渐成熟，具备了训练二便的基础。

　　A.1.5～2岁

　　B.1～2岁

　　C.2岁

　　D.2～3岁

　　E.3岁

2.关于做好婴幼儿二便后的清洁错误的是（　　）。

　　A.每天晚上要用温水给婴幼儿洗屁股

　　B.二便后不要忘记给婴幼儿洗手

　　C.大便后女婴从后向前擦屁股

D.每次便后，要将便盆清洗消毒

E.大便后用卫生纸把婴幼儿屁股擦干净

3.根据患儿臀部情况对尿布皮炎的分类错误的是（　　）。

A.轻度：表皮潮红伴有红斑

B.重Ⅰ度：除皮肤潮红，还伴有皮疹和红斑

C.重Ⅱ度：除Ⅰ度表现外，可有皮肤水疱形成，破溃，脱皮

D.重Ⅲ度：局部皮肤大片糜烂或剥脱，可继发真菌或细菌感染

4.（　　）会自己脱下裤子坐盆大小便，并练习自己擦屁股。

A.1.5～2岁

B.1～2岁

C.2岁

D.2～3岁

E.3岁

（二）填空题

5～6个月后婴幼儿，睡醒后或＿＿＿＿＿＿＿后，方可进行排便训练。操作者挺胸坐正。将婴幼儿背紧贴在自己身上，两手轻轻扶住婴幼儿的＿＿＿＿＿＿＿。用＿＿＿＿＿＿＿声表示排小便，用＿＿＿＿＿＿＿声表示排大便。

参考答案

（一）选择题

1.A　2.C　3.A　4.E

（二）填空题

吃奶　双腿　"嘘"　"嗯"

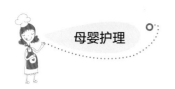

工作任务页

一、工作任务

初产妇，28岁。足月自然分娩产下一重量达3420g的健康女婴。现在宝宝9个月，需要进行排便训练。

二、学习情境描述

你是一位住家育婴师，需要日常护理宝宝，现在你护理的宝宝需要进行排便训练，你要怎么做？

三、学习目标

（1）了解各年龄阶段婴幼儿排便生理。
（2）掌握帮助婴幼儿排便的方法。
（3）掌握帮助婴幼儿排便后清洁的方法。

四、任务分组

学生任务分配表

班级		组别		指导老师	
组长		学号			
组员	姓名	学号	姓名	学号	
任务分工					

五、工作准备

（1）根据婴幼儿个性合理安排婴幼儿排便训练方案。
（2）掌握帮助婴幼儿排便的手法。
（3）正确预防、处理尿布皮炎。
（4）明确排便训练注意事项。

六、工作实施

（1）准备工作

引导问题1：如果你要给婴幼儿进行排便训练，你会选择在哪里？对温度、湿度、光线等是否有要求？

_____

_____

引导问题2：操作前，是否应该对小儿母亲做些解释和宣教？

_____

_____

引导问题3：操作前，你对自己有什么要求？

_____

_____

引导问题4：操作前你要准备哪些物品？

_____

_____

（2）臀红的处理

引导问题5：小儿母亲询问，婴幼儿尿布皮炎怎么预防？

_____

_____

引导问题6：婴幼儿已经发生尿布皮炎了，该怎么办？

_____

_____

（3）不同年龄阶段的婴幼儿二便规律

引导问题7：4个月婴幼儿，二便规律的表现内容是什么？

_____

_____

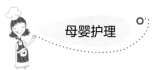

母婴护理

引导问题8：如果婴幼儿11个月大，应该如何制订排便训练计划？

_____

_____

_____

（4）排便训练

引导问题9：根据工作任务所示，此时，你应该为婴幼儿采取什么护理？你该准备什么物品？护理的步骤是怎么样的？

_____

_____

（5）整理物品

引导问题10：你已经为婴幼儿排便训练完毕，这个时候使用过的物品应该如何处理呢？

_____

_____

_____

（6）健康宣教

引导问题11：小儿母亲不清楚怎么处理和预防尿布皮炎，你该如何解释？

_____

_____

_____

工作记录表

相关问题	资料查询者	记录者	操作者1	操作者2	操作者3
引导问题1					
引导问题2					
引导问题3					
引导问题4					
引导问题5					
引导问题6					
引导问题7					
引导问题8					
引导问题9					
引导问题10					
引导问题11					

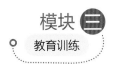

学生自评与互评表

班级：	姓名：	学号：						
学习任务	排便训练							
评价项目	评价标准	分值	自评	组长	组员	组员	组员	
环境准备	能正确说出所需环境温度、湿度等项目	5						
解释工作	能用礼貌的语言正确解释操作的必要性	10						
自我准备	自身着装、卫生符合要求	5						
用物准备	能正确准备物品，不多备不少备	10						
更换尿片法	顺序、手法正确	15						
尿布皮炎的处理	清楚尿布皮炎的分度、处理和预防	15						
排便训练	方案合理，手法正确	15						
健康宣教	能正确宣教排便训练的注意事项	5						
工作态度	态度端正，无无故缺勤、迟到、早退	5						
工作质量	能按计划完成工作任务	5						
协调能力	小组成员、同学之间能合作交流，协调工作	5						
职业素质	能做到动作轻柔，和婴幼儿有交流，语言沟通时使用礼貌用语，有无菌意识	5						

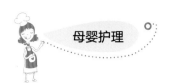

母婴护理

教师综合评价表

考核内容		考核点及评分要求	分值	同学1评分	同学2评分	自评	教师评价
评估及准备（20分）	护士准备（10分）	1. 着装整洁，戴好帽子，取下手上的饰品，修剪指甲，按七步洗手法洗手	5				
		2. 口述根据不同年龄阶段的婴幼儿的二便规律制订相应的排便训练方案	5				
	物品（10分）	符合要求，摆放合理、有序	10				
操作实施（60分）	操作步骤（60分）	1. 将护理用物带到床边，放下一侧的床档，将尿布折成大小合适的长条或一次性纸尿裤放于床边，以备用	5				
		2. 环境明亮、清洁、安静	5				
		3. 5～6个月后婴幼儿，睡醒后或吃奶后，方可进行排便训练	5				
		4. 操作者挺胸坐正，将婴幼儿背紧贴在自己身上，两手轻轻扶住婴幼儿的双腿	5				
		5. 用"嘘"声表示排小便，用"嗯"声表示排大便	5				
		6. 如有小便更换尿片；如有大便，用温水洗净会阴及臀部，用软毛巾轻轻吸干	5				
		7. 清洁会阴顺序由上而下	5				
		8. 观察臀部皮肤情况	5				
		9. 如有尿布皮炎可涂少许消毒植物油或鞣酸软膏，按尿布皮炎护理法护理	5				
		10. 尿片大小选择合适	5				
		11. 松紧适宜，检查是否贴合宝宝皮肤	5				
		12. 观察婴幼儿情况，洗手、记录	5				
操作评价（20分）		1. 物品准备及口述流畅	5				
		2. 操作规范，动作熟练	5				
		3. 整理用物及记录	5				
		4. 态度和蔼，仪表大方，关爱婴幼儿，操作过程中与婴幼儿在情感、语言、目光等方面的交流合适	5				
总分			100				

综合评价	自评（20%）	同学互评（30%）	教师评价（50%）	综合得分

任务十七 生活训练——三浴

一、学习要求

（1）技能要求 了解婴幼儿三浴锻炼与婴幼儿的生长关系，掌握空气浴、日光浴、水浴的方法。

（2）职业素养 操作规范；手法准确到位；技能熟练；动作轻柔；关怀亲切，沟通有效。

二、思维导图

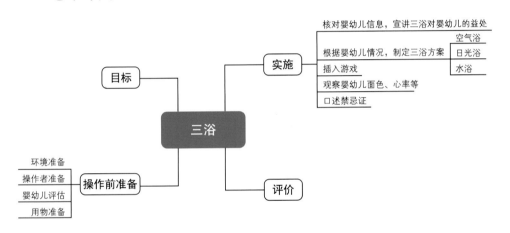

三、三浴的方法

1.空气浴

空气浴适用于任何年龄的婴幼儿。时间根据婴幼儿的年龄和身体状况确定，可从5min开始，逐渐增加，最长可达2h。空气浴最好从夏季开始，这样婴幼儿能适应气温从热到温、到冷的逐渐过渡，使机体逐步适应。要先从室内开始锻炼，适应后再到室外锻炼，寒冷季节可在室内进行，可以先开门、开窗通风换气，使室内空气清新。锻炼时的室温应逐渐下降，一般每3～4天下降1℃，最低室温12～14℃，体弱儿不可低于15℃，气温30℃以上太热也不适宜。空气浴可与各种活动如主被动操、游戏、体操、走路结合进行。

2.日光浴

在进行日光浴前，应先进行5～7天的空气浴。冬季在室内做日光浴要开窗。满月后可以到户外晒太阳，时间长短要依据婴幼儿年龄大小和耐受情况来定，一般从5min开始逐渐延长到30min。夏天适宜在上午8～9点、下午15～17点进行，冬天可在中午进行。选择清洁、空气流通但又避开强风的地方，尽量露出婴幼儿皮肤，如头、手、脚、

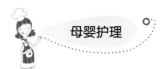

臀部等部位。在婴幼儿进行日光浴以前，要先开门、窗，让婴幼儿有个适应的过程再出门。日光浴后最好给予擦浴或淋浴。

3.水浴

常见的水浴有温水浴、冷水擦浴、冷水淋浴及游泳等几种。

四、注意事项

（1）"三浴锻炼"必须做到循序渐进、持之以恒

❶ 循序渐进减衣服：随着婴幼儿的运动量增加而逐渐减衣服，必须在婴幼儿暖身后出汗前脱。

❷ 循序渐进冲冷水：在开展冷水浴前，可以先用冷毛巾擦身，擦身的顺序为擦脸→擦手臂→擦颈部→擦胸→擦背。用冷水擦身一段时间后，就可以进行冷水浴了。刚开始进行冷水浴和冬天淋冷水浴时，也应遵循以下顺序，淋脚面→淋小腿→淋大腿→淋手臂→淋全身。

❸ 持之以恒地开展"三浴"锻炼　每天开展1次并在周计划表中注明，出现以下情况应该适当减少或停止"三浴"锻炼：

a.婴幼儿严重感冒，引起气管炎、肺炎等严重疾病的，可以穿着衣服进行空气浴和日光浴，但不能进行冷水浴

b.婴幼儿轻微感冒，可以根据实际情况选择空气浴、日光浴和用冷水擦身。

（2）夏天进行日光浴时，要注意不要让猛烈的阳光直晒婴幼儿的皮肤，可以在空旷阴凉的地方进行，以保证不伤害婴幼儿的皮肤。

（3）要把好运动量关。进行"三浴锻炼"时，操作者要高度注意婴幼儿脸部肤色和心率情况，运动量要有保证，既不能过于激烈，也不能运动量不足，运动量应按抛物线（∩）的方式分配，因为，淋冷水浴要在婴幼儿毛孔收缩后进行，所以要把好运动量的分配关。

（4）常规要求要明确。要明确、统一开展"三浴"锻炼的常规要求，如淋浴常规要求、穿脱衣服常规要求、衣物摆放要求、赤足运动常规要求等，做到收放自如，秩序井然。

五、同步理论测试

（一）选择题

1.三浴方法不包括（　）。

　A.空气浴

　B.水浴

　C.日光浴

　D.盐浴

2.婴幼儿严重感冒，引起气管炎、肺炎等严重疾病者，不能进行（　　）。

    A.空气浴

    B.温水浴

    C.冷水浴

    D.日光浴

3.在夏天日光浴适宜在上午（　　）点，下午（　　）点进行。

    A.8 ～ 9，15 ～ 17

    B.9 ～ 10，14 ～ 16

    C.10 ～ 11，16 ～ 18

    D.11 ～ 12，6 ～ 18

（二）填空题

1.空气浴适用于_____的婴幼儿。

2.在进行日光浴前，应先进行_____天的空气浴。冬季在室内做日光浴要开窗。满月后可以到户外晒太阳，时间长短要依据婴幼儿年龄大小和耐受情况来定，一般从_____min开始逐渐延长到_____min。

3.婴幼儿严重感冒，引起气管炎、肺炎等严重疾病的，可以穿着衣服进行_____和_____，但不能进行冷水浴。

参考答案

（一）选择题

1.D　2.C　3.A

（二）填空题

1.任何年龄

2.5 ～ 7　5　30

3.空气浴　日光浴

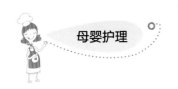
♣ 工作任务页

一、工作任务

初产妇，28岁。足月自然分娩产下一个重量达3420g的健康女婴。现在宝宝15天，发育正常，吃奶睡眠好，皮肤有弹性，要进行三浴。

二、学习情境描述

你是一位新生儿护理师，需要日常护理宝宝，现在你护理的宝宝需要进行三浴，你要怎么做？

三、学习目标

（1）了解婴幼儿三浴锻炼与婴幼儿的生长关系。
（2）掌握空气浴的方法。
（3）掌握日光浴的方法。
（4）掌握水浴的方法。

四、任务分组

学生任务分配表

班级		组别		指导老师	
组长		学号			
组员	姓名	学号	姓名	学号	
任务分工					

五、工作准备

（1）根据婴幼儿个性制订合理的三浴方案。
（2）选择适宜的环境条件。
（3）培养观察婴幼儿的能力。
（4）明确三浴的注意事项。

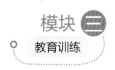

六、工作实施

（1）准备工作

引导问题1：如果你要给婴幼儿进行三浴，你会选择在哪里？对温度、湿度、光线等是否有要求？

_____

_____

_____

引导问题2：操作前，是否应该对宝宝妈妈做些解释和宣教？

_____

_____

_____

引导问题3：操作前，你对自己有什么要求吗？

_____

_____

_____

引导问题4：操作前你要准备哪些物品？

_____

_____

_____

（2）三浴的方法

引导问题5：宝宝妈妈询问："宝宝15天能做空气浴吗？空气浴的方法是什么？"

_____

_____

_____

引导问题6：怎样进行日光浴？

_____

_____

_____

引导问题7：水浴包含哪些内容？

_____

_____

_____

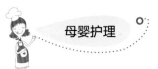

引导问题8：这个15天的宝宝，温水浴结束后可以做婴儿抚触吗？怎么做？

_____

_____

_____

引导问题9：根据工作任务所示，此时，你应该为宝宝采取什么护理？你该准备什么护理物品？护理的步骤是怎么样的？

_____

_____

_____

（3）整理物品

引导问题10：你已经让宝宝三浴锻炼完毕，这个时候使用过的物品应该如何处理呢？

_____

_____

_____

（4）健康宣教

引导问题11：小儿母亲不清楚三浴的注意事项，你该如何解释？

_____

_____

_____

工作记录表

相关问题	资料查询者	记录者	操作者 1	操作者 2	操作者 3
引导问题 1					
引导问题 2					
引导问题 3					
引导问题 4					
引导问题 5					
引导问题 6					
引导问题 7					
引导问题 8					
引导问题 9					
引导问题 10					
引导问题 11					

学生自评与互评表

班级：	姓名：		学号：				
学习任务	三浴训练						
评价项目	评价标准	分值	自评	组长	组员	组员	组员
环境准备	能正确说出所需环境温度、湿度等项目	5					
解释工作	能用礼貌的语言正确解释操作的必要性	10					
自我准备	自身着装、卫生符合要求	5					
用物准备	能正确准备物品，不多备不少备	10					
空气浴	方法正确	10					
日光浴	方法正确	10					
水浴	方法正确	10					
三浴锻炼法	方案合理，正确口述注意事项	15					
健康宣教	能正确宣教三浴锻炼法的好处	5					
工作态度	态度端正，无无故缺勤、迟到、早退	5					
工作质量	能按计划完成工作任务	5					
协调能力	小组成员、同学之间能合作交流，协调工作	5					
职业素质	能做到动作轻柔，和婴幼儿有交流，语言沟通时使用礼貌用语，有无菌意识	5					

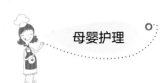

<h1 style="text-align:center">教师综合评价表</h1>

考核内容		考核点及评分要求	分值	同学1评分	同学2评分	自评	教师评价
评估及准备（20分）	护士准备（10分）	1. 衣着整洁，修剪指甲，温暖双手	5				
		2. 口述空气浴目的和方法	5				
	物品（10分）	符合要求，摆放合理、有序	10				
操作实施（60分）	空气浴操作步骤（60分）	1. 带齐用物到婴幼儿床边，核对婴幼儿基本信息，向家属解释操作目的	5				
		2. 环境温暖适宜、光线充足	5				
		3. 根据婴幼儿情况制定合适的空气浴方法	5				
		4. 空气浴适用于任何年龄的婴幼儿	5				
		5. 从5min开始，逐渐增加，最长可达2h	5				
		6. 从夏季开始，这样婴幼儿能适应气温从热到温、到冷的逐渐过渡，使机体逐步适应	5				
		7. 先从室内开始锻炼，适应后再到室外锻炼，寒冷季节可在室内进行，可以先开门、开窗通风换气，使室内空气清新	5				
		8. 锻炼时的室温应逐渐下降	5				
		9. 一般每3～4天下降1℃，最低室温12～14℃，体弱儿不可低于15℃，气温30℃以上太热也不适宜	5				
		10. 空气浴可与各种活动如主被动操、游戏、体操、走路结合进行	5				
		11. 口述注意事项	5				
		12. 观察婴幼儿情况，洗手、记录	5				
操作评价（20分）		1. 物品准备及口述流畅	5				
		2. 操作规范，动作熟练	5				
		3. 整理用物及记录	5				
		4. 态度和蔼，仪表大方，关爱婴幼儿，操作过程中与婴幼儿在情感、语言、目光等方面的交流合适	5				
总分			100				
综合评价		自评（20%）	同学互评（30%）		教师评价（50%）		综合得分

任务十八　肢体训练——婴儿被动操

一、学习要求

（1）技能要求　能正确为婴儿进行肢体被动操训练，手法正确；与婴儿进行良好的情感交流；采用合适的方式对家长进行健康指导；告知家长被动操的训练方法和意义。

（2）职业素养　操作规范；手法正确到位；技能熟练；动作轻柔；关怀亲切，沟通有效。

二、实施条件

名称	基本实施条件	要求
实训场地	（1）模拟婴儿护理室；（2）母婴处置室	温暖、清洁、安静、安全、明亮
实施设备	（1）操作台；（2）婴儿模型；（3）婴儿床单位；（4）背景音乐；（5）处置室设有洗手设备、医用垃圾桶、生活垃圾桶；（6）室温计	符合民用垃圾处理原则

三、操作规范

1.评估及准备

（1）婴儿　适宜年龄0～3个月。核对婴儿基本信息，检查身体活动情况，并向家长解释被动操训练的意义、方法和注意事项。

（2）环境　明亮、清洁、安静；室温调至24～28℃，湿度55%～65%；选择中速、轻柔而有节奏的背景音乐。

（3）操作者　着装符合操作要求，取下手上的饰品，修剪指甲，按七步洗手法洗手，并保持心情舒畅，在操作过程中用安慰性语言和亲切目光与婴儿进行交流。

2.训练次数

每天4～5次。

3.训练方法

（1）扩胸运动

❶ 预备姿势：婴儿仰卧，操作者握住婴儿两腕。大拇指放在婴儿掌心内，使婴儿握拳，两臂放在体侧，全身自然放松（图18-1）。

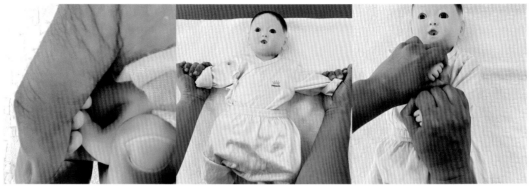

图 18-1

❷ 动作说明：每一个8拍，重复4次。

❸ 流程：两臂在胸前交叉→两臂左右分开→掌心向上→还原（图18-1）。

❹ 要求：活动胸部肌肉。

（2）屈伸运动

❶ 预备姿势：婴儿仰卧，操作者握住婴儿两脚踝（图18-2），使婴儿两腿伸直，放松。

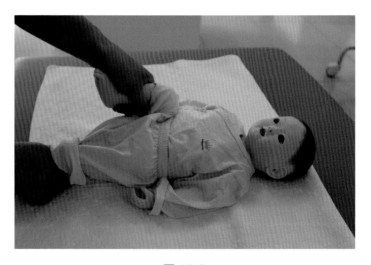

图 18-2

❷ 动作说明：每一个8拍。重复4次，分别做左右腿屈伸动作（图8-2）。

❸ 要求：活动腿部肌肉。

四、注意事项

（1）扩胸运动　两臂分开时稍微用力，胸前交叉时放松。配合婴儿的生理发育来做，不要勉强进行，次数越多越好。

（2）屈伸动作要柔和，缓慢。

五、同步理论测试

（一）选择题

1.婴儿被动操训练，适宜年龄为（　　）。
A.0～3个月　　　　　　B.3～6个月
C.6～8个月　　　　　　D.8～10个月
E.1岁

2.婴儿被动操训练，训练次数是（　　）。
A.1～2次/天　　　　　B.2～3次/天
C.3～4次/天　　　　　D.4～5次/天
E.6次以上/天

（二）填空题

1.婴儿被动操训练方法为_____、_____。
2.婴儿被动操训练，可以促进婴儿_____、_____，增强新陈代谢。
3.婴儿被动操训练时，注意不要操之过急，配合婴儿的_____来做，不要勉强进行，次数越多越好，要循序渐进。

（三）简答题

婴儿被动操训练的要求与注意事项是什么？

参考答案

（一）选择题

1.A　2.D

（二）填空题

1.扩胸运动　屈伸运动
2.血液循环　呼吸功能
3.生理发育

（三）简答题

（1）婴儿被动操适用于0～3个月的婴儿，每天可做4～5次，做时少穿些衣服，注意不要操之过急，配合婴儿的生理发育来做，不要勉强进行，次数越多越好，要循序渐进。

（2）婴儿被动操训练中做扩胸运动时，两臂分开时稍微用力，胸前交叉时放松；屈伸运动时屈伸动作要柔和、缓慢。操作中动作要轻柔而有节奏，可配上音乐，也可以在户外进行。

（3）婴儿被动操训练既是健身锻炼的过程，也是亲子情感交流的良好时机，在帮助婴儿做操时，操作者要始终保持关注的心情与婴儿进行肢体和语言的交流。

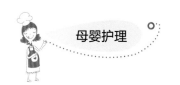

工作任务页

一、工作任务

初产妇，25岁。足月自然分娩产下一重量达3520g的健康男婴。现在宝宝2个月14天，一般情况良好。为加强宝宝血液循环及呼吸功能，使宝宝骨骼肌肉能得到锻炼，你可以为宝宝做哪些护理？

二、学习情境描述

你是一位住家育婴师，需要日常护理宝宝，协助宝宝健康成长。面对新手妈妈，在宝宝运动训练方面，你将采用什么样的方式对其进行健康指导？

三、学习目标

（1）能正确评估婴儿的生长发育情况。
（2）能正确为婴儿进行被动操训练。
（3）能向小儿母亲宣教被动操的训练方法和意义。

四、任务分组

学生任务分配表

班级		组别		指导老师	
组长		学号			
组员	姓名	学号	姓名	学号	
任务分工					

五、工作准备

（1）学习婴儿被动操训练的方法。

（2）制作被动操训练的操作流程图。

（3）制作健康宣教手册。

六、工作实施

（1）准备工作

引导问题1：如果你要给宝宝做被动操训练，你会选择在哪里？对温度、湿度是否有要求？

_____

_____

引导问题2：操作前，是否应该对宝宝妈妈做些解释？

_____

_____

引导问题3：操作前，你对自己有什么要求吗？

_____

_____

引导问题4：操作前你要准备哪些物品？

_____

_____

（2）被动操训练

引导问题5：被动操训练的内容有哪些？

_____

_____

_____

引导问题6：被动操训练对年龄及次数有什么要求？

_____

_____

_____

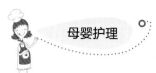

（3）健康宣教

引导问题7：宝宝妈妈担心被动操的训练会不会对宝宝造成损伤，你该如何解释？

_____

_____

工作记录表

相关问题	资料查询者	记录者	操作者1	操作者2	操作者3
引导问题1					
引导问题2					
引导问题3					
引导问题4					
引导问题5					
引导问题6					
引导问题7					

学生自评与互评表

班级：	姓名：	学号：					
学习任务	婴儿被动操训练						
评价项目	评价标准	分值	自评	组长	组员	组员	组员
环境准备	能正确说出所需环境温度、湿度等项目	5					
解释工作	能用礼貌的语言正确解释操作的意义	10					
自我准备	自身着装、卫生符合要求	5					
用物准备	能正确准备物品，不多备不少备	5					
上肢运动	能正确进行扩胸运动训练，且动作轻柔	20					
下肢运动	能正确进行屈伸运动训练，且动作轻柔	20					
物品分类	能正确将使用后的物品分类处理	5					
健康宣教	能正确宣教被动操训练的方法及注意事项	10					
工作态度	态度端正，无无故缺勤、迟到、早退	5					
工作质量	能按计划完成工作任务	5					
协调能力	小组成员、同学之间能合作交流，协调工作	5					
职业素质	能做到动作轻柔，和婴儿有交流，语言沟通时使用礼貌用语，有无菌意识	5					

教师综合评价表

考核内容		考核点及评分要求	分值	同学1评分	同学2评分	自评	教师评价
评估及准备（15分）	护士准备（10分）	1.衣着整洁，修剪指甲，温暖双手	5				
		2.口述婴儿被动操的目的	5				
	物品（5分）	符合要求，摆放合理、有序	5				
操作实施（65分）	操作步骤（65分）	1.核对婴儿基本信息，向家属解释操作目的	5				
		2.环境温暖适宜、光线充足	2				
		3.播放背景音乐，调节音量	2				
		4.操作者将婴儿从婴儿车上轻抱于操作台上	3				
		5.扩胸运动 （1）预备姿势：婴儿仰卧，操作者握住婴儿两腕。大拇指放在婴儿掌心内，使婴儿握拳，两臂放在体侧，全身自然放松。（10分） （2）将婴儿两臂在胸前交叉→两臂左右分开→掌心向上→还原。（15分） （3）每一个8拍。重复4次。（5分）	30				
		6.屈伸运动 （1）操作者握住婴儿两脚踝，使婴儿两腿伸直，放松。（10分） （2）每一个8拍。重复4次：分别做左右腿屈伸动作（5分）	15				
		7.整理婴儿衣服，轻抱放回婴儿车，盖好被子	5				
		8.观察婴儿情况，洗手、记录	3				
操作评价（20分）		1.物品准备及口述流畅	5				
		2.婴儿被动操训练过程操作规范，动作熟练	5				
		3.整理用物及记录	5				
		4.态度和蔼，仪表大方，关爱婴儿，操作过程中与婴儿在情感、语言、目光等方面的交流合适	5				
总分			100				
综合评价	自评（20%）		同学互评（30%）	教师评价（50%）	综合得分		

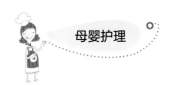
任务十九　肢体训练——婴儿主被动操

一、学习要求

（1）技能要求　掌握为婴儿进行主被动操训练的动作要领及注意事项。能与婴儿进行良好的情感交流；采用合适的方式对家长进行健康指导；告知家长婴儿主被动操的训练方法和意义。

（2）职业素养　操作规范；手法准确到位；技能熟练；动作轻柔；关怀亲切，沟通有效。

二、实施条件

名称	基本实施条件	要求
实训场地	（1）模拟婴儿护理室；（2）母婴处置室	温暖、清洁、安静、安全、明亮
实施设备	（1）操作台；（2）婴儿模型；（3）婴儿床单位；（4）背景音乐；（5）处置室设有洗手设备、医用垃圾桶、生活垃圾桶；（6）室温计	符合民用垃圾处理原则

三、操作规范

1.评估及准备

（1）婴儿　核对婴儿基本信息，检查身体活动情况，并向家长解释主被动操训练的意义、方法和注意事项。

（2）环境　明亮、清洁、安静；室温调至24～28℃，湿度55%～65%；选择中速、轻柔而有节奏的背景音乐。

（3）操作者　着装符合操作要求，取下手上的饰品，修剪指甲，按七步洗手法洗手，并保持心情舒畅；操作前与婴儿有肢体接触的语言沟通，让婴儿有思想准备；操作中用安慰性语言和亲切目光与婴儿进行交流。

2.训练次数

每天2～3次。

3.训练方法

（1）横托抱

❶ 训练目的：训练婴儿背部尤其是竖脊肌力量、身体的自控能力；增加腹部压力，促进肠胃成熟和大便通畅；让头部的自如控制力提前出现，为坐姿挺拔、预防驼背奠定基础。

❷ 训练方法：操作者站在床前或坐在床上，右手抓住婴儿的右手腕上提，左手托在婴儿的颈背部，再用右手托住婴儿的臀部，托至胸前后两手距离逐渐加大；婴儿身体受重

力作用背部开始下垂，当身体下降到一定程度出现本能的挺胸动作后，双手向一起靠拢。

❸ 训练时长：新生儿每日练习2～3遍，每遍重复2～3次，每次3～5秒。可根据婴儿的实际承受能力增加时间和次数。

❹ 注意事项

a.如果做操时两手距离过窄，会达不到锻炼目的。

b.不要裹着被子做操，这样产生不了对身体的刺激。

c.细致观察婴儿身体和情绪状况。

d.在可控制的范围内操作，距离床的位置要近一些。

（2）起坐运动

❶ 训练方法：婴儿仰卧，操作者双手握住婴儿手腕，拇指放在婴儿掌心里，让婴儿握拳，两臂放在婴儿体侧。让婴儿双臂伸向胸前，两手距与肩同宽。拉引婴儿，让婴儿自己用力坐起来。重复两个8拍。

❷ 注意事项：操作者不要过于用力。

（3）起立运动　婴儿俯卧，操作者双手握住婴儿肘部，让婴儿先跪再立。扶婴儿站起后，再由跪到俯卧。

（4）提腿运动　婴儿俯卧，操作者双手握住婴儿两小腿。将两腿向上抬起，做推车状，随月龄增大，可让婴儿两手支撑抬起头部。重复两个8拍。

（5）弯腰运动　婴儿与操作者同方向直立，操作者左手扶住婴儿两膝，右手扶住婴儿腹部，在婴儿前方放一玩具。使婴儿弯腰前倾，捡起桌（床）上玩具。捡起玩具后成直立状态。操作者放回玩具。重复两个8拍。

（6）游泳运动　让婴儿俯卧，操作者双手托住婴儿胸腹部。使婴儿悬空向前后摆动，活动婴儿四肢，做游泳样动作。重复两个8拍。

（7）跳跃运动　婴儿站在操作者对面，操作者用双手扶住婴儿腋下。把婴儿托起离开桌（床）面（让婴儿足尖着地）轻轻跳跃。重复两个8拍。

（8）扶走运动　婴儿站立，操作者在婴儿背后或前面，扶婴儿腋下、前臂或手腕。扶婴儿学走，重复两个8拍。

四、同步理论测试

简答题

简述婴儿主被动操训练的注意事项。

参考答案

简答题

（1）训练时注意不要操之过急，配合婴儿的生理发育来做，不要勉强进行，次数越多越好，要循序渐进。

（2）婴儿主被动操训练既是健身锻炼的过程，也是亲子情感交流的良好时机，在帮助婴儿做操时，操作者要始终保持关注的心情与婴儿进行肢体和语言的交流。

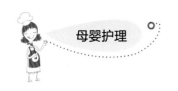

母婴护理

🍀 工作任务页

一、工作任务

初产妇，25 岁。足月自然分娩产下一重量达 3520g 的健康男婴。现在宝宝 9 个月，一般情况良好。为使宝宝骨骼肌能得到锻炼，你可以为宝宝做哪些护理呢？

二、学习情境描述

你是一位住家育婴师，需要日常护理宝宝，协助宝宝健康成长。面对新手妈妈，在宝宝肌肉训练方面，你将采用什么样的方式对其进行健康指导？

三、学习目标

（1）能正确评估婴儿的生长发育情况。
（2）能正确为婴儿进行主被动操训练。
（3）能向婴儿母亲宣教主被动操训练的方法和意义。

四、任务分组

学生任务分配表

班级		组别		指导老师	
组长		学号			
组员	姓名	学号	姓名	学号	
任务分工					

五、工作准备

（1）学习婴儿主被动操训练的方法。
（2）制作主被动操训练的操作流程图。
（3）制作健康宣教手册。

六、工作实施

（1）准备工作

引导问题1：如果你要给宝宝做主被动操训练，你会选择在哪里？对温度、湿度是否有要求？

_____

_____

引导问题2：操作前，是否应该对宝宝妈妈做些解释？

_____

_____

引导问题3：操作前，你对自己有什么要求吗？

_____

_____

引导问题4：操作前你要准备哪些物品呢？

_____

_____

（2）主被动操训练

引导问题5：主被动操训练的内容有哪些？

_____

_____

引导问题6：主被动操训练对年龄及次数有什么要求？

_____

_____

（3）健康宣教

引导问题7：宝宝妈妈担心主被动操的训练会对宝宝造成损伤，你该如何解释？

_____

_____

_____

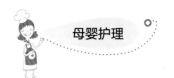

工作记录表

相关问题	资料查询者	记录者	操作者1	操作者2	操作者3
引导问题1					
引导问题2					
引导问题3					
引导问题4					
引导问题5					
引导问题6					
引导问题7					

学生自评与互评表

班级： 姓名： 学号：							
学习任务	婴儿主被动操训练						
评价项目	评价标准	分值	自评	组长	组员	组员	组员
环境准备	能正确说出所需环境温度、湿度等项目	5					
解释工作	能用礼貌的语言正确解释操作的意义	10					
自我准备	自身着装、卫生符合要求	5					
用物准备	能正确准备物品，不多备不少备	5					
运动训练	横托抱	5					
	起坐运动	5					
	起立运动	5					
	提腿运动	5					
	弯腰运动	5					
	游泳运动	5					
	跳跃运动	5					
	扶走运动	5					
物品分类	能正确将使用后的物品分类处理	5					
健康宣教	能正确宣教主被动操训练的方法及注意事项	10					
工作态度	态度端正，无无故缺勤、迟到、早退现象	5					
工作质量	能按计划完成工作任务	5					
协调能力	小组成员、同学之间能合作交流，协调工作	5					
职业素质	能做到动作轻柔，和婴儿有交流，语言沟通时使用礼貌用语，有无菌意识	5					

教师综合评价表

考核内容		考核点及评分要求	分值	同学1评分	同学2评分	自评	教师评价
评估及准备（15分）	护士准备（10分）	1.衣着整洁，修剪指甲，温暖双手	5				
		2.口述婴儿主被动操的目的	5				
	物品（5分）	符合要求，摆放合理、有序	5				
操作实施（65分）	操作前准备（15分）	1.核对婴儿基本信息，向家属解释操作目的	5				
		2.环境温暖适宜、光线充足	3				
		3.播放背景音乐，调节音量	2				
		4.操作前操作者与婴儿有肢体接触的语言沟通，让婴儿有思想准备；再将婴儿从婴儿车上轻抱于操作台上	5				
	操作步骤（50分）	1.横托抱	5				
		2.起坐运动	5				
		3.起立运动	5				
		4.提腿运动	5				
		5.弯腰运动	5				
		6.游泳运动	5				
		7.跳跃运动	5				
		8.扶走运动	5				
		9.整理婴儿衣服，轻抱放回婴儿车，盖好被子	5				
		10.观察婴儿情况，洗手、记录	5				
操作评价（20分）		1.物品准备及口述流畅	5				
		2.婴儿主被动操过程操作规范，动作熟练	5				
		3.整理用物及记录	5				
		4.态度和蔼，仪表大方，关爱婴儿，操作过程中与婴儿在情感、语言、目光等方面的交流合适	5				
总分			100				

综合评价	自评（20%）	同学互评（30%）	教师评价（50%）	综合得分

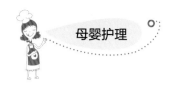

任务二十　肢体训练——大运动（粗大动作）的训练

一、学习要求

（1）技能要求　了解婴幼儿粗大动作发展的特点和规律，掌握与婴幼儿进行粗大动作训练的基本技巧。与婴幼儿进行良好的情感交流；采用合适的方式对家长进行健康指导；告知家长训练的方法和意义。

（2）职业素养　操作规范；手法正确到位；技能熟练；动作轻柔；关怀亲切，沟通有效。

二、相关知识

1.婴幼儿粗大动作发展的意义

（1）粗大动作发展是婴幼儿大脑成熟的一项重要指标。人的动作是在大脑神经系统的支配下实现的，动作的发展在一定程度上反映大脑皮层神经活动的发展，新生儿如果出生时有缺氧、窒息、大脑受伤等情况，会表现出动作发育迟缓和动作异常。

（2）婴幼儿时期是大脑发育的关键期，粗大动作训练可以促进大脑发育的协调性，使大脑各有关部位的神经联系更加丰富，更加精确。

（3）婴幼儿粗大动作的发展有利于平衡感的建立，对宝宝自信心的培养和独立性的形成具有促进作用。

2.婴幼儿粗大动作发展的特点与规律

（1）粗大动作发展的特点

❶ 0～6个月为原始反射支配时期，以移动运动为主，包括仰卧、侧卧、俯卧、翻身、蠕行、抱坐、扶坐等。

❷ 7～12个月为步行前时期，仍然以移动运动为主，包括独坐、爬行、扶站、姿势转换、花样爬（障碍爬）、扶走等。

❸ 13～18个月为步行时期，以行走平衡感发展为主，包括站立、独立走（向不同方向走、直线走、曲线走、侧身走、倒退走）、攀登、掌握平衡等。

❹ 19～36个月为基本运动技能时期，以技能运动为主，包括跑（追逐跑、障碍跑）、跳（原地向上跳、向前跳）、投掷（投远、投向目标）、单脚站立、翻滚、走平衡木、抛物接物、玩运动器械（坐滑梯、荡秋千、蹬童车）等。

（2）粗大动作发展的规律

❶ 最初的动作是全身性的、笼统的、散漫的，以后逐步分化为局部的、准确的、专门化的。

❷ 从身体上部动作到下部动作。婴儿最早的动作发生在头部，其次是躯干，最后是

下肢。是沿着抬头、翻身、坐、爬、站、行走的顺序发展。

❸ 从大肌肉动作到小肌肉动作。

3.婴幼儿粗大动作训练的原则及注意事项

（1）粗大动作训练的原则

❶ 循序渐进原则：任何一个婴幼儿粗大动作的发展过程中都遵循抬头→翻身→坐→爬→站→走的顺序，婴幼儿粗大动作训练必须遵循这个发展顺序，不可随意选择。

❷ 适宜性原则：婴幼儿处于发育阶段，精力有限，练习时间过长容易疲劳，收效不好。所以一次的训练时间不宜太长，由于个体存在差异，以婴幼儿不感觉疲劳为宜。

❸ 趣味性原则：在进行粗大动作训练时，除了达到动作发展的目的外，还需要培养婴幼儿对运动的乐趣，体验与成人合作游戏的快乐，所以在进行训练时，要尽量营造快乐的游戏氛围。

（2）注意事项

❶ 训练动作技能要循序渐进，不可操之过急。

❷ 选择的训练项目要适合婴幼儿的年龄。

❸ 粗大动作训练时要注意上下肢同时进行刺激。

❹ 粗大动作训练应做到时间短、次数多。

❺ 粗大动作训练时要关注婴幼儿的情绪和表情，大人随时用表情和语言跟婴幼儿沟通。

三、训练方法

适宜年龄	训练方法	
0～3个月	抬头动作训练	竖抱抬头
		俯腹抬头
		俯卧抬头
3～6个月	翻身动作训练	被动翻身（滚西瓜游戏）
		引逗翻身
		自主翻身
5～7个月	坐的动作训练	拉坐
		扶坐
		靠坐
		独坐
7～10个月	爬的动作训练	俯卧
		匍行
		手足爬行
		花样爬行

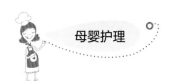

续表

适宜年龄	训练方法	
10～12个月	站立动作训练	扶物站起
		坐膝站起
		坐椅站起
		站起坐下
12～16个月	行走动作训练	推车走
		独走几步
		踢球走
17～24个月	跑的动作训练	跑步扶停
		抛球捡球
25～30个月	跳的动作训练	双足跳下一级台阶
		双脚向上跳
		兔子跳

1.抬头动作训练

（1）适宜年龄　0～3个月。

（2）练习次数　每天4～5次。

（3）训练方法

❶ 竖抱抬头：喂奶后竖抱婴幼儿使其头部靠在母亲肩上，轻拍几下背部，使其打个嗝以防吐奶。然后不要扶住头部，让头部自然立直片刻，以促进颈部肌肉张力的发展。

❷ 俯腹抬头：婴幼儿空腹时将他放在母亲胸腹前，并使婴幼儿自然地俯卧在母亲的腹部，把双手放在婴幼儿脊部按摩，引逗婴幼儿抬头。

❸ 俯卧抬头：两次喂奶之间让婴幼儿俯卧，抚摸婴幼儿背部，用"哗楞"棒引逗婴幼儿抬头，并左右侧转动。

2.翻身动作训练

（1）适宜年龄　3～6个月。

（2）练习次数　每天4～5次。

（3）训练方法

❶ 被动翻身（滚西瓜游戏）：两次喂奶中间，婴幼儿处于觉醒状态时，将婴幼儿放置硬床板上，取仰卧位，衣服不要太厚，把婴幼儿左腿放在右腿上，操作者的左手握婴幼儿左手，右手轻轻刺激婴幼儿背部，边做动作边念儿歌"滚滚滚，滚西瓜"，使婴幼儿被

动向右翻身。然后用同样的方法进行相反方向的训练。

❷ 引逗翻身：婴幼儿侧卧在床上，用玩具在宝宝一侧引逗，让婴幼儿半自主翻身。

❸ 自主翻身：婴幼儿仰卧在床上，自主地从仰卧到俯卧。

3.坐的动作训练

（1）适宜年龄　5～7个月。

（2）练习次数　每天4～5次。

（3）训练方法

❶ 拉坐：婴幼儿在仰卧位时，握住婴幼儿的手，将其拉坐起来，注意让婴幼儿自己用力，操作者仅用很小的力，以后逐渐减力，或让婴幼儿仅握住操作者的手指拉坐起来，婴幼儿的头能伸直，不向前倾。

❷ 扶坐：操作者取坐姿，婴幼儿坐在大人腿上，操作者双手托着婴幼儿的腋下或扶着髋部，让婴幼儿坐稳。时间不能太长，几分钟即可。

❸ 靠坐：将婴幼儿放在有扶手的沙发或小椅子上，让婴幼儿靠坐着玩，操作者给予一定的支撑，逐渐减少支撑，每日数次，每次10min。

❹ 独坐：在靠坐的基础上练习独坐，先给予一定支撑，以后逐渐撤去支撑。但每次坐的时间不能超过15min。

4.爬的动作训练

（1）适宜年龄　7～10个月。

（2）练习次数　每天4～5次。

（3）训练方法

❶ 俯卧，抵足匐行：婴幼儿胸部离床，身体重心落在手上，有时婴幼儿双腿也离开床铺，以腹部为支点在床上打转。操作者用手抵住足底，促进婴幼儿出现匐行。

❷ 匐行：用玩具在前方逗引婴幼儿练习匐行，操作者或抵住足底或用毛巾提起小腹，使婴幼儿身体重心落在手脚上，便于匐行。

❸ 手足爬行：用毛巾提起婴幼儿腹部，练习手足爬行。

❹ 花样爬行：用玩具逗引婴幼儿向前、向后、向左、向右爬行。

5.站立动作训练

（1）适宜年龄　10～12个月。

（2）练习次数　每天4～5次。

（3）训练方法

❶ 扶物站起：让婴幼儿从卧位拉着东西或牵一只手站起来，或把婴幼儿抱到椅子、沙发旁边，诱导婴幼儿扶着东西站起来，在站立时用玩具引逗3～5min，扶住双手慢慢坐下，扶站几分钟后要扶坐，以免疲劳。

❷ 坐膝站起：操作者盘腿坐在地垫上，让婴幼儿坐在腿上，操作者帮助其站起来再坐下，反复多次。

❸ 坐椅站起：让婴幼儿坐在高度适宜的椅子上，练习站起来再坐下。

❹ 站起坐下：操作者用语言要求婴幼儿站起或坐下，训练婴幼儿能较灵活地站起坐

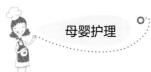

下，建立平衡感。

6.行走动作训练

（1）适宜年龄　12～16个月。

（2）练习次数　每天4～5次。

（3）训练方法

❶ 推车走：提供小推车，让婴幼儿扶着推车的扶手，边推车边走。操作者要跟在旁边保护婴幼儿，及时用语言鼓励婴幼儿。

❷ 独走几步：两个操作者面对面站立，让婴幼儿在操作者之间走过来，再走过去。也可以用玩具在距离婴幼儿几步远的地方逗引婴幼儿前进，当婴幼儿走到玩具处时，要让婴幼儿玩玩具，体验成功的喜悦。

❸ 踢球走：操作者将球放在婴幼儿脚的前方，鼓励婴幼儿用脚踢球，并鼓励婴幼儿追球走，追上了再踢球，反复进行。操作者要及时帮助婴幼儿将球放在脚的前方。

7.跑的动作训练

（1）适宜年龄　17～24个月。

（2）练习次数　每天4～5次。

（3）训练方法

❶ 跑步扶停：婴幼儿刚开始学习跑步，平衡感不够好、动作的控制能力不够强，往往跑起来很难停下来，所以要让婴幼儿和操作者面对面相距一段距离，让婴幼儿向操作者方向跑，操作者扶停。

❷ 抛球捡球：操作者将球抛到远处，并鼓励婴幼儿跑步捡球。捡到球再抛球，反复进行。操作者要及时表扬婴幼儿捡到球。

8.跳的动作训练

（1）适宜年龄　25～30个月。

（2）练习次数　每天4～5次。

（3）训练方法

❶ 双足跳下一级台阶：操作者用双手牵着婴幼儿从最后一级台阶跳下，或散步时由父母牵着婴幼儿双手，婴幼儿双足往前跳跃。

❷ 双脚向上跳：操作者和婴幼儿面对面手拉手，鼓励婴幼儿用力向上跳。

❸ 兔子跳：操作者让婴幼儿模仿小兔子，做双脚向前行进跳的动作。

四、同步理论测试

（一）选择题

1.行走动作训练，适宜的年龄是（　　）。

　　A.12个月

　　B.3～6个月

　　C.6～9个月

D.12 ～ 16个月

2.不属于粗大动作训练原则的是（　　）。

    A.循序渐进原则

    B.适宜性原则

    C.平衡性原则

    D.趣味性原则

3.基本运动技能时期是（　　）。

    A.3 ～ 6个月

    B.6 ～ 9个月

    C.12 ～ 16个月

    D.19 ～ 36个月

4.原始反射支配时期是（　　）。

    A.0 ～ 3个月

    B.0 ～ 6个月

    C.6 ～ 9个月

    D.9 ～ 12个月

（二）简答题

简述婴幼儿粗大动作发展的意义。

参考答案

（一）选择题

1.D　2.C　3.D　4.B

（二）简答题

（1）粗大动作发展是婴幼儿大脑成熟的一项重要指标。人的动作是在大脑神经系统的支配下实现的，动作的发展在一定程度上反映大脑皮层神经活动的发展，新生儿如果出生时有缺氧、窒息、大脑受伤等情况，会表现出动作发育迟缓和动作异常。

（2）婴幼儿时期是大脑发育的关键期，粗大动作训练可以促进大脑发育的协调性，使人脑各有关部位的神经联系更加丰富，更加精确。

（3）婴幼儿粗大动作的发展有利于平衡感的建立，对婴幼儿自信心的培养和独立性的形成具有促进作用。

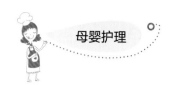

♣ 工作任务页

一、工作任务

幼儿，7个半月，女，一般情况良好，可独坐。为促进大脑发育的协调性，有利于平衡感的建立，你可以为宝宝做哪些大运动的训练呢？

二、学习情境描述

你是一位育婴师，面对宝宝妈妈，在宝宝大运动训练方面，你将采用什么样的方式对其进行健康指导？

三、学习目标

（1）能正确评估婴幼儿的生长发育情况。
（2）能正确为婴幼儿进行相关大运动的训练。
（3）能向小儿母亲宣教大运动训练的方法和意义。

四、任务分组

学生任务分配表

班级		组别		指导老师	
组长		学号			
组员	姓名	学号	姓名	学号	
任务分工					

五、工作准备

（1）学习不同阶段大运动的训练方法。
（2）制作健康宣教手册。

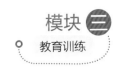

六、工作实施

（1）准备工作

引导问题1：如果你要给婴幼儿做相关大运动训练，你会选择在哪里？对温度、湿度、安全等方面是否有要求？

_____

_____

引导问题2：操作前，是否应该对小儿母亲做些解释？

_____

_____

引导问题3：操作前，你对自己有什么要求吗？

_____

_____

引导问题4：操作前你要准备哪些物品呢？

_____

_____

（2）大运动的训练方法

引导问题5：结合工作任务案例，简述选择何种训练方法？

_____

_____

引导问题6：简述相关训练方法的具体内容？

_____

_____

（3）健康宣教

引导问题7：家长不明白为什么要做大运动的训练，你该如何解释？

_____

_____

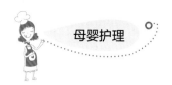

工作记录表

相关问题	资料查询者	记录者	操作者 1	操作者 2	操作者 3
引导问题 1					
引导问题 2					
引导问题 3					
引导问题 4					
引导问题 5					
引导问题 6					
引导问题 7					

学生自评与互评表

班级：		姓名：	学号：					
学习任务	大运动的训练							
评价项目	评价标准	分值	自评	组长	组员	组员	组员	
环境准备	能正确说出所需环境温度、湿度等项目	5						
解释工作	能用礼貌的语言正确解释操作的必要性	5						
自我准备	自身着装、卫生符合要求	5						
用物准备	能正确准备物品，不多备不少备	5						
生长发育评估	能正确评估婴幼儿生长发育情况	10						
训练方法选择	能结合婴幼儿生长发育情况，正确选择不同的训练方法	10						
训练方法	方法正确，且动作轻柔	20						
物品分类	能正确将使用后的物品分类处理	5						
健康宣教	能正确宣教训练的意义及注意事项	10						
工作态度	态度端正，无无故缺勤、迟到、早退	5						
工作质量	能按计划完成工作任务	5						
协调能力	小组成员、同学之间能合作交流，协调工作	5						
职业素质	能做到动作轻柔，和婴幼儿有交流，语言沟通时使用礼貌用语，有安全意识	10						

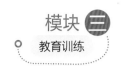

教师综合评价表

考核内容		考核点及评分要求	分值	同学1评分	同学2评分	自评	教师评价
评估及准备（15分）	护士准备（10分）	1.衣着整洁，修剪指甲，温暖双手	5				
		2.口述婴幼儿大运动训练的目的	5				
	环境、物品（5分）	调节室内环境温湿度；用物摆放合理、有序	5				
操作实施（65分）	操作步骤（65分）	1.核对婴幼儿基本信息，向家属解释操作目的	3				
		2.播放背景音乐，调节音量	2				
		3.能正确评估婴幼儿生长发育情况	5				
		4.能结合婴幼儿生长发育情况，正确选择不同的训练方法	2				
		5.口述适宜年龄、每日练习次数；为婴幼儿更换尿布，穿舒适便于活动的衣服	3				
		6.训练一，抬头动作训练：喂奶后，竖抱婴幼儿，使其头部靠在父母肩上，轻拍几下背部，使其打个嗝以防吐奶。然后不要扶住头部，让头部自然立直片刻，以促进颈部肌肉张力的发展	10				
		7.训练二，俯腹抬头：婴幼儿空腹时，将婴幼儿放在母亲胸腹前，并使婴幼儿自然地俯卧在母亲的腹部，把双手放在婴幼儿脊部按摩，引逗婴幼儿抬头	15				
		8.训练三，俯卧抬头：两次喂奶之间，让婴幼儿俯卧，抚摩婴幼儿背部，用"哗楞"棒引逗婴幼儿抬头，并左右侧转动	15				
		9.整理婴幼儿衣服，轻抱放回婴儿车，盖好被子	2				
		10.观察婴儿情况，洗手、记录	5				
		11.口述操作注意事项	3				
操作评价（20分）		1.物品准备及口述流畅	5				
		2.婴幼儿大运动训练过程操作规范，动作熟练	5				
		3.整理用物及记录	5				
		4.态度和蔼，仪表大方，关爱婴幼儿，操作过程中与婴儿在情感、语言、目光等方面的交流合适	5				
总分			100				
综合评价	自评（20%）	同学互评（30%）	教师评价（50%）	综合得分			

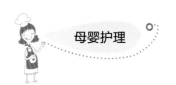
任务二十一　肢体训练——精细运动（动作）的训练

一、学习要求

（1）技能要求　了解婴幼儿精细动作发展的特点和规律，掌握给予婴幼儿进行精细动作训练的基本技巧。与婴幼儿进行良好的情感交流；采用合适的方式对家长进行健康指导；告知家长训练的方法和意义。

（2）职业素养　操作规范；手法准确到位；技能熟练；动作轻柔；关怀亲切，沟通有效。

二、相关知识

1.婴幼儿精细动作发展的意义

（1）手是人进行活动的主要器官，也是人认识事物的重要器官。婴幼儿精细动作的发展主要体现在手指、手腕、手掌等部位的活动能力、手眼协调的能力上。0～3岁是婴幼儿精细动作发展极为迅速的时期，婴幼儿最初是用手来感知事物的属性和事物之间的关系的。

（2）经常训练婴幼儿的手指动作，可以加速大脑的发育。因为手和手指精细的、灵巧的动作以及手的关节、肌肉、韧带、皮肤的接触为大脑提供丰富的信息，能把大脑中的某些创造性区域激发起来，使大脑的神经树突的连接更加复杂而合理，从而促进大脑思维能力的发展。

（3）婴幼儿两手的动作发展顺序，标志着大脑神经、骨骼肌和感觉统合的成熟程度，为将来学习能力的提高奠定基础。

2.婴幼儿精细动作发展的特点与规律

（1）精细动作发展的特点

❶ 婴幼儿精细动作发展的顺序是：从用满手抓握到用拇指与其他四指对握，再到食指与拇指对捏。

❷ 婴幼儿精细动作必须在大动作发展的基础上才能得到发展。

（2）精细动作发展的规律

❶ 0～6个月是抓、握动作发展时期。可以在婴幼儿床上方或周围悬挂不同材料做的或能发出声音的玩具，引导婴幼儿经常用手去摸和抓出现在眼前的东西。

❷ 7～12个月是拍打、取物、对击、松手、扔物动作发展时期。可以提供能发出声音的玩具（小鼓、琴等）让婴幼儿拍打；提供小玩具和容器让婴幼儿取物和投放；提供不同规格和质地的小球让婴幼儿抓捏和扔球。

❸ 13～18个月是套圈、垒高、食指按压、敲打、舀的动作发展时期。可以提供彩

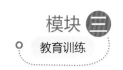

色套圈、方形小积木、按拨器、打击飞人、打球台、小勺、小碗等玩具进行练习。

❹ 19～24个月是串、二指捏、套叠、旋转、镶嵌的动作发展时期。可以提供串珠、二指捏镶嵌板、套碗、套塔、开锁模具、2～4片简易拼图等玩具进行练习。

❺ 25～36个月是构造组合、拼拆、捏、搓、折、画画的动作发展时期。可以提供拼插玩具、积木、橡皮泥、折纸、6～12片拼图、蜡笔和画纸等进行练习。

三、不同年龄阶段的训练方法

适宜年龄	训练方法	训练游戏
0～3个月	抓握动作训练	"小沙锤"游戏
		"小摇铃"游戏
3～5个月	拍打动作训练	"拍拍打打"游戏
		"拍打串铃"游戏
6～9个月	取物、对击、倒手动作训练	"选择天线宝宝"游戏
		"抓糖果"游戏
		"换手拿"游戏
		"敲敲敲"游戏
10～12个月	松手投入动作训练	"小动物搬家"游戏
		"小球入杯"游戏
		"形状投入"游戏
13～15个月	套、垒高动作训练	"彩色套塔"游戏
		"搭积木"游戏
13～15个月	食指动作训练	"按一按、拨一拨"游戏
		"拨珠子"游戏
16～18个月	敲打、舀动作训练	"拍小鼓"游戏
		"抢球大赛"游戏
19～21个月	串、二指捏动作训练	"虫吃苹果"游戏
		"家畜小抓手板"游戏
22～24个月	旋转、套叠动作训练	"瓶子瓶盖配对"游戏
		"套碗"游戏
		"搭高楼"游戏
25～36个月	捏、搓、折动作训练	"搓萝卜"游戏
		"折手绢"游戏

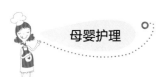

1.抓握动作训练

（1）适宜年龄　0～3个月。

（2）练习次数　每天4～5次。

（3）训练方法

❶ "小沙锤"游戏：练习手指的抓握能力。将小沙锤放进婴幼儿的手心，育婴师用手掌帮助婴幼儿握住圆柄；当婴幼儿握紧后，再轻轻地将沙锤拔出。反复进行练习，两手都要练习。

❷ "小摇铃"游戏：培养婴幼儿看听能力，练习抓握动作。步骤如下：

a.婴幼儿仰卧，在婴幼儿眼前30cm处轻轻地摇晃小摇铃，让婴幼儿听和看。当婴幼儿注视后再从左到右、从右到左地摇晃摇铃，让婴幼儿追随转头。

b.在婴幼儿左手侧摇，并说"宝宝拿"，把摇铃放在婴幼儿手中，让其抓握。

c.在婴幼儿右手侧摇，并说"宝宝拿"，把摇铃放在婴幼儿手中，让其抓握。

2.拍打动作训练

（1）适宜年龄　3～5个月。

（2）练习次数　每天4～5次。

（3）训练方法

❶ "拍拍打打"游戏：训练用手够取、抓握、拍打物品。步骤如下：

a.婴幼儿仰卧，将音乐健身架放在婴幼儿胸前，育婴师拉动绳子，使音乐响起来，吸引婴幼儿兴趣。

b.握着婴幼儿的手，拍打健身架上的玩具，使其发出声音。

c.鼓励婴幼儿自己用手拍打抓握。

❷ "拍打串铃"游戏：训练用手拍打串铃的动作，感知动作与声音的关系，建立听觉和动觉的联系。步骤如下：

a.串铃吊在音乐健身架上（取下健身架上的其他物品）。

b.婴幼儿仰卧，将音乐健身架放在婴幼儿胸前，育婴师拍打串铃，引起婴幼儿关注。

c.握着婴幼儿的手，拍打健身架上的串铃，同时说"拍拍拍，铃铛叮叮叮"；鼓励婴幼儿自己用手拍打串铃。

3.取物、对击、倒手动作训练

（1）适宜年龄　6～9个月。

（2）练习次数　每天4～5次。

（3）训练方法

❶ "选择天线宝宝"游戏：学习选择不同颜色相同形状的玩具，练习准确抓眼前的物品。步骤如下：

a.准备一套捏响天线宝宝玩具。

b.婴幼儿靠坐在家长前面，育婴师逐一出示玩具，介绍颜色及名称。

c.让婴幼儿自由选择，当婴幼儿选择一个玩具时，育婴师马上说出玩具的颜色和名称并及时给予鼓励。

②"抓糖果"游戏：训练婴幼儿五指抓的动作。步骤如下：

a.准备纸包的糖果人手一大碗。

b.育婴师出示一碗的糖果，示范五指抓。

c.婴幼儿独自在妈妈的前面，提供一碗的糖果，鼓励婴幼儿抓糖果，妈妈在一旁说"宝宝抓糖果"，并将洒出的糖果捡起放进碗里。

③"换手拿"游戏：认识玩具名称，模仿动物叫声，练习倒手。步骤如下：

a.准备捏响动物玩具，人手3个。

b.妈妈坐抱婴幼儿，育婴师示范，先逐一出示玩具，说名称，再示范讲解。

c.先递给婴幼儿一个玩具，然后从婴幼儿拿玩具这一侧再递玩具，说"宝宝再拿"，刺激婴幼儿将手中玩具倒手后，再接另一个玩具。

d.游戏可重复几次。

④"敲敲敲"游戏：练习两手对击的动作。步骤如下：

a.准备小沙锤两个。

b.育婴师和婴幼儿面对面坐着，育婴师示范对击小沙锤。

c.育婴师将小沙锤递给婴幼儿，边示范边说"敲敲敲"，让婴幼儿模仿对击动作。

4.松手投入动作训练

（1）适宜年龄　10～12个月。

（2）练习次数　每天4～5次。

（3）训练方法

①"小动物搬家"游戏：训练婴幼儿松手投入的动作。步骤如下：

a.准备捏响小动物玩具若干个，塑料小盆2个。

b.育婴师出示装有小动物玩具的小盆，逐一介绍小动物玩具的名称，说这是小动物的家。让婴幼儿把小动物搬到新的家，示范将小动物玩具从一个盆移到另一个盆。

c.鼓励婴幼儿给"小动物搬家"。

②"小球入杯"游戏：训练婴幼儿松手动作和对准投入的动作。步骤如下：

a.准备乒乓球若干个，高杯子一个。

b.育婴师示范将小球投入杯子。

c.育婴师让婴幼儿把小球投入杯子，并发出"咚咚"的声音，激发兴趣。

③"形状投入"游戏，学习将不同形状积木对应投入孔内，练习手眼协调。步骤如下：

a.准备几何投放盒，每人一个。

b.育婴师示范将圆形、方形、三角形积木投入相应的洞穴内，然后先让婴幼儿投放圆形积木，当婴幼儿放进去时，育婴师要给予鼓励，然后再让婴幼儿投放其他形状的积木。

c.反复进行2～3次后，育婴师指导婴幼儿收拾玩具。

5.套、垒高动作训练

（1）适宜年龄　13～15个月。

（2）练习次数　每天4～5次。

（3）训练方法

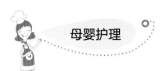

❶"彩色套塔"游戏：练习将套圈拿出柱子、套进柱子的动作，训练手眼协调。步骤如下：

a.准备彩色套塔玩具，每人一个。

b.育婴师和婴幼儿面对面，示范将套圈一个一个地拿出柱子，再一个一个地将套圈套进柱子。

c.鼓励婴幼儿将套圈一个一个地拿出柱子，再由育婴师按大小的顺序将套圈逐个递给婴幼儿，让婴幼儿一个一个地将套圈套进柱子。反复2～3次。

❷"搭积木"游戏：初步学习垒高6～8块积木，训练手眼协调，培养信心。步骤如下：

a.准备方形小积木（字母冲印），每人8块。

b.育婴师示范指导婴幼儿搭积木的方法，语言清晰、动作夸张，强调家长要悄悄保护婴幼儿搭高的积木不让倒下，让婴幼儿体验成功，培养垒高的兴趣和信心。

c.婴幼儿搭高后家长要欢呼。

6.食指动作训练

（1）适宜年龄　13～15个月。

（2）练习次数　每天4～5次。

（3）训练方法

❶"按一按、拨一拨"游戏：训练食指按的动作、五指拨的动作，初步理解开和关的意义，加强动作的目的性。步骤如下：

a.准备按拨器，人手一个。

b.育婴师出示按拨器，示范操作，引起婴幼儿的注意，强调开和关。

c.婴幼儿坐在育婴师前面，育婴师示范给宝宝看。

d.育婴师鼓励婴幼儿用食指按按钮，使其发出音乐，育婴师把着婴幼儿的手按开和关按钮，同时说"开"和"关"的词。

❷"拨珠子"游戏：训练用食指拨珠的动作，感知红色。步骤如下：

a.准备五色拨珠器每人一个。

b.育婴师和婴幼儿面对面坐着，示范用食指拨红色的珠子，让婴幼儿模仿。

c.可以手把手指导婴幼儿用食指一个一个地拨红色的珠子。

7.敲打、舀动作训练

（1）适宜年龄　16～18个月。

（2）练习次数　每天4～5次。

（3）训练方法

❶"拍小鼓"游戏：练习敲打的动作，通过敲打小鼓发出声音，理解动作和声音的关系。步骤如下：

a.准备小鼓、鼓槌每人一个。

b.育婴师出示小鼓，告诉婴幼儿"这是小鼓"，敲打小鼓引起婴幼儿的兴趣。

c.育婴师和婴幼儿面对面，育婴师敲打鼓，再让婴幼儿自己敲打鼓，使其发出声音。同时嘴里发出"咚咚咚"的节奏。

❷"抢球大赛"游戏：复习对颜色、圆形的认识，训练舀的动作。步骤如下：

a.准备"抢球大赛"玩具、托盘，每人一份。

b.育婴师出示"抢球大赛"托盘，让婴幼儿说出小球的颜色和形状。

c.婴幼儿练习用小勺舀小球。

d.育婴师和婴幼儿比赛用小勺舀小球。

8.串、二指捏动作训练

（1）适宜年龄　19～21个月。

（2）练习次数　每天4～5次。

（3）训练方法

❶"虫吃苹果"游戏：练习两手配合针穿洞的动作，训练两手动作配合的协调性。步骤如下：

a.准备虫吃苹果玩具，每人一个。

b.育婴师和婴幼儿面对面坐着，育婴师发给婴幼儿玩具说："给你红色的苹果，小青虫想吃苹果，请你帮个忙。"育婴师手把手帮助婴幼儿将"虫子"穿过苹果。

c.然后让婴幼儿自己穿，在婴幼儿换手拉线时育婴师用食指顶住针的末端，不让其滑下，确保婴幼儿成功。当婴幼儿成功时，育婴师要拍手欢呼。

d.反复2次后让婴幼儿收拾玩具。

❷"家畜小抓手板"游戏：复习对家畜的认识，练习二指捏动作，训练手眼协调、对应镶嵌。步骤如下：

a.准备家畜小抓手板，每人一片。

b.育婴师和婴幼儿面对面坐着，指着板上的图，让婴幼儿说出家畜的名称。

c.育婴师让婴幼儿请小动物出来玩，边拿边说"请某某动物出来玩"，把小动物放到板的外面。

d.育婴师说"天黑了请小动物回家"，让婴幼儿摆放嵌板，边放边说："请某某动物回家。"

9.旋转、套叠动作训练

（1）适宜年龄　22～24个月。

（2）练习次数　每天4～5次。

（3）训练方法

❶"瓶子瓶盖配对"游戏：学习按大小对应配对，练习旋转的动作。步骤如下：

a.准备大小不一的瓶子和瓶盖若干个，托盘一个。

b.育婴师出示装有瓶子、瓶盖的托盘，让婴幼儿区分大小。

c.让婴幼儿给瓶子找盖子，找到了将盖子旋上。

❷"套碗"游戏：理解大小的顺序，学习按大小的顺序套碗，学习1～5的手口一致的点数。步骤如下：

a.准备"套碗"玩具，每人一套。

b.育婴师出示"套碗"玩具，指导婴幼儿按碗的大小将碗排成一排，并进行点数。

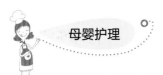

c.将碗从大到小地垒高。

d.将碗按顺序套叠。

❸"搭高楼"游戏：学习用积木垒高、架空的技巧，培养想象建构能力。步骤如下：

a.准备彩色积木，每人一盒。

b.育婴师出示彩色积木，示范用积木垒高、架空盖高楼。

c.育婴师和婴幼儿一起搭高楼。

d.欣赏婴幼儿的作品，让婴幼儿说说高楼的门在哪里，窗户在哪里。

10.捏、搓、折动作训练

（1）适宜年龄　25～36个月。

（2）练习次数　每天2～3次。

（3）训练方法

❶"搓萝卜"游戏：学习用橡皮泥搓长的动作，初步能根据萝卜形状搓出上粗下细的形状。步骤如下：

a.准备红色橡皮泥每人一条，塑料垫板每人一块，塑料萝卜玩具一个，小兔手偶一个。

b.育婴师出示小兔手偶和萝卜玩具，说："兔子肚子饿了，请宝宝用橡皮泥帮助兔子做萝卜。"

c.让婴幼儿观察萝卜的形状，一头粗，一头细，育婴师用橡皮泥示范搓萝卜。

d.婴幼儿在育婴师指导下学习搓萝卜。

e.将搓好的萝卜喂兔子。

❷"折手绢"游戏：学习边对边对折的动作，训练手眼的协调性。步骤如下：

a.准备彩色正方形毛边纸，每人一张。

b.育婴师发给每个婴幼儿一张，让婴幼儿跟着老师折"手绢"；先边对边折成长方形，强调要对齐，转个方向，再边对边折成正方形。

c.让婴幼儿欣赏自己折的方形"手绢"。

四、婴幼儿精细运动训练的原则及注意事项

1.精细运动训练的原则

（1）刺激性原则　在婴幼儿发展的不同时期，提供合适的刺激物让婴幼儿有机会进行精细动作的训练，通过触摸、抓握、拍打、敲击、拼插等动作的训练，可以发展良好的感知觉和动作行为，促进大脑细胞的发育和手眼协调能力的形成。

（2）操作性原则　进行精细动作训练，离不开配套的操作玩具，这种玩具不是让婴幼儿自行玩耍，而是在成人的引导下有步骤地进行操作，等婴幼儿掌握了操作技巧后，就可以让婴幼儿自行玩耍了。

（3）递进性原则　精细动作的发展有一个由简单到复杂的过程，这是大脑发育逐渐成熟的过程，因此为婴幼儿提供的玩具、学具也要遵循由简单到复杂的特点。

2.精细动作训练的注意事项

（1）婴幼儿精细动作训练要注重训练过程对大脑发育的作用，不要过分追求技能的结果。

（2）婴幼儿精细动作训练要结合日常生活进行，做到生活化、具体化、游戏化。

（3）婴幼儿精细动作训练要注意手的卫生，结束时要及时洗手，预防铅中毒。

五、同步理论测试

（一）选择题

1.取物、对击、倒手动作训练，适宜的年龄是（　　）。

　　A.1～3个月　　　　　　　　　　B.3～6个月

　　C.6～9个月　　　　　　　　　　D.9～12个月

2.精细动作发展极为迅速的时期是（　　）。

　　A.新生儿期　　　　　　　　　　B.0～1岁

　　C.0～3岁　　　　　　　　　　　D.学龄前期

3.婴幼儿两手的动作发展顺序，标志着（　　）的成熟程度，为将来学习能力的提高奠定基础。

　　A.大脑神经、骨骼肌肉和感觉统合　　B.大脑神经

　　C.骨骼　　　　　　　　　　　　　D.感觉

4.抓、握动作的发展时期是（　　）。

　　A.0～3个月　　　　　　　　　　B.0～6个月

　　C.6～9个月　　　　　　　　　　D.9～12个月

5.23个月的宝宝，适宜的精细运动能力训练游戏是（　　）。

　　A."搭高楼"游戏　　　　　　　　B."折手绢"游戏

　　C."搭积木"游戏　　　　　　　　D."小沙锤"游戏

（二）简答题

简述精细动作发展的特点。

参考答案

（一）选择题

1.C　2.C　3.A　4.B　5.A

（二）简答题

（1）婴幼儿精细动作发展的顺序是：从用满手抓握到用拇指与其他四指对握，再到食指与拇指对捏。

（2）婴幼儿精细动作必须在大动作发展基础上才能得到发展。

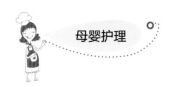

❤ 工作任务页

一、工作任务

婴幼儿，10个月，男，一般情况良好。为加速婴幼儿大脑的发育，促进大脑思维能力的发展。你可以为婴幼儿做哪些训练？

二、学习情境描述

你是一位育婴师，面对小儿母亲，在婴幼儿细运动训练方面，你将采用什么样的方式对其进行健康指导？

三、学习目标

（1）能正确评估婴幼儿的生长发育情况。
（2）能正确为婴幼儿进行相关精细运动训练。
（3）能向小儿母亲宣教精细运动训练的方法和意义。

四、任务分组

学生任务分配表

班级		组别		指导老师	
组长		学号			
组员	姓名	学号	姓名	学号	
任务分工					

五、工作准备

（1）学习不同阶段精细运动的训练方法。
（2）准备游戏道具。
（3）制作健康宣教手册。

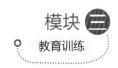

六、工作实施

（1）准备工作

引导问题1：如果你要给婴幼儿做相关精细运动训练，你会选择在哪里？对温度、湿度、安全等方面是否有要求？

_____

_____

_____

引导问题2：操作前，是否应该对小儿母亲做些解释呢？

_____

_____

_____

引导问题3：操作前，你对自己有什么要求吗？

_____

_____

_____

引导问题4：操作前你要准备哪些物品呢？

_____

_____

_____

（2）精细运动能力的训练方法

引导问题5：结合工作任务案例，简述选择何种训练方法？

_____

_____

_____

引导问题6：简述相关训练方法的步骤？

_____

_____

_____

（3）健康宣教

引导问题7：家长不明白为什么要做精细运动的训练，你该如何解释？

_____

_____

_____

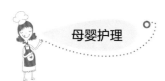

工作记录表

相关问题	资料查询者	记录者	操作者1	操作者2	操作者3
引导问题1					
引导问题2					
引导问题3					
引导问题4					
引导问题5					
引导问题6					
引导问题7					

学生自评与互评表

班级：	姓名：	学号：						
学习任务	精细运动的训练							
评价项目	评价标准	分值	自评	组长	组员	组员	组员
环境准备	能正确说出所需环境温度、湿度等项目	5					
解释工作	能用礼貌的语言正确解释操作的必要性	5					
自我准备	自身着装、卫生符合要求	5					
用物准备	能正确准备物品，不多备、不少备	5					
生长发育评估	能正确评估婴幼儿生长发育情况	10					
训练方法选择	能结合婴幼儿生长发育情况，正确选择不同的训练方法	10					
训练方法	方法正确，且动作轻柔	20					
物品分类	能正确将使用后的物品分类处理	5					
健康宣教	能正确宣教训练方法的意义及注意事项	10					
工作态度	态度端正，无无故缺勤、迟到、早退现象	5					
工作质量	能按计划完成工作任务	5					
协调能力	小组成员、同学之间能合作交流，协调工作	5					
职业素质	能做到动作轻柔，和婴幼儿有交流，语言沟通时使用礼貌用语，有安全意识	10					

<h3 style="text-align:center">教师综合评价表</h3>

考核内容		考核点及评分要求	分值	同学1评分	同学2评分	自评	教师评价
评估及准备（15分）	护士准备（10分）	1.衣着整洁，修剪指甲，温暖双手	5				
		2.口述婴幼儿精细运动训练的目的	5				
	环境、物品（5分）	调节室内环境温湿度；用物摆放合理、有序	5				
操作实施（65分）	操作步骤（65分）	1.核对婴幼儿基本信息，向家属解释操作目的	3				
		2.播放背景音乐，调节音量	2				
		3.能正确评估婴幼儿生长发育情况	5				
		4.能结合婴幼儿生长发育情况，正确选择不同的训练方法	2				
		5.口述适宜年龄、每日练习次数；为婴幼儿更换尿布，穿舒适便于活动的衣服	3				
		6.套、垒高动作训练一，"彩色套塔"游戏：①准备彩色套塔玩具，每人一个。②育婴师和婴幼儿面对面，示范将套圈一个一个地拿出柱子，再一个一个地将套圈套进柱子。③鼓励婴幼儿将套圈一个一个地拿出柱子，再由育婴师按大小的顺序将套圈逐个递给婴幼儿，让婴幼儿一个一个地将套圈套进柱子。反复2～3次	10				
		7.套、垒高动作训练二，"搭积木"游戏：①准备方形小积木（字母冲印），每人8块。②育婴师示范指导婴幼儿搭积木的方法，语言清晰、动作夸张，强调家长要悄悄保护婴幼儿搭高的积木不让倒下，让婴幼儿体验成功，培养垒高的兴趣和信心。③婴幼儿搭高后家长要欢呼	10				
		8.食指动作训练一，"按一按、拨一拨"游戏：①准备按拨器，人手一个。②育婴师出示按拨器，示范操作，引起婴幼儿的注意，强调开和关。③婴幼儿坐在妈妈前面，育婴师示范给婴幼儿看。④育婴师鼓励婴幼儿用食指按按钮，使其发出音乐，妈妈把着婴幼儿的手按开和关按钮，同时说"开"和"关"的词	10				
		9.食指动作训练二"拨珠子"游戏：①准备五色拨珠器每人一个。②育婴师和婴幼儿面对面坐着，示范用食指拨红色的珠子，让婴幼儿模仿。③可以手把手指导婴幼儿用食指一个一个地拨红色的珠子	10				
		10.观察婴幼儿情况，整理衣物	2				
		11.洗手、记录	3				
		12.口述操作注意事项	5				
操作评价（20分）		1.物品准备及口述流畅	3				
		2.婴幼儿精细运动训练过程操作规范，动作熟练	5				
		3.整理用物及记录	5				
		4.态度和蔼，仪表大方，关爱婴幼儿，操作过程中与婴幼儿在情感、语言、目光等方面的交流合适	7				
总分			100				
综合评价		自评（20%）	同学互评（30%）	教师评价（50%）		综合得分	

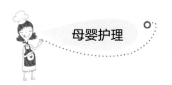

母婴护理

任务二十二　认知训练——物体大小的认知训练

一、学习要求

（1）技能要求　能为婴幼儿进行大小认知训练选择合适的操作用物；能根据婴幼儿的月龄设计大小认知训练方法；能正确引导婴幼儿建立大小概念；能与婴幼儿进行良好的情感交流；采用合适的方式指导家长对婴幼儿进行大小认知训练；告知家长进行大小认知训练可促进婴幼儿大脑的发育。

（2）职业素养　用"爱心、细心、耐心"循序渐进地进行训练，与婴幼儿沟通互动有效。

二、实施条件

物体大小的认知训练基本实施条件

名称	基本实施条件	要求
实训场地	模拟婴儿护理室	整洁、温馨、安静、安全、明亮
实施设备	（1）游戏垫1张；（2）大饼干、小饼干各1块；（3）大球、小球各1个；（4）玩具大鸭子、小鸭子各1个；（5）托盘1个；（6）背景音乐	多对大小差别较大的不同类物品，安全
适宜年龄段	13～24个月	3～4次/天，重复训练

三、思维导图

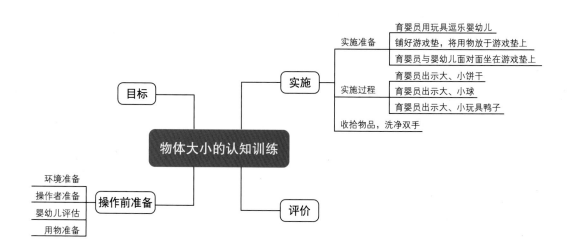

188

四、操作规范

1.评估及准备

（1）婴儿　核对婴幼儿基本信息，向家长说明训练的方法和意义。婴幼儿情绪良好。

（2）环境　整洁、温馨、安全、明亮；室温调至24～26℃，湿度55%～65%；播放轻柔而有节奏的背景音乐。

（3）操作者　着装符合操作要求，取下手上的饰品，修剪指甲，按七步洗手法洗手，并保持心情舒畅，训练前先逗乐婴幼儿，激发婴幼儿兴趣。

（4）用物准备　游戏垫1张，大饼干、小饼干2对，大球、小球1对，大、小玩具鸭子1对。评估用物的安全性等；将准备好的用物按使用先后顺序放于托盘内。

2.操作步骤

（1）铺好游戏垫，将操作用物放于游戏垫上。

（2）育婴员与婴幼儿面对面坐在游戏垫上，距离50cm。

（3）育婴员一边拿起大饼干，一边告诉婴幼儿"这是大饼干"，再拿起小饼干，告诉婴幼儿"这是小饼干"，重复几次，然后让婴幼儿听口令分别拿起大饼干或小饼干，如果婴幼儿拿对了，鼓励婴幼儿，并给婴幼儿吃；没拿对就不能吃。

（4）育婴员出示大球和小球，分别告知婴幼儿"这是大球"、"这是小球"，重复几次，然后让婴幼儿听口令分别拿起大球或小球。

（5）育婴员出示大鸭子和小鸭子玩具，分别告知婴幼儿"这是大鸭子"、"这是小鸭子"，重复几次，然后让婴幼儿听口令分别拿起大鸭子或小鸭子。

（6）操作结束后，收拾物品，洗手。

3.注意事项

（1）操作过程中育婴员应用充满激情的语言和亲切的目光与婴幼儿进行交流。

（2）育婴员应根据婴幼儿的月龄进行训练，应选用体积差距稍大的物体进行训练，待婴幼儿能理解相同物品的大、小后，再用不同物体进行大、小训练。

（3）应反复训练，循序渐进，不过分追求训练结果。

（4）操作全过程应不断鼓励婴幼儿，培养婴幼儿的自信心

（5）应选择质软、光滑、大小适宜、颜色鲜艳、不含有毒物质的玩具。

五、同步理论测试

（一）选择题

1.认知能力的强弱可以反映出一个人（　）的高低。

　A.识字能力

　B.智力水平

　C.算数能力

　D.说话能力

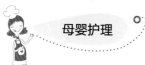

2.婴幼儿认知能力的形成是（　　）发育成熟的结果。

　　A.身体　　　　　　　　　　B.感觉器官

　　C.大脑　　　　　　　　　　D.手眼协调

3.婴幼儿（　　）能力包括感知、注意、学习、记忆、思维和想象等多种能力。

　　A.语言　　　　　　　　　　B.认知

　　C.动作　　　　　　　　　　D.思维

4.婴幼儿期的认知游戏活动主要是提高（　　）的能力。

　　A.认字　　　　　　　　　　B.阅读

　　C.感觉和知觉　　　　　　　D.操作

5.婴幼儿依靠（　　）去收集信息。

　　A.手　　　　　　　　　　　B.脚

　　C.身体　　　　　　　　　　D.眼、耳、鼻、舌、身等感觉器官

6.在同一段时间里，宝宝的认知内容只能有（　　）。

　　A.1个对象　　　　　　　　 B.2个对象

　　C.3个对象　　　　　　　　 D.4个对象

（二）填空题

1.婴儿最常用的认知方式是_____。

2.婴幼儿的记忆以_____为主。

3.婴幼儿双手精细动作是智慧发展的基础，通过_____、_____、_____、_____、_____、动一动等方式来认识和了解事物。

4.婴幼儿_____岁开始有了大小的概念，_____岁可以在一组大小不等的物体中，挑出最大和最小的。

参考答案

（一）选择题

1.B　2.C　3.B　4.C　5.D　6.A

（二）填空题

1.动作

2.无意记忆

3.看一看　摸一摸　闻一闻　咬一咬　敲一敲

4.2　3

🍀 工作任务页

一、工作任务

宝宝，女，18个月，足月顺产。能扶着栏杆上下楼梯，会用手指捡豆豆，能握笔随意涂鸦，认识红色，会简单的儿歌，不能区分物品的大小。请你为婴幼儿设计大小认知的亲子游戏，帮助婴幼儿建立大小的概念。

二、学习情境描述

作为一名住家育婴师，在做好宝宝日常照护工作的同时，还应根据儿童的生长发育规律给予科学的教育和指导。基于宝宝目前的发育状况，您应该如何给宝宝进行认知训练？

三、学习目标

（1）能正确判断婴幼儿的认知发展水平。
（2）能根据婴幼儿认知能力发展规律设计大小认知训练。
（3）能做好大小认知训练的用物准备。
（4）能按婴幼儿认知能力训练要求开展大小认知训练。
（5）能正确指导家长对婴幼儿进行大小认知训练。

四、任务分组

学生任务分配表

班级		组别		指导老师	
组长		学号			
组员	姓名	学号	姓名	学号	
任务分工					

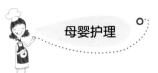

五、工作准备

（1）学习《婴幼儿认知能力发展顺序及年龄评价量表》。

（2）学习《0～3岁育婴实施细则》。

（3）制作物体大小认知训练操作流程图。

（4）结合任务书分析大小认知训练的操作重点和难点。

六、工作实施

（1）准备工作

引导问题1：在给婴幼儿做大小认知训练时，你对训练环境是否有要求？有哪些要求？

_____

_____

引导问题2：操作前，是否应该逗乐婴幼儿，激发婴幼儿做训练的兴趣？

_____

_____

引导问题3：操作前，你需要做好哪些自身准备？

_____

_____

引导问题4：操作前你要准备哪些物品？

_____

_____

_____

（2）游戏训练

引导问题5：小儿母亲问，给婴幼儿选择大小认知训练的玩具有什么要求？

_____

_____

引导问题6：进行大小认知训练的正确方法有哪些？

_____

_____

_____

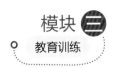

引导问题7：进行大小认知训练的注意事项有哪些？

_____

_____

_____

（3）整理物品

引导问题8：你已经和婴幼儿完成了大小认知训练，使用过的物品应该如何进行清洁消毒呢？

_____

_____

_____

（4）指导家长

引导问题9：小儿母亲不知道结合日常生活照护给婴幼儿进行大小认知训练，你该如何指导？

_____

_____

_____

工作记录表

相关问题	资料查询者	记录者	操作者1	操作者2	操作者3
引导问题1					
引导问题2					
引导问题3					
引导问题4					
引导问题5					
引导问题6					
引导问题7					
引导问题8					
引导问题9					

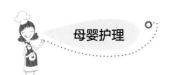

学生自评与互评表

| 班级： | 姓名： | | 学号： | | | | |

学习任务	物体大小的认知训练						
评价项目	评价标准	分值	自评	组长	组员	组员	组员
环境准备	能正确说出所需环境温馨、安静、整洁、温度、湿度等项目	5					
解释工作	能用温和的语言向家长解释大小认知训练的意义	5					
自我准备	自身着装、卫生符合要求	5					
用物准备	物品准备齐全，符合要求，摆放合理	5					
激发婴儿兴趣	用玩具逗乐婴幼儿，激发训练兴趣	5					
亲子距离	与婴幼儿面对面坐，距离合理	10					
游戏训练方法	至少正确完成三种训练方法	20					
鼓励婴幼儿	训练过程中，不断鼓励婴幼儿	10					
玩具消毒	能正确将使用后的玩具进行清洁消毒	5					
家长指导	能正确指导小儿母亲结合日常生活照护进行大小认知能力训练	5					
工作态度	态度端正，无无故缺勤、迟到、早退	5					
工作质量	能按决策、计划完成工作任务，灵活应对训练过程中的意外情况	5					
协调能力	小组成员、同学之间能合作交流，协调工作	10					
职业素质	关爱婴幼儿，操作过程中与婴幼儿在情感、语言、目光等方面的交流有效	5					

教师综合评价表

考核内容		考核点及评分要求	分值	同学1评分	同学2评分	自评	教师评价
操作前准备（20分）	育婴员准备（10分）	1. 衣着整洁，符合操作要求，手上无饰品，指甲已修剪，七步洗手法洗手	5				
		2. 口述物体大小认知训练的意义	5				
	物品准备（5分）	用物准备齐全，符合要求，摆放合理、有序	5				
	环境准备（5分）	环境整洁、温馨、安静，温度、湿度适宜，光线充足	5				
操作实施（60分）	操作步骤（60分）	1. 育婴员用玩具逗乐婴幼儿	5				
		2. 铺好游戏垫，将操作用物放于游戏垫上	3				
		3. 育婴员与婴幼儿面对面坐在游戏垫上，距离50cm	5				
		4. 育婴员出示大饼干和小饼干，分别告知婴幼儿"这是大饼干"、"这是小饼干"，再用口令让婴幼儿拿起大饼干或小饼干，拿对了给婴幼儿吃，没拿对不能吃，不断鼓励婴幼儿	15				
		5. 育婴员出示大球和小球，分别告知婴幼儿"这是大球"、"这是小球"，重复几次，然后让婴幼儿听口令分别拿起大球或小球，不断鼓励婴幼儿	15				
		6. 育婴员出示大鸭子和小鸭子玩具，分别告知婴幼儿"这是大鸭子"、"这是小鸭子"，重复几次，然后让婴幼儿听口令分别拿起大鸭子或小鸭子，不断鼓励婴幼儿	15				
		7. 收拾物品，洗净双手	2				
操作评价（20分）		1. 物品准备及口述流畅	5				
		2. 操作过程规范，不断鼓励婴幼儿	5				
		3. 选用物品安全，适合婴幼儿月龄	5				
		4. 态度和蔼，仪表大方，关爱婴幼儿，操作过程中与婴幼儿在情感、语言、目光等方面的交流合适，收拾物品，洗手	5				
总分			100				

综合评价	学生自评（20%）	同学互评（30%）	教师评价（50%）	综合得分

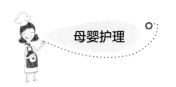

任务二十三　认知训练——物体颜色的认知训练

一、学习要求

（1）技能要求　能为婴幼儿进行颜色认知训练选择适宜的操作用物；能根据婴幼儿的认知发育规律正确选择并实施颜色认知训练游戏；能与婴幼儿进行良好的情感交流；能正确指导家长在日常生活中对婴儿进行颜色认知训练；告知家长进行颜色认知训练可培养婴幼儿的概括能力。

（2）职业素养　用"爱心、细心、耐心"循序渐进地进行训练，与婴幼儿沟通互动有效。

二、实施条件

名称	基本实施条件	要求
实训场地	模拟婴儿护理室	整洁、温馨、安静、安全、明亮
实施设备	（1）游戏垫 1 张；（2）红色玩具、红色物品若干个；（3）各种颜色的几何片 1 盘；（4）托盘 1 个；（5）背景音乐	婴幼儿熟悉的红色物品，安全
适宜年龄段	20～24 个月	3～4 次／天，重复训练

三、思维导图

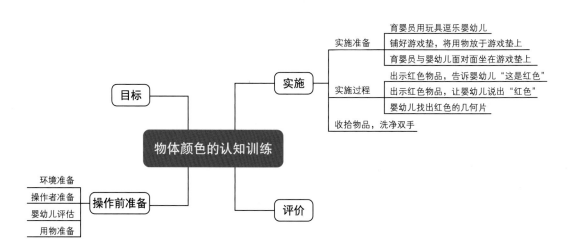

四、操作规范

1.评估及准备

（1）婴幼儿 核对婴幼儿基本信息，向家长说明训练的方法和意义。婴幼儿情绪良好。

（2）环境 整洁、温馨、安全、明亮；室温调至24～26℃，湿度55%～65%；播放轻柔而有节奏的背景音乐。

（3）操作者 着装符合操作要求，取下手上的饰品，修剪指甲，按七步洗手法洗手，并保持心情舒畅，训练前先逗乐婴幼儿，激发婴幼儿兴趣。

（4）用物准备 游戏垫1张，红色玩具（如皮球等）、婴幼儿熟悉的红色物品若干个；各种颜色的几何片1盘；托盘1个。评估用物的安全性等；将准备好的用物按使用先后顺序放于托盘内。

2.操作步骤

（1）铺好游戏垫，将操作用物放于游戏垫上。

（2）育婴员与婴幼儿面对面坐在游戏垫上，距离50cm。

（3）育婴员先拿起红色玩具，告诉婴幼儿，"这是红色"，再逐一出示其他红色物品，同样告诉婴幼儿，"这是红色"，并把这些红色物品放在一起，告诉婴幼儿这些都是"红色"。

（4）育婴员逐一出示红色的物品，问婴幼儿："这是什么颜色？"让婴幼儿逐一说出"红色"。

（5）育婴员出示各种颜色的几何片1盘，让婴幼儿从中找出红色的几何片。

（6）操作结束后，收拾物品，洗手。

附 25～36个月的婴幼儿已经认识红、黄、蓝、绿四种颜色，可训练婴幼儿将物体按颜色特征进行分类。

（1）育婴员逐一出示红、黄、蓝、绿四种颜色的几何片，问婴幼儿："这是什么颜色？"，让婴幼儿说出相应的颜色。

（2）育婴员逐一出示红色小塑料盆，让婴幼儿说出"红色"，然后告诉婴幼儿，这是"红色的家"；依次让婴幼儿认识黄、蓝、绿三种颜色。

（3）让婴幼儿把小塑料片分别投入对应颜色的塑料盆中。

3.注意事项

（1）操作过程中育婴员应用充满激情的语言和亲切的目光与婴幼儿进行交流。

（2）育婴员应根据婴幼儿的月龄选择训练游戏，应选用婴幼儿熟悉的物品，如玩具、水果、生活用品（衣服、袜子）等。

（3）不要在婴幼儿面前摆放过多花花绿绿的物品或一次认识太多颜色，以免引起视觉疲劳，每次1～2种即可。

（4）应反复训练，循序渐进，不过分追求训练结果，婴幼儿熟悉一种颜色后，再认识另一种颜色。

（5）操作全过程应不断鼓励婴幼儿，培养婴幼儿的自信心。

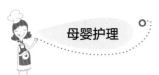

五、同步理论测试

（一）选择题

1.通过视觉、听觉、触觉和前庭平衡方面的训练，可以大大提高婴幼儿大脑的（　　）。

  A.平衡能力　　　　　　　B.学习能力

  C.辨别能力　　　　　　　D.感觉统合功能

2.认知在婴幼儿时期称为（　　），是婴幼儿对外界物质刺激的综合反应。

  A.探索行为　　　　　　　B.学习行为

  C.适应性行为　　　　　　D.综合性行为

3.（　　）左右婴幼儿开始认识红色和平面图形的大小。

  A.3个月　　　　　　　　B.1岁

  C.2岁　　　　　　　　　D.3岁

4.婴幼儿的认知游戏中相同的内容（　　）。

  A.需要一次搞定　　　　　B.不需重复练习

  C.应偶尔复习　　　　　　D.需要反复进行

5.婴幼儿认知水平与感觉器官对应的是（　　）。

  A.手　　　　　　　　　　B.脚

  C.大脑神经中枢　　　　　D.语言

（二）填空题

1.婴幼儿_____岁开始认识红色，_____岁时认识红色和黄色2种颜色，_____岁时认识红、黄、蓝、绿4种颜色。

2.婴幼儿认知能力包括_____、_____、_____、_____、_____和想象等多种能力。

3._____是婴幼儿学习的最基本能力。

参考答案

（一）选择题

1.D　2.C　3.B　4.D　5.C

（二）填空题

1.1　2　3

2.感知　注意　学习　记忆　思维

3.手眼协调能力

♣ 工作任务页

一、工作任务

宝宝，女，22个月，剖宫产娩出。能拉着玩具倒退走，能扶着栏杆上下楼梯，会叠套盒，会垒8～10块积木，认识圆形，能区分物品的大小，但不认识红色。请你为婴幼儿设计颜色认知能力训练的亲子游戏，帮助婴幼儿认识红色，培养婴幼儿的概括能力。

二、学习情境描述

作为一名住家育婴师，在做好宝宝日常照护工作的同时，还应根据儿童的生长发育规律给予科学的教育和指导。基于宝宝目前的发育状况，您应该如何给婴幼儿进行认知训练？

三、学习目标

（1）能正确判断婴幼儿的认知发展水平。
（2）能根据婴幼儿认知能力发展规律设计颜色认知训练。
（3）能做好颜色认知训练的用物准备。
（4）能按婴幼儿认知能力训练要求进行颜色认知训练。
（5）能正确指导家长对婴幼儿进行颜色认知训练。

四、任务分组

学生任务分配表

班级		组别		指导老师	
组长		学号			
组员	姓名	学号	姓名	学号	
任务分工					

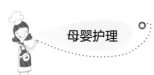

五、工作准备

（1）学习《婴幼儿认知能力发展顺序及年龄评价量表》。

（2）学习《0～3岁育婴实施细则》。

（3）制作颜色认知训练操作流程图。

（4）结合任务书分析颜色认知训练的操作重点和难点。

六、工作实施

（1）准备工作

引导问题1：在给婴幼儿做训练时，你对训练环境是否有要求？有哪些要求？

引导问题2：操作前，是否应该逗乐婴幼儿，激发婴幼儿做训练的兴趣？

引导问题3：操作前，你需要做好哪些自身准备？

引导问题4：操作前你要准备哪些物品？

（2）游戏训练

引导问题5：小儿母亲问，给婴幼儿选择颜色认知训练的玩具有什么要求？

引导问题6：进行颜色认知训练的正确方法有哪些？

引导问题7：进行颜色认知训练的注意事项有哪些？

_____

_____

_____

（3）整理物品

引导问题8：你已经和婴幼儿完成了训练，使用过的物品应该如何进行清洁消毒呢？

_____

_____

_____

（4）指导家长

引导问题9：小儿母亲不知道结合日常生活照护给婴幼儿进行颜色认知训练，你该如何指导？

_____

_____

_____

工作记录表

相关问题	资料查询者	记录者	操作者 1	操作者 2	操作者 3
引导问题 1					
引导问题 2					
引导问题 3					
引导问题 4					
引导问题 5					
引导问题 6					
引导问题 7					
引导问题 8					
引导问题 9					

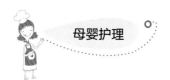

母婴护理

学生自评与互评表

班级：	姓名：	学号：						
学习任务	物体颜色认知训练							
评价项目	评价标准	分值	自评	组长	组员	组员	组员	
环境准备	能正确说出所需环境温馨、安静、整洁、温度、湿度等项目	5						
解释工作	能用温和的语言向家长解释颜色认知训练的意义	5						
自我准备	自身着装、卫生符合要求	5						
用物准备	物品准备齐全，符合要求，摆放合理	5						
激发婴儿兴趣	用玩具逗乐婴幼儿，激发游戏兴趣	5						
亲子距离	与婴幼儿面对面坐，距离合理	10						
游戏训练方法	能正确完成颜色认知训练，训练方法符合递进性原则	20						
鼓励婴幼儿	训练过程中，不断鼓励婴幼儿	10						
玩具消毒	能正确将使用后的玩具进行清洁消毒	5						
家长指导	能正确指导小儿母亲结合日常生活照护进行颜色认知能力训练	5						
工作态度	态度端正，无无故缺勤、迟到、早退	5						
工作质量	能按决策、计划完成工作任务，灵活应对游戏训练过程中的意外情况	5						
协调能力	小组成员、同学之间能合作交流，协调工作	10						
职业素质	关爱婴幼儿，操作过程中与婴幼儿在情感、语言、目光等方面的交流有效	5						

教师综合评价表

考核内容		考核点及评分要求	分值	同学1评分	同学2评分	自评	教师评价
操作前准备（20分）	育婴员准备（10分）	1. 衣着整洁，符合操作要求，手上无饰品，指甲已修剪，七步洗手法洗手	5				
		2. 口述物体颜色认知训练的意义	5				
	物品准备（5分）	用物准备齐全，符合要求，摆放合理、有序	5				
	环境准备（5分）	环境整洁，温度、湿度适宜，光线充足	5				
操作实施（60分）	操作步骤（60分）	1. 育婴员用玩具逗乐婴幼儿	5				
		2. 铺好游戏垫，将操作用物放于游戏垫上	3				
		3. 育婴员与婴幼儿面对面坐在游戏垫上，距离50cm	5				
		4. 育婴员逐一出示红色的物品，告诉婴幼儿"这是红色"，并把这些红色物品放在一起，告诉婴幼儿"这些都是红色"	15				
		5. 育婴员逐一出示红色的物品，让婴幼儿逐一说出"红色"，不断鼓励婴幼儿	15				
		6. 育婴员出示各种颜色的几何片1盘，让婴幼儿从中找出红色的几何片，及时鼓励婴幼儿	15				
		7. 收拾物品，洗手	2				
操作评价（20分）		1. 物品准备及口述流畅	5				
		2. 操作过程规范，不断鼓励婴幼儿	5				
		3. 选用物品安全，适合婴幼儿月龄	5				
		4. 态度和蔼，仪表大方，关爱婴幼儿，操作过程中与婴幼儿在情感、语言、目光等方面的交流合适	5				
总分			100				

综合评价	学生自评（20%）	同学互评（30%）	教师评价（50%）	综合得分

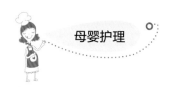

任务二十四　认知训练——物体形状的认知训练

一、学习要求

（1）技能要求　能为婴幼儿进行形状认知训练选择适宜的操作用物；能根据婴幼儿的认知发育规律正确选择并实施形状认知训练；能与婴幼儿进行良好的情感交流；能正确指导家长在日常生活中对婴幼儿进行形状认知训练；告知家长进行形状认知训练有利于婴幼儿触觉感知、视觉辨别、观察能力和手眼协调能力的发展。

（2）职业素养　用"爱心、细心、耐心"循序渐进地进行训练，与婴幼儿沟通互动有效。

二、实施条件

名称	基本实施条件	要求
实训场地	模拟婴儿护理室	整洁、温馨、安静、安全、明亮
实施设备	（1）游戏垫1张；（2）挖有圆形、三角形、方形洞的纸盒各1个；（3）圆形、三角形、方形的几何片1盘；（4）托盘1个；（5）背景音乐	大小适宜，干净、安全
适宜年龄段	20～24个月	3～4次/天，重复训练

三、思维导图

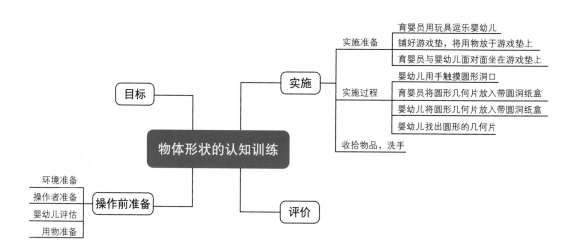

四、操作规范

1.评估及准备

（1）婴幼儿　核对婴幼儿基本信息，向家长说明训练的方法和意义。婴幼儿情绪良好。

（2）环境　整洁、温馨、安全、明亮；室温调至24～26℃，湿度55%～65%；播放轻柔而有节奏的背景音乐。

（3）操作者　着装符合操作要求，取下手上的饰品，修剪指甲，按七步洗手法洗手，并保持心情舒畅，训练前先逗乐婴幼儿，激发婴幼儿兴趣。

（4）用物准备　游戏垫1张，挖有圆形、三角形、方形洞的纸盒各1个；圆形、三角形、方形的几何片1盘；托盘1个。评估用物的安全性等；将准备好的用物按使用先后顺序放于托盘内。

2.操作步骤

（1）铺好游戏垫，将操作用物放于游戏垫上。

（2）育婴员与婴幼儿面对面坐在游戏垫上，距离50cm。

（3）让婴幼儿用手触摸圆形洞口，感知圆形的特征，并告诉婴幼儿："这是圆形。"

（4）育婴员示范将圆形几何片放入带圆形洞口的纸盒内。

（5）育婴员让婴幼儿拿起圆形几何片，找对应的圆形孔投入纸盒。当婴幼儿放对时，育婴员要及时给予鼓励。

（6）育婴员出示各种形状的几何片1盘，让婴幼儿找出圆形的几何片。

（7）操作结束后，收拾物品，洗手。

3.注意事项

（1）操作过程中育婴员应用充满激情的语言和亲切的目光与婴幼儿进行交流。

（2）育婴员为婴幼儿选择的几何片应大小适宜、颜色鲜艳、不含有毒物质，纸盒的洞口边缘整齐、光滑。

（3）反复训练，循序渐进，待婴幼儿熟悉一种形状后，再进行另一种形状的训练。

（4）操作全过程应不断鼓励婴幼儿，培养婴幼儿的自信心。

五、同步理论测试

（一）选择题

1.（　）的婴幼儿，会用手触摸看到的物体，使用简单的工具，用手的运动增长经验，用手表达意思等。

  A.0～12个月

  B.13～24个月

  C.25～36个月

  D.37～48个月

2.（　）的婴幼儿，还不会使用语言，以感觉、知觉和动作来适应环境，以行动来"指挥"或"控制"周围的环境。

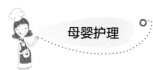

A.0 ~ 12个月

B.13 ~ 19个月

C.20 ~ 24个月

D.25 ~ 36个月

3.（ ）的婴幼儿，应用视觉、听觉、触觉的能力有了提高，通过观察图片、参观等方式来了解事物。

A.0 ~ 12个月

B.13 ~ 24个月

C.25 ~ 36个月

D.37 ~ 48个月

4.婴幼儿空间概念的发展始于感知反应，最早的感觉是（ ）。

A.听觉

B.视觉

C.触觉

D.嗅觉

5.婴幼儿认知游戏，可以促进婴幼儿（ ）能力的发展。

A.手

B.脚

C.手眼协调

D.语言

（二）填空题

1.婴幼儿_____岁开始认识平面图形，_____岁时认识圆形、方形、三角形等基本形状，_____岁时能区分圆形、方形、三角形等基本形状。

2.加强手的精细动作训练，可以促进婴幼儿_____的发展。

3.通过_____、_____、_____和前庭平衡方面的训练，可以大大提高婴幼儿大脑的感觉统合功能。

参考答案

（一）选择题

1.B 2.A 3.C 4.C 5.C

（二）填空题

1.1 2 3

2.认知能力

3.视觉 听觉 触觉

🍀 工作任务页

一、工作任务

宝宝，女，24个月，足月顺产。能扶着栏杆上下滑梯和台阶，能走平行线，会扔球，会用勺吃饭，认识红色，会3～5首简单儿歌，能记住自己的物品，认识常见的家禽，但不认识物体的形状。请你为婴幼儿设计形状认知训练，以培养婴幼儿的视觉辨别和观察能力。

二、学习情境描述

作为一名住家育婴师，在做好宝宝日常照护工作的同时，还应根据儿童的生长发育规律给予科学的教育和指导。基于宝宝目前的发育状况，你应该如何给宝宝进行认知训练？

三、学习目标

（1）能正确判断婴幼儿的认知发展水平。
（2）能根据婴幼儿认知能力发展规律设计形状认知训练。
（3）能做好形状认知训练的用物准备。
（4）能按婴幼儿认知能力训练要求开展形状认知训练。
（5）能正确指导家长对婴幼儿进行形状认知训练。

四、任务分组

学生任务分配表

班级		组别		指导老师	
组长		学号			
组员	姓名	学号	姓名	学号	
任务分工					

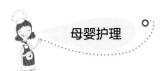

五、工作准备

（1）学习《婴幼儿认知能力发展顺序及年龄评价量表》。

（2）学习《0～3岁育婴实施细则》。

（3）制作物体形状认知训练操作流程图。

（4）结合任务书分析形状认知训练的操作难点。

六、工作实施

（1）准备工作

引导问题1：在给婴幼儿做形状认知训练时，你对训练环境是否有要求？有哪些要求？

_____

_____

_____

_____

引导问题2：操作前，你如何逗乐婴幼儿激发婴幼儿做训练的兴趣？

_____

_____

_____

_____

引导问题3：操作前，你需要做好哪些自身准备？

_____

_____

_____

_____

引导问题4：操作前你要准备哪些物品呢？

_____

_____

_____

_____

（2）游戏训练

引导问题5：小儿母亲问，给婴幼儿选择形状认知训练的玩具有什么要求？

_____

_____

_____

引导问题6：你将如何按递进性原则进行形状认知训练？

_____

_____

_____

引导问题7：进行形状认知训练的注意事项有哪些？

_____

_____

_____

（3）整理物品

引导问题8：你已经和婴幼儿完成了形状认知训练，使用过的物品应该如何进行清洁消毒？

_____

_____

_____

（4）指导家长

引导问题9：你将如何指导小儿母亲结合日常生活给婴幼儿进行形状认知训练？

_____

_____

_____

工作记录表

相关问题	资料查询者	记录者	操作者1	操作者2	操作者3
引导问题1					
引导问题2					
引导问题3					
引导问题4					
引导问题5					
引导问题6					
引导问题7					
引导问题8					
引导问题9					

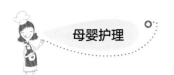

学生自评与互评表

| 班级： | 姓名： | | 学号： | | | | | |

学习任务	物体形状认知训练						
评价项目	评价标准	分值	自评	组长	组员	组员	组员
环境准备	能正确说出所需环境温馨、安静、整洁、温度、湿度等项目	5					
解释工作	能用温和的语言向家长解释形状认知能力训练的意义	5					
自我准备	自身着装、卫生符合要求	5					
用物准备	物品准备齐全，符合要求，摆放合理	5					
激发婴儿兴趣	用玩具逗乐婴幼儿，激发游戏兴趣	5					
亲子距离	与婴幼儿面对面坐，距离合理	10					
游戏训练方法	正确完成游戏训练，遵守递进性原则	20					
鼓励婴幼儿	训练过程中，不断鼓励婴幼儿	10					
玩具消毒	能正确将使用后的玩具进行清洁消毒	5					
家长指导	能正确指导小儿母亲结合日常生活进行形状认知能力训练	5					
工作态度	态度端正，无无故缺勤、迟到、早退	5					
工作质量	能按决策、计划完成工作任务，灵活应对游戏训练过程中的意外情况	5					
协调能力	小组成员、同学之间能合作交流，协调工作	10					
职业素质	关爱婴幼儿，操作过程中与婴幼儿在情感、语言、目光等方面的交流有效	5					

教师综合评价表

考核内容		考核点及评分要求	分值	同学1评分	同学2评分	自评	教师评价
操作前准备（20分）	育婴员准备（10分）	1.衣着整洁，符合操作要求，手上无饰品，指甲已修剪，七步洗手法洗手	5				
		2.口述物体形状认知训练的意义	5				
	物品准备（5分）	用物准备齐全，符合要求，摆放合理、有序	5				
	环境准备（5分）	环境整洁，温度、湿度适宜，光线充足	5				
操作实施（60分）	操作步骤（60分）	1.育婴员用玩具逗乐婴幼儿	5				
		2.铺好游戏垫，将操作用物放于游戏垫上	3				
		3.育婴员与婴幼儿面对面坐在游戏垫上，距离50cm	5				
		4.让婴幼儿用手触摸圆形洞口，感知圆形的特征	10				
		5.育婴员示范将圆形几何片放入带圆形洞口的纸盒内	10				
		6.让婴幼儿拿起圆形几何片，放入相应的纸盒。当婴幼儿放对时，应及时给予鼓励	13				
		7.育婴员出示各种形状的几何片1盘，让婴幼儿找出圆形的几何片，及时鼓励婴幼儿	12				
		8.收拾物品，洗手	2				
操作评价（20分）		1.物品准备及口述流畅	5				
		2.操作过程规范，不断鼓励婴幼儿	5				
		3.选用物品安全，适合婴幼儿月龄	5				
		4.态度和蔼，仪表大方，关爱婴幼儿，操作过程中与婴幼儿在情感、语言、目光等方面的交流合适	5				
总分			100				
综合评价	学生自评（20%）	同学互评（30%）	教师评价（50%）			综合得分	

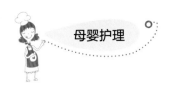
任务二十五 认知训练——物体恒常性认知训练

一、学习要求

（1）技能要求 能为婴幼儿进行物体恒常性认知训练选择适宜的操作用物；能根据婴幼儿的认知发育规律正确选择并实施物体恒常性认知训练；能与婴幼儿进行良好的情感交流；能正确指导家长在日常生活中对婴幼儿进行物体恒常性认知训练；向家长解释进行物体恒常性认知训练有利于婴幼儿对物体存在的客观认识，形成物体的恒常性概念。

（2）职业素养 用"爱心、细心、耐心"循序渐进地进行训练，与婴幼儿沟通互动有效。

二、实施条件

名称	基本实施条件	要求
实训场地	模拟婴儿护理室	整洁、温馨、安静、安全、明亮
实施设备	（1）游戏垫1块；（2）彩色糖豆若干；（3）透明塑料瓶1个；（4）无盖小纸盒1个；（5）托盘1个；（6）背景音乐	糖豆色彩鲜艳，大小适宜，安全
适宜年龄段	10～12个月	3～4次/天，重复训练

三、思维导图

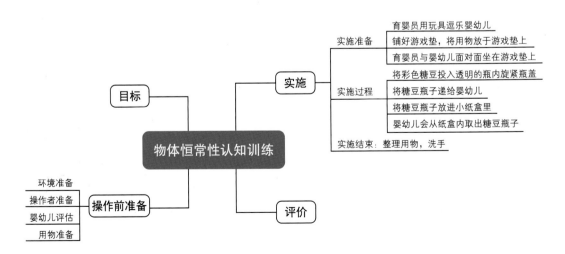

四、操作规范

1.评估及准备

（1）婴儿　核对婴幼儿基本信息，向家长说明训练的方法和意义。婴幼儿情绪良好。

（2）环境　整洁、温馨、安全、明亮；室温调至24～26℃，湿度55%～65%；播放轻柔而有节奏的背景音乐。

（3）操作者　着装符合操作要求，取下手上的饰品，修剪指甲，按七步洗手法洗手，并保持心情舒畅，训练前先逗乐婴幼儿，激发婴幼儿兴趣。

（4）用物准备　游戏垫1张，彩色糖豆若干，透明塑料瓶1个，无盖小纸盒1个，托盘1个。评估用物的安全性等；将准备好的用物按使用先后顺序放于托盘内。

2.操作步骤

（1）铺好游戏垫，将操作用物放于游戏垫上。

（2）育婴员与婴幼儿面对面坐在游戏垫上。

（3）育婴员将五颜六色的糖豆投入透明的瓶内，旋紧瓶盖。

（4）育婴员将糖豆瓶子递给婴幼儿，婴幼儿会摇晃瓶子，并看着糖豆。

（5）育婴员将糖豆瓶子放进小纸盒里，问婴幼儿："糖豆在哪里？"

（6）婴幼儿会从纸盒内将瓶子取出，看糖豆是否在瓶子里，育婴员引导婴幼儿证实糖豆还在瓶子里，和原来的一样。

（7）操作结束后，收拾物品，洗手。

3.注意事项

（1）操作过程中育婴员应用充满激情的语言和亲切的目光与婴幼儿进行交流。

（2）育婴员应选择几种颜色鲜艳、不含有毒物质的糖豆，瓶子大小适宜。

（3）反复训练，循序渐进，操作过程中避免婴幼儿误食糖豆。

（4）操作全过程应不断鼓励婴幼儿，培养婴幼儿的自信心。

五、同步理论测试

（一）选择题

1.婴儿最常用的认知方式是（　　）。

　A.看

　B.听

　C.语言

　D.动作

2.通过对身体各个部位的认知、了解和控制，可以培养婴幼儿的（　　）。

　A.好奇心

　B.自我意识

　C.探索能力

　D.空间方位知觉

3.婴幼儿的记忆以（　　）为主。

    A.无意记忆

    B.有意记忆

    C.机械记忆

    D.意义记忆

4.婴幼儿认知能力训练的内容，要做到（　　）。

    A.同时出现2种内容

    B.同时出现3种内容

    C.同时出现多种内容

    D.一件一件地教，避免混淆

5.进行婴幼儿认知能力训练，当婴幼儿遇到困难时，成人要做到（　　）。

    A.手把手地教

    B.适度帮助，尽量不给答案

    C.尽早给孩子答案

    D.多示范讲解

6.挑选婴幼儿（　　）的东西激发好奇心，让婴幼儿多说、多听、多看、多摸、多动。

    A.熟悉

    B.新奇

    C.最感兴趣

    D.不认识

（二）填空题

1._____是婴幼儿思维的基础。

2.认知游戏应以_____为主。

3.在同一段时间里，婴儿的认知内容只能有_____，因此，认知游戏中相同的内容应需要_____。

参考答案

（一）选择题

1.D　2.B　3.A　4.D　5.B　6.C

（二）填空题

1.感知觉

2.直接动作

3.一个对象　反复进行

♣ 工作任务页

一、工作任务

宝宝，女，10个月，足月顺产。能扶物站立，会扶着栏杆走路，会做倒出和放入动作，模仿叫"爸爸""妈妈"，穿衣服时能伸手，能按指令把球拿给成人。当成人把物品藏起来后，孩子不会寻找。请你为婴儿设计物体恒常性认知训练游戏，帮助婴儿建立物质永久性存在的概念。

二、学习情境描述

作为一名住家育婴师，在做好宝宝日常照护工作的同时，还应根据儿童的生长发育规律给予科学的教育和指导。基于宝宝目前的发育状况，您应该如何给宝宝进行物体恒常性认知训练？

三、学习目标

（1）能正确判断婴幼儿的认知发展水平。
（2）能根据婴幼儿认知能力发展规律设计物体恒常性认知训练。
（3）能做好物体恒常性认知游戏训练的用物准备。
（4）能按婴幼儿认知能力训练要求开展物体恒常性认知训练。
（5）能正确指导家长对婴幼儿进行物体恒常性认知训练。

四、任务分组

学生任务分配表

班级		组别		指导老师	
组长		学号			
组员	姓名	学号	姓名	学号	
任务分工					

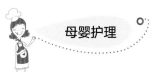

五、工作准备

（1）学习《婴幼儿认知能力发展顺序及年龄评价量表》。

（2）学习《0～3岁育婴实施细则》。

（3）制作物体恒常性认知训练操作流程图。

（4）结合任务书分析物体恒常性认知训练的操作难点。

六、工作实施

（1）准备工作

引导问题1：在给婴幼儿做游戏训练时，你对训练环境有哪些要求？

_____

_____

_____

引导问题2：操作前，你如何逗乐婴幼儿，激发婴幼儿做游戏兴趣？

_____

_____

_____

引导问题3：操作前，你需要做好哪些自身准备？

_____

_____

_____

引导问题4：操作前你要准备哪些物品呢？

_____

_____

_____

（2）游戏训练

引导问题5：小儿母亲问，给婴幼儿选择物体恒常性认知训练的玩具有什么要求？

_____

_____

_____

引导问题6：进行物体恒常性认知训练的正确步骤有哪些？

_____

_____

_____

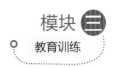

引导问题7：进行物体恒常性认知训练的注意事项有哪些？

_____

_____

_____

_____

（3）整理物品

引导问题8：你已经和婴幼儿完成了游戏训练，使用过的物品应该如何进行清洁消毒？

_____

_____

_____

_____

（4）指导家长

引导问题9：小儿母亲不知道结合日常生活照护给婴幼儿进行物体恒常性认知训练，你该如何指导？

_____

_____

_____

_____

工作记录表

相关问题	资料查询者	记录者	操作者1	操作者2	操作者3
引导问题1					
引导问题2					
引导问题3					
引导问题4					
引导问题5					
引导问题6					
引导问题7					
引导问题8					
引导问题9					

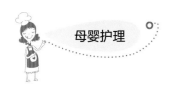

学生自评与互评表

班级：	姓名：	学号：						
学习任务	物体恒常性认知训练							
评价项目	评价标准	分值	自评	组长	组员	组员	组员	
环境准备	能正确说出所需环境温馨、安静、整洁、温度、湿度等项目	5						
解释工作	能用温和的语言向家长解释物体恒常性认知训练的意义	5						
自我准备	自身着装、卫生符合要求	5						
用物准备	物品准备齐全，符合要求，摆放合理	5						
激发婴儿兴趣	用玩具逗乐婴幼儿，激发游戏兴趣	5						
亲子距离	与婴幼儿面对面坐，距离合理	10						
游戏训练方法	能正确完成物体恒常性认知训练	20						
鼓励婴幼儿	训练过程中，不断鼓励婴幼儿	10						
玩具消毒	能正确将使用后的玩具进行清洁消毒	5						
家长指导	能正确指导小儿母亲结合日常生活照护进行物体恒常性训练	5						
工作态度	态度端正，无无故缺勤、迟到、早退	5						
工作质量	能按决策、计划完成工作任务，灵活应对游戏训练过程中的意外情况	5						
协调能力	小组成员、同学之间能合作交流，协调工作	10						
职业素质	关爱婴幼儿，操作过程中与婴幼儿在情感、语言、目光等方面的交流有效	5						

教师综合评价表

考核内容		考核点及评分要求	分值	同学1评分	同学2评分	自评	教师评价
操作前准备（20分）	育婴员准备（10分）	1. 衣着整洁，符合操作要求，手上无饰品，指甲已修剪，七步洗手法洗手	5				
		2. 口述物体恒常性认知训练的意义	5				
	物品准备（5分）	用物准备齐全，符合要求，摆放合理、有序	5				
	环境准备（5分）	环境整洁，温度、湿度适宜，光线充足	5				
操作实施（60分）	操作步骤（60分）	1. 育婴员先逗乐婴幼儿	5				
		2. 铺好游戏垫，将操作用物放于游戏垫上	3				
		3. 育婴员与婴幼儿面对面坐在游戏垫上	5				
		4. 育婴员将彩色糖豆投入透明的瓶内，旋紧瓶盖	10				
		5. 育婴员将糖豆瓶子递给婴幼儿，婴幼儿会摇晃瓶子，并看着糖豆	10				
		6. 育婴员将糖豆瓶子放进小纸盒里，问婴幼儿："糖豆在哪里？"	10				
		7. 婴幼儿会从纸盒内将瓶子取出，看糖豆是否在瓶子里，育婴员引导婴幼儿证实糖豆还在瓶子里，和原来的一样，不断鼓励婴幼儿	15				
		8. 收拾物品，洗手	2				
操作评价（20分）		1. 物品准备及口述流畅	5				
		2. 操作过程规范，不断鼓励婴幼儿	5				
		3. 选用物品安全，适合婴幼儿月龄	5				
		4. 态度和蔼，仪表大方，关爱婴幼儿，操作过程中与婴幼儿在情感、语言、目光等方面的交流合适	5				
总分			100				

综合评价	学生自评（20%）	同学互评（30%）	教师评价（50%）	综合得分

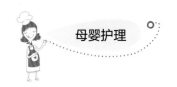

任务二十六　语言训练——婴幼儿视听结合训练

一、学习要求

（1）技能要求　能为婴幼儿进行视听结合训练合理选择卡片；能根据婴幼儿的听、说能力发展规律正确实施视听结合训练；能与婴幼儿进行良好的情感交流；能正确指导家长在日常生活中对婴幼儿进行视听结合训练；向家长解释进行视听结合训练有利于婴幼儿视感官和听感官的发育，是最初的阅读行为。

（2）职业素养　用"爱心、细心、耐心"循序渐进地进行训练，与婴幼儿沟通互动有效。

二、实施条件

名称	基本实施条件	要求
实训场地	模拟婴儿护理室	整洁、温馨、安静、安全、明亮
实施设备	（1）游戏垫1块；（2）水果卡片1盒	卡片内容同类别，婴幼儿熟悉
适宜年龄段	6～12个月	3～4次/天，重复训练

三、思维导图

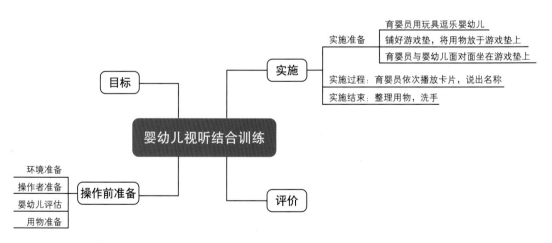

四、操作规范

1.评估及准备

（1）婴儿　核对婴幼儿基本信息，向家长说明训练的方法和意义。婴幼儿清醒、情绪良好，非饥饿或过饱状态。

（2）环境　整洁、温馨、安静、明亮；室温调至24 ～ 26℃，湿度55% ～ 65%。

（3）操作者　着装符合操作要求，取下手上的饰品，修剪指甲，按七步洗手法洗手，并保持心情舒畅，训练前先逗乐婴幼儿，激发婴幼儿兴趣。

（4）用物准备　游戏垫1张，水果卡片1盒。选择2 ～ 3张相同类别的水果卡片。

2.操作步骤

（1）铺好游戏垫，将操作用物放于游戏垫上。

（2）育婴员与婴幼儿面对面坐在游戏垫上，距离30cm。

（3）育婴员将卡片放在脸的左侧，与口腔平行，用缓慢的速度播放卡片，并说出卡片名称。

（4）重复数次，当婴幼儿视线即将离开时，播放第二张卡片。

（5）操作结束后，收拾物品，洗手。

3.注意事项

（1）操作过程中育婴员应用充满激情的语言和亲切的目光与婴幼儿进行交流。

（2）育婴员选择的卡片内容应是婴幼儿熟悉的内容，而且是相同类别。

（3）训练时间以婴幼儿感兴趣、不疲劳为宜。

（4）重复训练，每周播放相同的卡片。

五、同步理论测试

（一）选择题

1.（　）是婴幼儿语言的准备阶段，又称为前语言阶段。需要大量地倾听各种不同性质的声音，促进大脑听神经的发育，而且大脑此时会对听到的声音信息进行分析和储存。

A.0 ～ 1岁

B.1 ～ 2岁

C.2 ～ 3岁

D.3 ～ 4岁

2.（　）是婴幼儿语言的发生阶段，也称为语言发展的突发期。

A.0 ～ 1岁

B.1 ～ 2岁

C.2 ～ 3岁

D.1 ～ 3岁

3.1岁左右用1个字的声音表达许多意思时称为（　）。

A.单字句阶段

B.电报句阶段

C.简单句阶段

D.复合句阶段

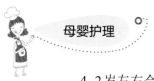

4.2岁左右会说2～3个或3～4个字组成的句子，把名词和动词组合在一起，被称为（　　）。

　　A.单字句阶段

　　B.电报句阶段

　　C.简单句阶段

　　D.复合句阶段

5.（　　）左右可能会说2个或2个以上的简单句子。

　　A.1岁

　　B.2岁

　　C.2岁半

　　D.3岁

6.1岁以前是婴儿（　　）的敏感期，如果缺乏面对面的语言交流环境，1岁后就很难接受新的语音。

　　A.分辨语音

　　B.分辨词汇

　　C.分辨字

　　D.分辨语句

7.婴幼儿的（　　）能力是婴幼儿与同伴和成人之间沟通的工具。

　　A.听说

　　B.想象

　　C.运动

　　D.动手

（二）填空题

1._____岁是学习语言的最佳时期。

2._____岁是婴幼儿理解词的意义的敏感期。

3.婴幼儿语言发展需经历_____、_____、_____、_____四个阶段。

4.视听结合训练一次播放_____张卡片。

参考答案

（一）选择题

1.A　2.D　3.A　4.B　5.D　6.A　7.A

（二）填空题

1.0～3

2.1～2

3.单字句阶段　电报句阶段　简单句阶段　复合句阶段

4.2～3

❤ 工作任务页

一、工作任务

宝宝，女，11个月，足月剖宫产，出生体重3200g。能扶物站立，牵手会走几步，认识常见的人，会接住育婴师递过来的杯子自己喝水，会用手势表达"欢迎""再见"，模仿叫"爸爸""妈妈"，能按成人的指令把物品拿过来。宝宝妈妈希望给婴幼儿进行视听结合训练。请你为婴幼儿设计视听结合训练游戏，以促进婴幼儿视感官和听感官的发育。

二、学习情境描述

作为一名住家育婴师，在做好宝宝日常照护工作的同时，还应根据儿童的生长发育规律给予科学的教育和指导。基于宝宝目前的发育状况，您应该如何给宝宝进行视听结合训练？

三、学习目标

（1）能正确判断婴幼儿的听说能力发展水平。
（2）能根据婴幼儿听说能力发展规律设计视听结合训练游戏及训练方法。
（3）能做好视听结合训练游戏的用物准备。
（4）能按婴幼儿听说能力训练要求进行视听结合训练。
（5）能正确指导家长对婴幼儿进行视听结合训练。

四、任务分组

学生任务分配表

班级		组别		指导老师	
组长		学号			
组员	姓名	学号	姓名	学号	
任务分工					

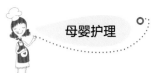

五、工作准备

（1）学习《婴幼儿语言能力发展顺序及年龄评价量表》。

（2）学习《0～3岁育婴实施细则》。

（3）制作物体视听结合训练操作流程图。

（4）结合任务书分析视听结合训练的操作重点和难点。

六、工作实施

（1）准备工作

引导问题1：在给婴幼儿做游戏训练时，你对训练环境有哪些要求？

_____

_____

_____

引导问题2：操作前，你如何逗乐婴幼儿，激发婴幼儿做游戏兴趣？

_____

_____

_____

引导问题3：操作前，你需要做好哪些自身准备？

_____

_____

_____

引导问题4：操作前你要准备哪些物品呢？

_____

_____

_____

（2）游戏训练

引导问题5：小儿母亲问，给婴幼儿进行视听结合训练的卡片有什么要求？

_____

_____

_____

_____

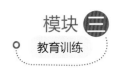

引导问题6：进行视听结合训练的正确步骤有哪些？

_____

_____

_____

引导问题7：进行视听结合训练的注意事项有哪些？

_____

_____

_____

（3）整理物品

引导问题8：你已经和婴幼儿完成了游戏训练，使用过的物品应该如何进行清洁消毒？

_____

_____

_____

（4）指导家长

引导问题9：你如何指导小儿母亲结合日常生活给婴幼儿进行视听结合训练？

_____

_____

_____

工作记录表

相关问题	资料查询者	记录者	操作者 1	操作者 2	操作者 3
引导问题 1					
引导问题 2					
引导问题 3					
引导问题 4					
引导问题 5					
引导问题 6					
引导问题 7					
引导问题 8					
引导问题 9					

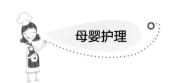

学生自评与互评表

班级：	姓名：	学号：						
学习任务	婴幼儿视听结合训练							
评价项目	评价标准	分值	自评	组长	组员	组员	组员
环境准备	能正确说出所需环境温馨、安静、整洁、温度、湿度等项目	5					
解释工作	能用温和的语言向家长解释视听结合训练的意义	5					
自我准备	自身着装、卫生符合要求	5					
用物准备	物品准备齐全，符合要求，摆放合理	5					
激发婴儿兴趣	用玩具逗乐婴幼儿，激发游戏兴趣	5					
亲子距离	与婴幼儿面对面坐，距离合理	10					
游戏训练方法	能正确完成视听结合训练	20					
鼓励婴幼儿	训练过程中，不断鼓励婴幼儿	10					
玩具消毒	能正确将使用后的玩具进行清洁消毒	5					
家长指导	能正确指导小儿母亲结合日常生活照护进行视听结合训练	5					
工作态度	态度端正，无无故缺勤、迟到、早退现象	5					
工作质量	能按决策、计划完成工作任务，灵活应对游戏训练过程中的意外情况	5					
协调能力	小组成员、同学之间能合作交流，协调工作	10					
职业素质	关爱婴幼儿，操作过程中与婴幼儿在情感、语言、目光等方面的交流有效	5					

226

<h3 style="text-align:center">教师综合评价表</h3>

考核内容		考核点及评分要求	分值	同学1评分	同学2评分	自评	教师评价
操作前准备（20分）	育婴员准备（10分）	1. 衣着整洁，符合操作要求，手上无饰品，指甲已修剪，七步洗手法洗手	5				
		2. 口述视听结合训练的意义	5				
	物品准备（5分）	用物准备齐全，符合要求，摆放合理、有序	5				
	环境准备（5分）	环境整洁，温度、湿度适宜，光线充足	5				
操作实施（60分）	操作步骤（60分）	1. 育婴员先逗乐婴幼儿	5				
		2. 铺好游戏垫，将操作用物放于游戏垫上	3				
		3. 育婴员与婴幼儿面对面坐在游戏垫上，距离30cm	5				
		4. 育婴员将卡片放在脸的左侧，与口腔平行，用缓慢的速度播放卡片，并说出卡片名称	15				
		5. 当婴幼儿视线即将离开时，播放第二张卡片	15				
		6. 注意事项（1）训练时间以婴幼儿感兴趣，不疲劳为宜；（2）重复训练，每周播放相同的卡片	15				
		7. 收拾物品，洗手	2				
操作评价（20分）		1. 口述流畅	5				
		2. 操作过程规范，熟练	5				
		3. 选用物品符合操作要求	5				
		4. 态度和蔼，仪表大方，关爱婴幼儿，操作过程中与婴幼儿在情感、语言、目光等方面的交流合适	5				
总分			100				

综合评价	学生自评（20%）	同学互评（30%）	教师评价（50%）	综合得分

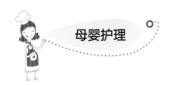
任务二十七　语言训练——儿歌图谱阅读训练

一、学习要求

（1）技能要求　能根据婴幼儿的认知水平正确选择图谱书和儿歌；能根据婴幼儿的语言能力特点正确进行儿歌图谱阅读训练；能与婴幼儿进行良好的情感交流；能正确指导家长对婴幼儿进行儿歌图谱阅读训练；向家长解释儿歌图谱阅读训练有利于培养婴幼儿的倾听能力、观察能力和理解能力，有利于培养阅读兴趣和阅读技巧。

（2）职业素养　用"爱心、细心、耐心"循序渐进地进行训练，与婴幼儿沟通互动有效。

二、实施条件

名称	基本实施条件	要求
实训场地	模拟婴儿护理室	整洁、温馨、安静、安全、明亮
实施设备	（1）游戏垫1块；（2）儿歌图谱书	适合2～3岁的幼儿
适宜年龄段	2～3岁	3～4次/天，重复训练

三、思维导图

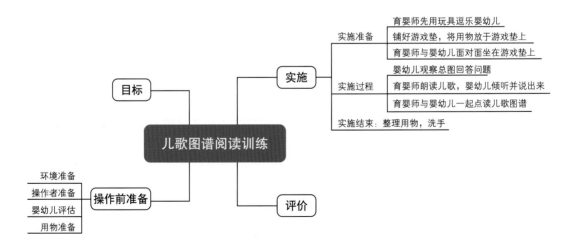

四、操作规范

1.评估及准备

（1）婴幼儿　核对婴幼儿基本信息，向家长说明训练的方法和意义。婴幼儿清醒、情

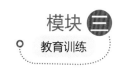

绪良好。

（2）环境　整洁、温馨、安全、明亮；室温调至24～26℃，湿度55%～65%。

（3）操作者　着装符合操作要求，取下手上的饰品，修剪指甲，按七步洗手法洗手，并保持心情舒畅，训练前先逗乐婴幼儿，激发婴幼儿兴趣。

（4）用物准备　游戏垫1张，适合2～3岁婴幼儿的图谱书1本，选择一首合适的儿歌。

2.操作步骤

（1）铺好游戏垫，将图谱书放于游戏垫上。

（2）育婴员与婴幼儿面对面坐在游戏垫上。

（3）育婴师出示总图，让婴幼儿观察图回答问题，理解儿歌内容。

（4）婴幼儿看着总图，育婴师朗读儿歌，让婴幼儿认真倾听，让婴幼儿告诉育婴师听到了什么？把听到的儿歌说出来，如果婴幼儿不能全部说出，育婴师就继续念，婴幼儿继续听，直至把儿歌内容全部说出来。

（5）育婴师打开图谱，说一句儿歌，让婴幼儿找出相对应的图，进行句子和图的对应联系。

（6）育婴师用左手食指点读，婴幼儿用手指跟育婴师点读，逐步过渡到婴幼儿自己点读。强调点图，而不提倡点字。

（7）操作结束后，收拾物品，洗手。

3.注意事项

（1）操作过程中育婴师应用充满激情的语言和亲切的目光与婴幼儿进行交流。

（2）育婴师选择的图谱书和儿歌应适合婴幼儿的认知水平，构图清晰，画面单一。

（3）训练过程中，育婴师应不断提出问题，引导婴幼儿观察图谱，回答问题，帮助婴幼儿理解图谱，而不是直接告诉婴幼儿。

（4）让婴幼儿把听到的儿歌说出来可有效培养婴幼儿的倾听能力，但需要反复多次训练相同的内容。

五、同步理论测试

（一）选择题

1.为婴幼儿选择发展听说能力的图片，内容应是婴幼儿日常生活中（　　）的人和物品、动物、植物等。

　　A.从未看见　　　　B.很少看到　　　　C.偶尔看到　　　　D.经常看到

2.为婴幼儿选择发展听说能力的图片，图片中的图最好是（　　）。

　　A.卡通图　　　　　B.彩色图　　　　　C.实物图　　　　　D.黑白图

3.为婴幼儿选择发展听说能力的图片，图片不提倡卡通图，最好选婴幼儿（　　）的实物图，并能与实际物品配对。

　　A.容易混淆　　　　B.不易混淆　　　　C.容易辨认　　　　D.不易辨认

4.为（　　）的婴幼儿选择的图书内容应以无情节的实物、人物、动作表情为主，每页以词为单位。

　　A.1岁以前　　　　B.1～2岁　　　　　C.2～3岁　　　　　D.3～4岁

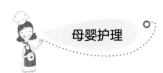

5.为（ ）的婴幼儿选择的图书内容应以动物或人物为主人公的有趣故事，每页码以完整句子为单位。

　　A.1岁以前　　　　B.1～2岁　　　　C.2～3岁　　　　D.3～4岁

6.为（ ）的婴幼儿选择的图书，图书应没有背景，只有人物的动态和表情，排除干扰。

　　A.1岁以前　　　　B.1～2岁　　　　C.2～3岁　　　　D.3～4岁

7.为（ ）的婴幼儿选择的图书内容可以在主要情节图基础上适当添加简单背景，便于婴幼儿理解人物和背景的关系和变化。

　　A.1岁以前　　　　B.1～2岁　　　　C.2～3岁　　　　D.3～4岁

8.为婴幼儿选择的故事内容应是婴幼儿生活中（ ），容易理解。

　　A.没有经历的内容　　　　　　　　B.经历的内容

　　C.少见的内容　　　　　　　　　　D.罕见的内容

9.为婴幼儿选择儿歌、童谣时可以选择（ ）。

　　A.唐诗　　　　B.宋词　　　　C.汉赋　　　　D."两只老虎"

10.为婴幼儿讲故事、念儿歌及童谣最好每次（ ）。

　　A.固定内容　　　B.不固定内容　　　C.变换顺序　　　D.调整语气

11.为婴幼儿讲故事、念儿歌及童谣时，最好（ ）。

　　A.配有文字　　　　　　　　　　B.配有卡片或图书

　　C.配有音乐　　　　　　　　　　D.配有小插图

（二）填空题

1.1岁以前婴幼儿的图书内容应以_____的实物、人物动作表情为主，每页码以_____为单位。

2.1～2岁婴幼儿的图书以描述生活中的简单情节为主，每页码以_____为单位。

3.2～3岁婴幼儿的图书以描述动物或人物为主人公的有趣故事为主，每页码以_____为单位。

参考答案

（一）选择题

1.D　2.C　3.C　4.A　5.C　6.A　7.C　8.B　9.D　10.A　11.B

（二）填空题

1.无情节　词

2.简单句

3.完整的句子

♣ 工作任务页

一、工作任务

宝宝，男，32个月，足月顺产，出生体重3000克。能单脚站立，会走平衡木，能将球扔1米远，能画直线、折正方形，会自己穿脱衣服、裤子，认识红、黄、蓝、绿等颜色，能正确称呼家庭成员，能说10个字组成的句子，但对儿歌图谱书的理解能力尚欠缺。请你为婴幼儿设计幼儿儿歌图谱阅读训练，以培养婴幼儿的倾听能力、观察能力和理解能力。

二、学习情境描述

作为一名住家育婴师，在做好幼儿日常照护工作的同时，还应根据儿童的生长发育规律给予科学的教育和指导。基于幼儿目前的发育状况，应加强幼儿倾听能力、观察能力和理解能力的培养，以培养幼儿的阅读兴趣和阅读技巧。请您为幼儿进行儿歌图谱阅读训练。

三、学习目标

（1）能正确判断婴幼儿的语言能力发展水平。
（2）能根据婴幼儿语言能力发展规律设计儿歌图谱阅读训练方法。
（3）能做好儿歌图谱阅读训练的用物准备。
（4）能按婴幼儿语言能力训练要求进行儿歌图谱阅读训练。
（5）能正确指导家长对婴幼儿进行儿歌图谱阅读训练。

四、任务分组

学生任务分配表

班级		组别		指导老师	
组长		学号			
组员	姓名	学号	姓名	学号	
任务分工					

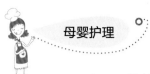

五、工作准备

（1）学习《婴幼儿语言能力发展顺序及年龄评价量表》。

（2）学习《0～3岁育婴实施细则》。

（3）制作儿歌图谱阅读训练操作流程图。

（4）结合任务书分析儿歌图谱阅读训练的操作难点。

六、工作实施

（1）准备工作

引导问题1：在给婴幼儿做游戏训练时，你对训练环境有哪些要求？

_____

_____

引导问题2：操作前，你如何逗乐婴幼儿，激发婴幼儿做游戏兴趣？

_____

_____

_____

引导问题3：操作前，你需要做好哪些自身准备？

_____

_____

_____

引导问题4：操作前你要准备哪些物品呢？

_____

_____

_____

（2）游戏训练

引导问题5：小儿母亲问，给婴幼儿进行儿歌图谱阅读训练的图谱书有什么要求？

_____

_____

_____

_____

引导问题6：进行儿歌图谱阅读训练的正确步骤有哪些？

_____

_____

_____

引导问题7：进行儿歌图谱阅读训练的注意事项有哪些？

_____

_____

_____

（3）整理物品

引导问题8：你已经和婴幼儿完成了游戏训练，使用过的物品应该如何进行清洁消毒？

_____

_____

_____

（4）指导家长

引导问题9：你如何指导小儿母亲结合日常生活给婴幼儿进行儿歌图谱点读训练？

_____

_____

_____

工作记录表

相关问题	资料查询者	记录者	操作者1	操作者2	操作者3
引导问题1					
引导问题2					
引导问题3					
引导问题4					
引导问题5					
引导问题6					
引导问题7					
引导问题8					
引导问题9					

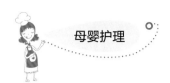

学生自评与互评表

班级：	姓名：	学号：						
学习任务	儿歌图谱阅读训练							
评价项目	评价标准	分值	自评	组长	组员	组员	组员
环境准备	能正确说出所需环境温馨、安静、整洁、温度、湿度等项目	5					
解释工作	能用温和的语言向家长解释视听结合训练的意义	5					
自我准备	自身着装、卫生符合要求	5					
用物准备	物品准备齐全，符合要求，摆放合理	5					
激发婴幼儿兴趣	用玩具逗乐婴幼儿，激发游戏兴趣	5					
亲子距离	与婴幼儿面对面坐，距离合理	10					
游戏训练方法	能正确完成儿歌图谱阅读训练	20					
鼓励婴幼儿	训练过程中，不断鼓励婴幼儿	10					
玩具消毒	能正确将使用后的图谱书进行清洁消毒	5					
家长指导	能正确指导小儿母亲结合日常生活照护进行儿歌图谱阅读训练	5					
工作态度	态度端正，无无故缺勤、迟到、早退	5					
工作质量	能按决策、计划完成工作任务，灵活应对游戏训练过程中的意外情况	5					
协调能力	小组成员、同学之间能合作交流，协调工作	10					
职业素质	关爱婴幼儿，操作过程中与婴幼儿在情感、语言、目光等方面的交流有效	5					

教师综合评价表

考核内容		考核点及评分要求	分值	同学1评分	同学2评分	自评	教师评价
操作前准备（20分）	育婴员准备（10分）	1. 衣着整洁，符合操作要求，手上无饰品，指甲已修剪，七步洗手法洗手	5				
		2. 口述儿歌图谱阅读训练的意义	5				
	物品准备（5分）	用物准备齐全，符合要求，摆放合理、有序	5				
	环境准备（5分）	环境整洁，温度、湿度适宜，光线充足	5				
操作实施（60分）	操作步骤（60分）	1. 育婴员先逗乐婴幼儿	5				
		2. 铺好游戏垫，将操作用物放于游戏垫上	3				
		3. 育婴员与婴幼儿面对面坐在游戏垫上	5				
		4. 育婴师出示总图，让婴幼儿观察图回答问题	10				
		5. 婴幼儿看着总图，育婴员朗读儿歌，婴幼儿倾听，并把听到的儿歌说出来，如果婴幼儿不能全部说出，就重复练习，直至把儿歌内容全部说出来	15				
		6. 育婴师打开图谱，说一句儿歌，让婴幼儿找出相对应的图	10				
		7. 育婴师与婴幼儿一起用食指点读，逐步过渡到婴幼儿自己点读。强调点图，而不提倡点字	10				
		8. 收拾物品，洗手	2				
操作评价（20分）		1. 口述流畅	5				
		2. 操作规范、熟练，能引导婴幼儿回答问题	5				
		3. 选用图谱和儿歌符合操作要求	5				
		4. 态度和蔼，仪表大方，关爱婴幼儿，操作过程中与婴幼儿在情感、语言、目光等方面的交流合适。	5				
总分			100				

综合评价	学生自评（20%）	同学互评（30%）	教师评价（50%）	综合得分

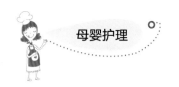

任务二十八　语言训练——婴幼儿节律游戏

一、学习要求

（1）技能要求　能正确引导婴幼儿参与节律游戏；能与婴幼儿进行良好的情感交流；能正确指导家长与婴幼儿玩节律游戏；向家长解释玩节律游戏有利于婴幼儿体验集体生活的乐趣，锻炼婴幼儿大胆介绍自己的信心。

（2）职业素养　用"爱心、细心、耐心"循序渐进地进行训练，与婴幼儿沟通互动有效。

二、实施条件

名称	基本实施条件	要求
实训场地	模拟婴儿护理室	整洁、温馨、安静、安全、明亮
实施设备	（1）游戏垫1块；（2）响板2个；（3）托盘1个；（4）"小鸭子"背景音乐	适合2～3岁的婴幼儿
适宜年龄段	2～3岁	3～4次/天，重复训练

三、思维导图

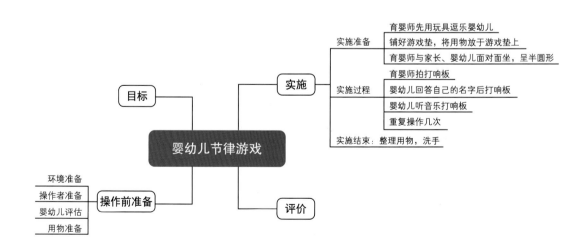

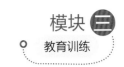

四、操作规范

1.评估及准备

（1）婴幼儿　核对婴幼儿基本信息，向家长说明训练的方法和意义。婴幼儿清醒、情绪良好。

（2）环境　整洁、温馨、安全、明亮；室温调至24～26℃，湿度55%～65%。

（3）操作者　着装符合操作要求，取下手上的饰品，修剪指甲，按七步洗手法洗手，并保持心情舒畅，训练前先逗乐婴幼儿，激发婴幼儿兴趣。

（4）用物准备　游戏垫1张，响板2个，托盘1个，"小鸭子"背景音乐一曲。

2.操作步骤

（1）铺好游戏垫，将用物放于游戏垫上，播放"小鸭子"背景音乐。

（2）家长带领婴幼儿坐在育婴师的对面，呈半圆形。

（3）育婴师拍打响板说："小鸭子叫，嘎嘎嘎，宝宝喜欢吗？"，然后育婴师让婴幼儿打响板。

（4）育婴师发给婴幼儿一个响板，让婴幼儿听音乐拍打响板，并发出"嘎嘎嘎"的声音。

（5）根据婴幼儿兴趣，重复几次，不断鼓励婴幼儿。

（6）操作结束后，收拾物品，洗手。

3.注意事项

（1）操作过程中育婴师应用充满激情的语言和亲切的目光与婴幼儿进行交流。

（2）训练过程中，以培养婴幼儿对节律游戏感兴趣为目的，不必过于要求婴幼儿按节律拍打响板。

（3）鼓励婴幼儿在集体面前大声说出自己的名字。

五、同步理论测试

（一）选择题

1.给婴幼儿选择（　）游戏，节奏要简单明了，速度要慢。

　A.语言

　B.节律

　C.认知

　D.动作

2.节律游戏重在培养婴幼儿的兴趣和节奏感，不（　）。

　A.要求时间

　B.过分追求技能

　C.要求速度

　D.要求次数

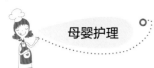

3.与婴幼儿玩节律游戏可以（　　）。

　　A.使用大型架子鼓

　　B.使用乐队的大鼓

　　C.使用专用的乐器

　　D.徒手拍手、拍肩、拍腿

4.与婴幼儿玩节律游戏也可以用简单的节奏乐器进行游戏，如（　　），以增加气氛和提高婴幼儿参加活动的乐趣。

　　A.使用大型架子鼓

　　B.使用乐队的大鼓

　　C.使用专用的乐器

　　D.铃铛、串铃、响板、沙锤等

（二）填空题

1.给婴幼儿选择节律游戏，节奏要_____、速度要_____。

2.节律游戏重在培养婴幼儿的_____和_____，不过分追求_____。

参考答案

（一）选择题

1.B　2.B　3.D　4.D

（二）填空题

1.简单明了　慢

2.兴趣　节奏感　技能

♣ 工作任务页

一、工作任务

男宝宝，35个月，足月顺产，出生体重3150g。能攀登、跳跃、钻爬，会走平衡木，能将球扔至1米远，能模仿画圆，会穿简单的衣服和鞋，能区别红、黄、蓝、绿等颜色，会讲故事的简单情节，能配合成人完成简单的儿歌图谱书点读练习，但孩子胆小，在陌生人面前不敢大声说话，不愿做拍手等节律游戏。请你为婴幼儿设计节律训练游戏，以培养婴幼儿的自信心。

二、学习情境描述

作为一名住家育婴师，在做好婴幼儿日常照护工作的同时，还应根据儿童的生长发育规律给予科学的教育和指导。基于婴幼儿目前的发育状况，应加强婴幼儿自信心的培养。请您为婴幼儿进行节律游戏训练。

三、学习目标

（1）能正确判断婴幼儿的语言能力发展水平。
（2）能根据婴幼儿语言能力发展规律设计节律游戏及训练方法。
（3）能做好节律游戏训练的用物准备。
（4）能按婴幼儿语言能力训练要求进行节律游戏训练。
（5）能正确指导家长对婴幼儿进行节律游戏训练。

四、任务分组

学生任务分配表

班级		组别		指导老师	
组长		学号			
组员	姓名	学号	姓名	学号	
任务分工					

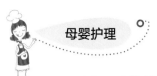

五、工作准备

（1）学习《婴幼儿语言能力发展顺序及年龄评价量表》。
（2）学习《0～3岁育婴实施细则》。
（3）制作节律游戏训练操作流程图。
（4）结合任务书分析节律游戏训练的操作难点。

六、工作实施

（1）准备工作

引导问题1：在给婴幼儿做节律游戏训练时，你对训练环境有哪些要求？

_____

_____

引导问题2：操作前，你如何逗乐婴幼儿，激发婴幼儿做游戏兴趣？

_____

_____

_____

引导问题3：操作前，你需要做好哪些自身准备？

_____

_____

_____

引导问题4：操作前你要准备哪些物品呢？

_____

_____

_____

（2）游戏训练

引导问题5：小儿母亲问，给婴幼儿进行节律游戏训练的工具有什么要求？

_____

_____

_____

_____

引导问题6：进行节律游戏训练的正确步骤有哪些？

_____

_____

_____

引导问题7：进行节律游戏训练的注意事项有哪些？

_____

_____

_____

（3）整理物品

引导问题8：你已经和婴幼儿完成了节律游戏训练，使用过的物品应该如何进行清洁消毒？

_____

_____

_____

（4）指导家长

引导问题9：你如何指导小儿母亲结合日常生活照护给婴幼儿进行节律游戏训练？

_____

_____

_____

工作记录表

相关问题	资料查询者	记录者	操作者1	操作者2	操作者3
引导问题1					
引导问题2					
引导问题3					
引导问题4					
引导问题5					
引导问题6					
引导问题7					
引导问题8					
引导问题9					

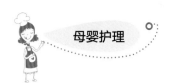
学生自评与互评表

| 班级： | 姓名： | 学号： | | | | | | |

学习任务	婴幼儿节律游戏							
评价项目	评价标准	分值	自评	组长	组员	组员	组员
环境准备	能正确说出所需环境温馨、安静、整洁、温度、湿度等项目	5					
解释工作	能用温和的语言向家长解释节律游戏训练的意义	5					
自我准备	自身着装、卫生符合要求	5					
用物准备	物品准备齐全，符合要求，摆放合理	5					
激发婴幼儿兴趣	用玩具逗乐婴幼儿，激发游戏兴趣	5					
亲子距离	与婴幼儿面对面坐，距离合理	10					
游戏训练方法	能正确完成节律游戏训练	20					
鼓励婴幼儿	训练过程中，不断鼓励婴幼儿	10					
玩具消毒	能正确将使用后的工具进行清洁消毒	5					
家长指导	能正确指导小儿母亲结合日常生活照护进行节律游戏训练	5					
工作态度	态度端正，无无故缺勤、迟到、早退	5					
工作质量	能按决策、计划完成工作任务，灵活应对游戏训练过程中的意外情况	5					
协调能力	小组成员、同学之间能合作交流，协调工作	10					
职业素质	关爱婴幼儿，操作过程中与婴幼儿在情感、语言、目光等方面的交流有效	5					

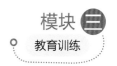

教师综合评价表

考核内容		考核点及评分要求	分值	同学1评分	同学2评分	自评	教师评价
操作前准备（20分）	育婴员准备（10分）	1. 衣着整洁，符合操作要求，手上无饰品，指甲已修剪，七步洗手法洗手	5				
		2. 口述婴幼儿节律游戏的意义	5				
	物品准备（5分）	用物准备齐全，符合要求，摆放合理、有序	5				
	环境准备（5分）	环境整洁，温度、湿度适宜，光线充足	5				
操作实施（60分）	操作步骤（60分）	1. 育婴师先逗乐婴幼儿	5				
		2. 铺好游戏垫，将操作用物放于游戏垫上	3				
		3. 育婴师与婴幼儿、家长面对面坐在游戏垫上，呈半圆形	5				
		4. 育婴师拍打响板说："小鸭子叫，嘎嘎嘎，宝宝喜欢吗？"	10				
		5. 育婴师走到婴幼儿跟前问："你叫什么名字？"婴幼儿回答后，育婴师让婴幼儿打响板。不断鼓励婴幼儿	10				
		6. 育婴师发给婴幼儿一个响板，让婴幼儿听音乐拍打响板，并发出"嘎嘎嘎"的声音。不断鼓励婴幼儿	15				
		7. 根据婴幼儿兴趣，重复几次，不断鼓励婴幼儿	10				
		8. 收拾物品，洗手	2				
操作评价（20分）		1. 口述流畅	5				
		2. 操作规范，熟练，能引导婴幼儿参与游戏	5				
		3. 全过程不断鼓励婴幼儿	5				
		4. 态度和蔼，仪表大方，关爱婴幼儿，操作过程中与婴幼儿在情感、语言、目光等方面的交流合适	5				
总分			100				

综合评价	学生自评（20%）	同学互评（30%）	教师评价（50%）	综合得分

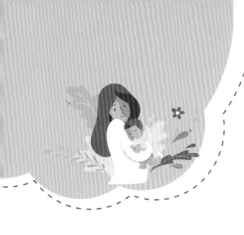

模块四
婴幼儿异常情况的预防与应对

任务二十九　新生儿溢乳与呛奶的护理

一、学习要求

（1）技能要求　能正确为新生儿进行溢乳与呛奶的护理，手法正确；与新生儿进行良好的情感交流；采用合适的方式对家长进行健康指导；告知家长系统的操作方法和意义。

（2）职业素养　操作规范；手法正确到位；技能熟练；动作轻柔；关怀亲切，沟通有效。

二、实施条件

名称	基本实施条件	要求
实训场地	（1）模拟婴儿护理室；（2）母婴处置室	温暖、清洁、安静、安全、明亮
实施设备	（1）操作台；（2）婴儿模型；（3）婴儿床单位；（4）处置室设有洗手设备、医用垃圾桶、生活垃圾桶；（5）室温计	符合民用垃圾处理原则
主要用物	（1）纱布；（2）小棉签	工作服、帽子、口罩、发网、挂表

三、思维导图

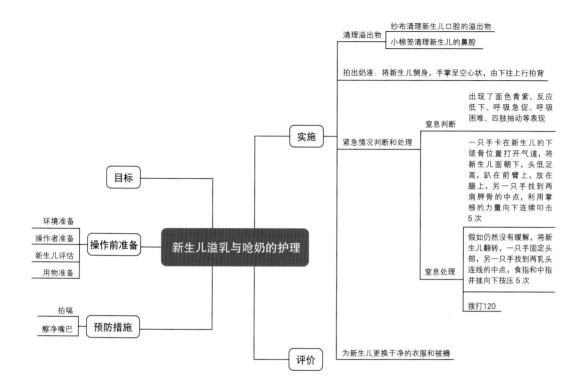

四、新生儿溢奶和呛奶的预防

（1）喂完奶后，用小毛巾将新生儿的嘴擦拭干净。

（2）用直立式抱法轻拍新生儿的背部，直到新生儿打嗝为止。

五、新生儿呛奶的紧急操作

1.评估及准备

（1）新生儿 核对新生儿基本信息，检查溢乳和呛奶情况，并向家长解释操作的意义、方法和注意事项。

（2）环境 明亮、清洁、安静；室温调至24～28℃，湿度55%～65%。

（3）操作者 着装整洁，戴好帽子，取下手上的饰品，修剪指甲，按七步洗手法洗手，并保持心情舒畅，在操作过程中用安慰性语言和亲切目光与新生儿进行交流。

（4）用物 纱布；小棉签。

2.操作步骤

（1）用纱布清理新生儿口腔的溢出物，再用小棉签清理新生儿的鼻腔。

（2）立即将新生儿侧身，手掌呈空心状，由下往上行拍背，直到奶液排出。

（3）上述无缓解，甚至出现了面色青紫、反应低下、呼吸急促、呼吸困难、四肢抽

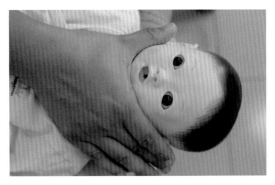

图 29-1

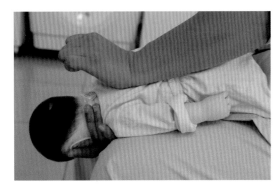

图 29-2

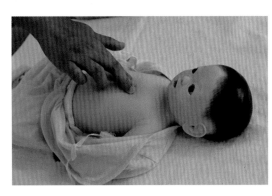

图 29-3

动等窒息的表现时，应该立即进行紧急处理，并同时拨打120。

（4）育婴师一只手卡在新生儿的下颌骨位置打开气道（图29-1），将新生儿面朝下，头低足高，趴在前臂上，放在腿上，另一只手找到两肩胛骨的中点，利用掌根的力量向下连续叩击5次（图29-2）。

（5）假如仍然没有缓解，将新生儿翻转，一只手固定头部，另一只手找到两乳头连线的中点（图29-3），食指和中指并拢向下按压5次。

（6）上述处理后仍然没有缓解，重复以上两个动作。

（7）新生儿病情持续无缓解，新生儿仍然面色青紫，反应差，甚至无反应，需立即进行心肺复苏，同时等待救援人员的到来。

（8）操作结束后洗手，做好记录。

3.注意事项

（1）预防新生儿呛奶，在喂奶后要注意及时拍嗝。

（2）喂奶后给予新生儿右侧卧位，不宜过多变动体位，以免发生吐奶。

（3）人工喂奶时，橡皮奶嘴开孔要适度，一次喂奶量不宜过大；奶液应充满奶嘴，避免同时吸进空气。

（4）发生呛奶后不要竖起拍背，会使奶液进入更深的气道和肺部，引起侵入性肺炎甚至窒息。

（5）将新生儿侧身拍背，由下往上行，手掌要呈空心状，不能实心。

（6）新生儿病情持续无缓解，新生儿仍然面色青紫，反应差，甚至无反应，需立即进行心肺复苏。

六、同步理论测试

（一）选择题

1.呛奶最佳抢救时间仅（　　）。

A.2min　　　　　　　　B.3min　　　　　　　　C.4min

D.5min   E.6min

2.复苏气囊面罩正压通气频率：每分钟（　）次呼吸。

    A.40 ~ 60   B.30 ~ 50

    C.40 ~ 70   D.70 ~ 80

    E.20 ~ 30

3.新生儿呛奶急救处理顺序是（　）。

    A.清理呼吸道 - 侧卧 - 刺激

    B.侧卧 - 清理呼吸道 - 刺激

    C.刺激 - 清理呼吸道 - 侧卧

    D.以上都不对

4.哪些疾病可导致新生儿呛奶？（　）

    A.胃食管返流   B.咽下综合征

    C.颅内压升高   D.先天畸形

5.喂养方式导致新生儿呛奶的常见原因不包括（　）。

    A.奶孔较小   B.喂奶姿势不正确

    C.喂奶量过多   D.吸入大量空气

6.下列哪些做法不能预防呛奶的发生？（　）

    A.不要等饥饿哭闹后喂奶   B.不要平躺着母乳喂养

    C.人工喂奶时奶瓶放平   D.喂奶后空手拍背排气

7.新生儿呛奶窒息急救要点不包括（　）。

    A.相关医务人员必须熟练掌握新生儿复苏术

    B.具备识别异常新生儿的能力

    C.每个护理单元负压吸引装置应处于备用功能状态

    D.急救设施药物齐全

8.在窒息复苏方案中，应首先采取哪一步骤？（　）

    A.建立呼吸，增加通气

    B.清理呼吸道，保持呼吸道通畅

    C.给肾上腺素

    D.维持正常循环，保证足够心输出量

9.新生儿呛奶后需要进行负压吸引，吸引的顺序是（　）。

    A.先吸鼻再吸气管   B.先吸口腔再吸鼻腔

    C.先吸口再吸气道   D.先吸鼻腔再吸口腔

10.因为呛奶易造成（　），完全不能呼吸，工作人员要争分夺秒立即抢救。

    A.新生儿黄疸   B.新生儿感冒

    C.新生儿窒息   D.新生儿发热

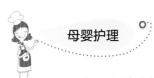

母婴护理

（二）填空题

1.预防新生儿溢奶和呛奶的措施是_____。

2.呛奶发生时先用纱布清理新生儿_____，再用小棉签清理宝宝的_____。

3.发生呛奶时应置宝宝的体位为_____。

4.新生儿呛奶窒息的表现为面色_____，反应_____，呼吸_____，四肢_____。

5.育婴师一只手卡在新生儿的下颌骨位置打开气道，将新生儿面朝下，_____。趴在前臂上，放在腿上，另一只手找到_____的中点，利用掌根的力量向下连续叩击5次。

6.喂奶后给新生儿拍嗝应该用_____。

7.新生儿呛奶后病情持续无缓解，新生儿仍然面色青紫，反应差，甚至无反应，需立即进行_____。

8.新生儿吸入性肺炎中，_____的吸入最为常见。

9.新生儿直立式拍嗝时应由_____向_____，有节奏、有一定力度地进行拍打、震动背部。

10.新生儿呛奶窒息时立即进行_____，并同时拨打_____。

参考答案

（一）选择题

1.C　2.A　3.A　4.A　5.A　6.C　7.B　8.B　9.B　10.C

（二）填空题

1.喂奶后拍嗝

2.口腔的溢出物　鼻腔

3.侧卧位

4.青紫　低下　困难　抽动

5.头低足高　两肩胛骨

6.空掌

7.心肺复苏

8.奶液

9.下　上

10.紧急处理　120

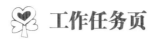 **工作任务页**

一、工作任务

初产妇，25岁，足月顺娩一个重量达3500g的健康女婴。一直母乳喂养。现在宝宝30天，产妇在晚上睡前给婴儿喂奶时，婴儿突然出现呛咳，随即出现颜面青紫，全身抽动，呼吸不规则，口吐奶液。此时，你应该为婴儿采取什么护理？

二、学习情境描述

你是一位住家育婴师，需要日常护理婴儿，现在你护理的婴儿喂奶时突然出现呛咳、呼吸困难、面部青紫等现象，现在第一时间应做什么护理？

三、学习目标

（1）了解新生儿容易发生呛奶的原因。
（2）熟悉呛奶窒息可能导致哪些问题。
（3）熟悉呛奶窒息时的黄金抢救时间是多久。
（4）掌握呛奶发生时的第一步处理是什么。
（5）掌握呛奶发生后的体位是什么。
（6）掌握喂奶后的正确处理方式是什么。

四、任务分组

学生任务分配表

班级		组别		指导老师	
组长		学号			
组员	姓名	学号	姓名	学号	
任务分工					

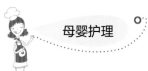

五、工作准备

（1）学习分析溢乳和呛奶的程度。

（2）制作预防婴儿溢乳和呛奶的护理操作流程图。

（3）制作新生儿发生呛奶窒息的应急程序流程图。

（4）结合任务书分析呛奶窒息急救护理工作中的难点内容。

六、工作实施

（1）准备工作

引导问题1：婴儿为什么易发生呛奶？

_____

_____

引导问题2：如何判断奶瓶或哺乳流速合适？

_____

_____

引导问题3：呛奶可能导致哪些问题？

_____

_____

引导问题4：操作前你要准备哪些物品呢？

_____

_____

（2）预防溢乳与呛奶

引导问题5：为防止呛奶，喂奶时机宜选择在什么时候？

_____

_____

引导问题6：如何预防婴儿呛奶？

_____

_____

（3）新生儿呛奶窒息的应急程序

引导问题7：如何判断婴儿呛奶的严重程度？

_____

_____

引导问题8：呛奶发生后给予什么体位？第一步处理是什么？

_____

_____

（4）呛奶窒息的护理

引导问题9：根据工作任务所示，此时，你应该为婴儿采取什么护理？此时，你该准备什么物品护理？护理的步骤是怎么样的？

_____

_____

_____

（5）新生儿呛奶与维生素的关系

引导问题10：呛奶与维生素A有什么关系吗？

_____

_____

_____

（6）健康宣教

引导问题11：小儿母亲不明白为什么会发生呛奶，你该如何解释？

_____

_____

_____

工作记录表

相关问题	资料查询者	记录者	操作者 1	操作者 2	操作者 3
引导问题 1					
引导问题 2					
引导问题 3					
引导问题 4					
引导问题 5					
引导问题 6					
引导问题 7					
引导问题 8					
引导问题 9					
引导问题 10					
引导问题 11					

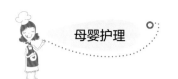

母婴护理

学生自评与互评表

班级：	姓名：	学号：						
学习任务	新生儿溢乳与呛奶的护理							
评价项目	评价标准	分值	自评	组长	组员	组员	组员
环境准备	能正确说出所需环境温度、湿度等项目	5					
解释工作	能用礼貌的语言正确解释操作的必要性	10					
自我准备	自身着装、卫生符合要求	5					
用物准备	能正确准备物品，不多备不少备	10					
预防呛奶操作	能正确拍嗝，且动作轻柔	15					
呛奶的分度	能正确判断溢乳和呛奶的程度	10					
呛奶的护理	能根据呛奶的不同程度选择不同的护理方法	15					
物品分类	能正确将使用后的物品分类处理	5					
健康宣教	能正确宣教呛奶发生的原因	5					
工作态度	态度端正，无无故缺勤、迟到、早退现象	5					
工作质量	能按计划完成工作任务	5					
协调能力	与小组成员、同学之间能合作交流，协调工作	5					
职业素质	能做到动作轻柔，和新生儿有交流，语言沟通时使用礼貌用语，有无菌意识	5					

教师综合评价表

考核内容		考核点及评分要求	分值	同学1评分	同学2评分	自评	教师评价
评估及准备（20分）	护士准备（10分）	1. 衣着整洁，修剪指甲，温暖双手	5				
		2. 口述溢乳和呛奶的护理操作目的	5				
	物品（10分）	符合要求，摆放合理、有序	10				
操作步骤（60分）		1. 带齐用物到新生儿床边，核对新生儿基本信息，向家属解释操作目的	5				
		2. 环境温暖适宜、光线充足	5				
		3. 用纱布清理新生儿口腔的溢出物，再用小棉签清理新生儿的鼻腔	5				
		4. 立即将新生儿侧身，手掌呈空心状，由下往上行拍背，直到奶液排出	5				
		5. 上述无缓解，甚至出现了面色青紫、反应低下、呼吸急促、呼吸困难、四肢抽动等窒息的表现时，应该立即进行紧急处理，并同时拨打120	5				
		6. 育婴师一只手卡在新生儿的下颌骨位置打开气道，将新生儿面朝下，头低足高，趴在前臂上，放在腿上	5				
		7. 另一只手找到两肩胛骨的中点，利用掌根的力量向下连续叩击5次	5				
		8. 假如仍然没有缓解，将新生儿翻转，一只手固定头部，另一只手找到两乳头连线的中点	5				
		9. 食指和中指并拢向下按压5次	5				
		10. 上述处理后仍然没有缓解，重复以上两个动作	5				
		11. 新生儿病情持续无缓解，仍然面色青紫，反应差，甚至无反应，需立即进行心肺复苏，同时等待救援人员的到来	5				
		12. 观察新生儿情况，洗手、记录	5				
操作评价（20分）		1. 物品准备及口述流畅	5				
		2. 呛奶处理的过程操作规范，动作熟练	5				
		3. 整理用物及记录	5				
		4. 态度和蔼，仪表大方，关爱新生儿，操作过程中与新生儿及家属在情感、语言、目光等方面的交流合适	5				
总分			100				

综合评价	自评（20%）	同学互评（30%）	教师评价（50%）	综合得分

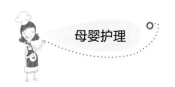

任务三十　发热的护理

一、学习要求

（1）技能要求　能正确为婴幼儿测量体温，进行发热的护理，手法正确；与婴幼儿进行良好的情感交流；采用合适的方式对家长进行健康指导；告知家长系统的护理方法和意义。

（2）职业素养　操作规范；手法正确到位；技能熟练；动作轻柔；关怀亲切，沟通有效。

二、实施条件

名称	基本实施条件	要求
实训场地	（1）模拟婴儿护理室；（2）母婴处置室	温暖、清洁、安静、安全、明亮
实施设备	（1）操作台；（2）婴儿模型；（3）婴儿床单位；（4）背景音乐；（5）处置室设有洗手设备、医用垃圾桶、生活垃圾桶；（6）室温计	符合医用、民用垃圾处理原则
主要用物	（1）装有 32～34℃温水的小盆 1 个；（2）小毛巾 2 张；（3）大毛巾 1 张；（4）衣裤 1 套；（5）尿片 1 片；（6）体温计	工作服、帽子、口罩、发网、挂表

三、思维导图

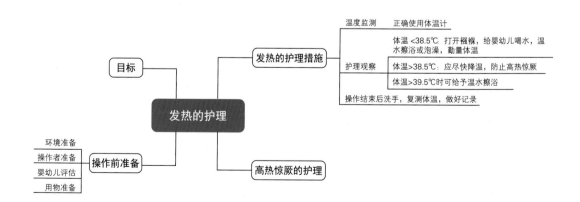

四、使用体温计测量体温

（1）测量前检查体温计是否破损，甩体温计时不能触及硬物，否则容易破碎。

（2）应在吃饭、喝水、运动出汗等情况后休息半小时再测体温。

（3）婴幼儿哭闹时应设法让其停止啼哭，保证在安静状态下测体温。

（4）测量前，检查体温计的水银柱是否已甩至35℃以下，5min后取出读数。

（5）取出体温计转动，直到可见到一条粗线为止，从水银柱上读取所指数字。

（6）体温计使用完毕用酒精棉擦拭备用。

五、婴儿发热的护理

1.评估及准备

（1）婴幼儿　核对婴幼儿基本信息、测量体温情况，并向家长解释测量体温的意义、方法和注意事项。

（2）环境　明亮、清洁、安静；室温降至18～20℃，湿度50%～60%。

（3）操作者　着装整洁，戴好帽子，取下手上的饰品，修剪指甲，按七步洗手法洗手，并保持心情舒畅，在操作过程中用安慰性语言和亲切目光与婴幼儿进行交流。

（4）用物　装有32～34℃温水的小盆1个、小毛巾2张、大毛巾1张、衣裤1套、尿片1片、体温计。

2.操作步骤

（1）去除病因　室内温度过高，应设法降温。降至18～20℃，湿度50%～60%，光线应柔和，避免强光刺激。室内定时通风换气，保持空气清新。

（2）体温在38.5℃以下时，应打开襁褓，给婴幼儿喝水，温水擦浴或泡澡，勤量体温。

（3）体温在38.5℃以上时，应尽快降温，防止高热惊厥。松解患儿衣被，促进体温下降，同时注意对腹部保暖。体温在39.5℃以上时，可给予温水擦浴。擦浴用的水温一般为32～34℃。擦浴部位为四肢、颈部、背部，并擦至腋窝、腹股沟、腘窝等血管丰富处，停留时间稍长达3～5min，以助散热。也可以将冰块袋置放于血管丰富处，一般放置的部位是在前额、颈部，或放于腹股沟、双侧腋窝等处，每次放置时间不应超过20min，以免发生冻伤，或是用冷毛巾敷于前额、腋窝、腹股沟等大血管走行处，每2～3min更换一次。遵医嘱使用退热药，常用的退热药为含对乙酰氨基酚的糖浆，也可用直肠吸收栓剂（如小儿退热栓）塞肛门，应减少肌注退热针。

（4）操作结束后洗手，复测体温，做好记录。

3.注意事项

（1）松解患儿衣被，促进体温下降，同时注意对腹部保暖。

（2）新生儿忌用乙醇擦浴，防止体温急剧下降，甚至低到35℃，反而造成不良影响。

（3）体温在39.5℃以上时，应在医生的指导下进行护理。

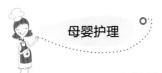

六、高热惊厥的护理

婴幼儿在体温高于39℃时易发生惊厥。发生高热惊厥时，患儿两眼上翻或斜视、凝视，四肢强直并阵阵抽动，面部肌肉不时抽动，伴有神志不清和大小便失禁。高热惊厥的紧急处理方法如下：

❶ 平卧，解开衣领，松开衣服、裤带；

❷ 用拇指按压"人中穴"；

❸ 头偏向一侧，以免痰液被吸入气管引起窒息；

❹ 物理降温，同时紧急将婴儿送医院就诊。

如果婴幼儿有高热惊厥史，育婴员一定要更加注意控制婴幼儿的体温，若体温超过38℃，应立即送往医院，在医生指导下服用退热药，同时头部冷敷，也可适当服用一些镇静药，常用的镇静药为苯巴比妥（鲁米那）。

七、同步理论测试

（一）选择题

1.关于发热的描述错误的是（　　）。

A.感染性疾病是发热的最常见原因

B.非感染性疾病也可导致发热

C.发热是机体防御疾病的反应

D.发热可导致心率减慢

2.对于婴幼儿发热的护理，以下做法错误的是（　　）。

A.不满3个月的婴幼儿体温超过38℃应立即就医

B.多喝水

C.温水擦浴

D.盖被子捂汗

3.婴幼儿急性发热最常见的是（　　）。

A.上呼吸道感染

B.消化道感染

C.呼吸道感染

D.传染病

4.以下正确的是（　　）。

A.婴幼儿急性发热以上呼吸道感染最常见，多数为病毒性

B.婴幼儿急性发热以上呼吸道感染最常见，多数为细菌性

C.婴幼儿急性发热以上呼吸道感染最常见，多数为传染性

D.以上都对

5.影响婴幼儿体温的因素正确的是（　　）。

A.进食、运动、哭闹、衣被过厚不影响体温

B.饥饿、少动、保暖条件欠佳可使体温过低

C.饥饿、少动、保暖条件欠佳可使体温稳定

D.新生儿、体弱儿体温不容易受外界因素影响

6.可使体温略微升高的因素不包括（　　）。

    A.进食、运动、哭闹

    B.衣被过厚

    C.环境温度过高

    D.衣被过薄

7.体温上升期的表现正确的描述是（　　）。

    A.畏寒、皮肤潮红、无汗、皮肤温度上升、有的可出现寒战

    B.畏寒、皮肤苍白、无汗、皮肤温度下降、一般不出现寒战

    C.畏寒、皮肤苍白、出汗、皮肤温度下降、有的可出现寒战

    D.畏寒、皮肤苍白、无汗、皮肤温度下降、有的可出现寒战

8.婴幼儿退热期的表现为（　　）。

    A.大量出汗和皮肤温度降低

    B.畏寒、皮肤苍白、无汗、皮肤温度下降

    C.畏寒、皮肤苍白、出汗、皮肤温度下降

    D.无汗、皮肤温度下降

9.婴幼儿高热持续期的表现为（　　）。

    A.颜面潮红、皮肤灼热、口唇干燥

    B.颜面潮红、口唇干燥、尿量减少

    C.颜面潮红、皮肤灼热、口唇干燥、尿量减少

    D.颜面潮红、皮肤灼热、口唇干燥、呼吸脉搏加快、尿量减少

10.当婴儿有高热或超高热及高热惊厥趋势时应（　　）。

    A.随时测量体温

    B.一般每4h测量和记录体温

    C.每1～2h测量一次体温

    D.定时测量和记录体温，一般每日4次

（二）填空题

1.小儿正常腋下体温可波动于_____，临床上根据体温的高低可分为低热：_____；中热_____；高热_____；超高热_____。

2.由于各种原因引起的体温_____升高的状态称为_____。

3.发热的分类有_____、_____。

4.小儿体温受_____影响，如天热时衣服穿太多、_____，房间空气不流通。

5.产热_____散热_____，如广泛性皮炎及慢性心衰引起的发热，一般为_____。

6.产热的临床过程中体温上升期表现为：＿＿＿＿＿＿＿，皮肤苍白，＿＿＿＿＿＿＿，胃寒或寒战，此时量＿＿＿＿＿＿＿，甚至低于正常范围。

7.发热的临床过程中体温下降期表现为：出汗多，＿＿＿＿＿＿＿，护理措施要指导家属及时更换＿＿＿＿＿＿＿，注意测量体温以防＿＿＿＿＿＿＿。

8.乙醇擦浴：用＿＿＿＿＿＿＿乙醇重点擦抹冷湿敷部位的皮肤，但不要擦＿＿＿＿＿＿＿。

9.婴儿在体温高于＿＿＿＿＿＿＿时易发生高热惊厥。

10.新生儿忌用＿＿＿＿＿＿＿擦浴，防止体温急剧下降。

参考答案

（一）选择题

1.D　2.D　3.A　4.A　5.B　6.D　7.D　8.A　9.D　10.C

（二）填空题

1.36.0～37.5℃　＜38℃　38～39℃　39～41℃　＞41℃

2.病理性　发热

3.感染性发热　非感染性发热

4.外在环境　喝水太少

5.过多　过少　低热

6.皮温下降　疲乏无力　体温不高

7.皮肤潮湿　汗湿的衣服　虚脱

8.30%～50%　胸腹部

9.39℃

10.乙醇

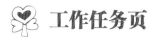

工作任务页

一、工作任务

现在有一4个月大婴幼儿，2天前父母带其外出后，开始出现鼻塞、打喷嚏，今天上午开始出现咳嗽、发热，测体温39.3℃。此时，你应该为宝宝采取什么护理？

二、学习情境描述

你是一位住家育婴师，需要日常护理宝宝，现在你护理的宝宝出现了发热现象，现在第一时间应做什么护理？

三、学习目标

（1）能正确使用温度计测量体温。

（2）掌握发热的分度。

（3）掌握婴幼儿发热的处理原则。

（4）掌握婴幼儿发热温水浴降温法的护理操作。

（5）能根据发热的情况采取不同的护理措施。

（6）掌握高热惊厥的护理措施。

（7）能向小儿母亲宣教发热发生的原因及护理方法。

四、任务分组

学生任务分配表

班级		组别		指导老师	
组长		学号			
组员	姓名	学号	姓名	学号	
任务分工					

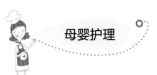

母婴护理

五、工作准备

（1）使用体温计测量体温的方法。

（2）掌握发热的分度。

（3）制作发热的护理操作流程图。

（4）制作高热惊厥的护理操作流程图

（5）结合任务书分析温水浴降温法的护理工作中的难点内容。

六、工作实施

（1）准备工作

引导问题1：如果给婴幼儿测量体温？用何种体温计合适？

_____

_____

引导问题2：操作前，是否应该对小儿母亲做些解释？

_____

_____

引导问题3：操作前，你对自己有什么要求吗？

_____

_____

引导问题4：操作前你要准备哪些物品呢？

_____

_____

（2）测量体温

引导问题5：教会小儿母亲测量体温，测量体温注意什么事项？测量时间是多少？

_____

_____

引导问题6：发热怎样判断和分度？

_____

_____

（3）发热的处理

引导问题7：婴幼儿体温在38.5℃以下时如何降温？

_____

_____

_____

引导问题8：婴幼儿体温在38.5℃以上时如何降温？

_____

_____

引导问题9：现在有一4个月婴幼儿，2天前父母带其外出后，开始出现鼻塞、打喷嚏，今上午开始出现咳嗽、发热，测体温39.3℃。此时，你应该为婴幼儿采取什么护理？

_____

_____

引导问题10：你已经给婴幼儿做了退热降温处理，这个时候病情无好转应该如何处理呢？

_____

_____

（4）健康宣教

引导问题11：小儿母亲不明白为什么会发生发热，你该如何解释？

_____

_____

工作记录表

相关问题	资料查询者	记录者	操作者1	操作者2	操作者3
引导问题1					
引导问题2					
引导问题3					
引导问题4					
引导问题5					
引导问题6					
引导问题7					
引导问题8					
引导问题9					
引导问题10					
引导问题11					

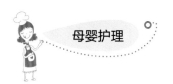

学生自评与互评表

班级：	姓名：	学号：						

学习任务	发热的护理							
评价项目	评价标准	分值	自评	组长	组员	组员	组员	
环境准备	能正确说出所需环境温度、湿度等项目	5						
解释工作	能用礼貌的语言正确解释操作的必要性	10						
自我准备	自身着装、卫生符合要求	5						
用物准备	能准确准备物品，不多备不少备	10						
测量体温	能正确测量体温，且动作轻柔	15						
发热的分度	能正确判断发热的分度	10						
温水擦浴降温法的护理	使用温水擦浴降温的护理方法	15						
物品分类	能正确将使用后的物品分类处理	5						
健康宣教	能正确宣教发热发生的原因	5						
工作态度	态度端正，无无故缺勤、迟到、早退	5						
工作质量	能按计划完成工作任务	5						
协调能力	小组成员、同学之间能合作交流，协调工作	5						
职业素质	能做到动作轻柔，和婴幼儿有交流，语言沟通时使用礼貌用语，有无菌意识	5						

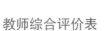

教师综合评价表

考核内容		考核点及评分要求	分值	同学1评分	同学2评分	自评	教师评价
评估及准备（20分）	护士准备（10分）	1. 衣着整洁，修剪指甲，洗手消毒	5				
		2. 口述温水擦浴的目的	5				
	物品（10分）	符合要求，摆放合理、有序	10				
操作实施（60分）	操作步骤（60分）	1. 带齐用物到婴幼儿床边，核对婴幼儿基本信息，向家属解释操作目的	5				
		2. 关好门窗，调节室内温度18～20℃	5				
		3. 操作者垫好大毛巾，将婴幼儿置大毛巾上，将温水湿毛巾拧至半干，擦拭颜面部，从上至下擦拭	5				
		4. 脱下婴幼儿上衣，露出上肢	5				
		5. 将小毛巾拧至半干，从颈外侧沿上臂外侧至手背；由侧胸经腋窝沿上臂内侧至手掌，2块小毛巾交替使用	5				
		6. 擦拭完毕用大毛巾擦干皮肤	5				
		7. 同法擦拭对侧，每侧上肢各擦拭3min	5				
		8. 将婴幼儿置侧卧位，擦拭婴幼儿背部，时间3min，再用大毛巾擦干，帮助婴幼儿穿好上衣	5				
		9. 去掉尿片	5				
		10. 将小毛巾拧至半干，从髂骨沿大腿外侧至足背，从腹股沟沿大腿内侧到内踝；大腿根部经腘窝至足跟，擦拭完毕用大毛巾擦干皮肤	5				
		11. 同法擦拭对侧，每侧擦拭各3min。为婴幼儿换好尿片，穿好裤子	5				
		12. 观察婴幼儿情况，洗手、复测体温并做好记录	5				
操作评价（20分）		1. 物品准备及口述流畅	5				
		2. 擦浴的过程操作规范，动作熟练	5				
		3. 整理用物及记录	5				
		4. 态度和蔼，仪表大方，关爱婴幼儿，操作过程中与婴幼儿在情感、语言、目光等方面的交流合适	5				
总分			100				

综合评价	自评（20%）	同学互评（30%）	教师评价（50%）	综合得分

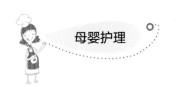
任务三十一　便秘的护理

一、学习要求

（1）技能要求　与家长沟通了解婴幼儿排便习惯改变的原因，能准确判断婴幼儿排便功能障碍性质；仔细观察婴幼儿整体情况，为婴幼儿选取恰当的缓解便秘的护理措施；能够依据婴幼儿护理知识，完成用开塞露通便技术为婴幼儿进行排便全过程；采用合适的方式对家长进行婴幼儿饮食健康指导；操作过程中与婴幼儿进行情感交流，缓解婴幼儿的紧张、恐惧情绪；告知家长缓解婴幼儿便秘的常用方法和意义。

（2）职业素养　关爱婴幼儿，科学指导；细心观察，善于沟通；操作规范，技能熟练；

二、实施条件

名称	基本实施条件	要求
实训场地	（1）模拟婴儿护理室；（2）母婴处置室	干净整洁、温度适宜、光线充足、空气清新。必要时准备屏风
实施设备	（1）操作台；（2）婴儿模型；（3）婴儿床单位；（4）背景音乐；（5）处置室设有洗手设备、医用垃圾桶、生活垃圾桶；（6）室温计	符合护理实践操作要求、医用垃圾处理原则
主要用物	（1）开塞露；（2）卫生纸；（3）棉棒；（4）纸尿裤；（5）石蜡油；（6）手消毒剂；（7）尿布垫；（8）温水及盆；（9）逗引玩具	核对药物包装是否完好，名称、剂量是否符合要求及是否在有效期内

三、思维导图

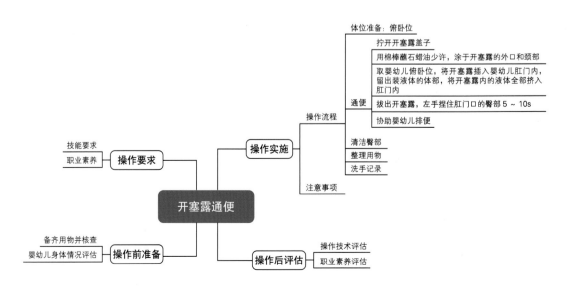

四、操作规范

1. 评估及准备

（1）婴幼儿评估　核对婴幼儿基本信息，询问有无药物过敏史。检查婴幼儿的意识状态，有无腹胀、便秘、尿潴留，是否肥胖，有无肛裂、痔疮，以及近期有无使用药物导泻。

（2）护理措施　向婴幼儿家长解释开塞露通便的药物原理、操作方法、注意事项、副作用。

（3）环境准备　明亮、清洁、安静；室温调至24～28℃，湿度55%～65%；选择中速、轻柔而有节奏的背景音乐。

（4）人员准备　着装规范，洗手、戴口罩、戴帽子。熟练掌握直肠栓剂插入法，在操作过程中用安慰性语言和亲切目光与婴幼儿进行交流。

（5）用物准备　开塞露、石蜡油、手消毒剂、温水及盆等。评估用物的包装、性能、质量和有效期等；将准备好的用物按照使用先后顺序放于操作台上。

2. 操作步骤

（1）婴幼儿体位准备　婴幼儿取俯卧位，适当地垫高臀部。

（2）通便

❶ 拧开开塞露盖子。

❷ 用棉棒蘸石蜡油少许，涂于开塞露的外口和颈部。

❸ 婴幼儿取俯卧位，臀下垫尿布垫。

❹ 轻柔地将开塞露插入婴幼儿肛门内3～5cm，留出装液体的体部。

❺ 根据体重将药液缓缓挤入直肠内，用量3～6mL/次，留置少许时间。

❻ 拔出开塞露，左手捏住肛门口的臀部5～10s（防止液体流出）。

❼ 以肚脐为中心，顺时针方向为婴幼儿按摩，协助婴幼儿顺利地排便。

（3）清洁臀部　便后要擦净婴幼儿肛门，更换被污染的衣裤。

（4）安抚婴幼儿，整理用物，洗手、记录给药时间、剂量、用药效果。

3. 注意事项

（1）药品检查　操作前认真阅读《开塞露说明书》，并检查制剂形状、保质期，根据婴幼儿的年龄和体重，确定婴幼儿本次开塞露排便操作用量。

（2）婴幼儿身体情况　询问婴幼儿药物过敏史，如果是过敏体质者，立即暂停开塞露通便操作。

（3）婴幼儿保暖　操作过程中护患沟通有效，关爱婴幼儿，注意保暖，防止受凉。

（4）避免弄伤肛门　由于婴幼儿的肛周皮肤娇嫩，直肠细小，切忌猛烈插入直肠。操作之前可以先在婴幼儿的肛门口涂上一些开塞露，起到润滑的作用，在操作过程中动作必须轻柔，以防擦伤肛门或直肠黏膜。

（5）注意开塞露排便操作中，根据婴幼儿月龄决定插管长度，以确保插管稳定、安全、无痛。若插管过浅，肛门内受力大，插管不稳定，一旦婴幼儿突然扭动，插管容易扎伤肠壁。若插管过深，容易损伤结肠，导致结肠黏膜出血或穿孔。

（6）避免频繁使用　虽然开塞露对身体不会有副作用，但是频繁使用的情况下会让直肠频繁受到刺激，这样就会导致直肠的敏感度下降，之后可能会影响婴幼儿的正常排便。

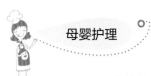

（7）谨慎使用导致便秘的药物，避免药物对婴幼儿便秘的影响。

❶ 钙离子拮抗剂可导致肠壁肌肉松弛，产生便秘。

❷ 长时间服用铁剂或缓泻药物易引起便秘。

五、健康指导

1.饮食调整

（1）母乳喂养婴幼儿，因喂养量不足所致的便秘。评估母亲每日供奶量是否充足，如果母乳可以为婴幼儿提供足够的奶量，指导母亲合理搭配饮食以及正确的哺乳方法和技巧，并鼓励给婴幼儿勤吸吮，便秘症状随即缓解。母乳不足，不能为婴幼儿提供足够的奶量，建议添加含有β-植物油的配方奶粉进行混合喂养。

（2）混合喂养（人工喂养）婴幼儿便秘者，应指导家长在喂养时注意以下问题。

❶ 为婴幼儿提供充足的水分，最好以温开水为主。

❷ 牛乳中因含有丰富的酪蛋白，较难消化吸收，容易引起大便干燥坚硬，建议喂养中减少奶量，增加糖量至8%以上，并适当添加果汁。

❸ 较大月龄（≥5月）的婴幼儿，在辅食中要及时增添营养丰富的水果和蔬菜，为婴幼儿制作果泥、菜泥或喝些果蔬汁，补充足够的膳食纤维，膳食纤维吸水膨胀后可促进胃肠蠕动，帮助通便。

❹ 遵医嘱合理使用益生菌，改善肠道菌群环境，调节胃肠蠕动。

2.按摩腹部

让婴幼儿仰卧，全身放松，操作者用右手掌或四指以婴儿肚脐为中心，顺时针方向为宝宝按摩腹部，按摩力度适度，动作轻柔，避免对婴儿造成疼痛伤害。

每天2～3次，每次8～10min，这种按摩方法可以有效加强婴幼儿肠道蠕动，促进婴幼儿排便，消除婴幼儿便秘。

3.养成定时排便习惯

根据婴幼儿的消化特点，进食后肠蠕动加快，在餐后40～80min后产生便意，故告知婴幼儿家属，婴儿从3～4个月起就可以训练定时排便，越早建立起大便的条件反射，对预防便秘越能起到事半功倍的效果。

4.适当运动

婴幼儿本身就比较活泼、好动，所以育婴师可以根据婴幼儿生理特点，指导不同月龄的婴幼儿父母学习婴幼儿体操，建议家长适当增加婴幼儿的运动量并多饮水，运动量的增加有利于排便的肌张力，提高婴幼儿排便能力。

5.遵医嘱使用开塞露和缓泻药

因婴幼儿消化功能不完善，如婴幼儿便秘经以上方法处理仍不见效，应及时到医院就诊，积极寻找便秘的原因。遵医嘱采用开塞露通便。但绝不能长期频繁使用，长期使用开塞露，可能会建立依赖性，导致婴幼儿习惯性便秘，更加难以纠正。

6.及时就诊

如果长期便秘，调整食物或排便习惯不缓解，应当及时到医院就诊，查找病因，常见的内科疾病有牛奶蛋白过敏、先天性甲状腺功能低下等，常见的外科疾病有先天性巨结肠、结肠冗长症等，应当积极查找病因，针对病因进行治疗。

六、同步理论测试

（一）选择题

1.婴幼儿便秘描述错误的是（　）。

　　A.大便坚硬、干燥　　　　　　B.腹泻、便秘交替

　　C.用力才能排出粪便　　　　　D.婴幼儿便秘分为功能性便秘和器质性便秘

　　E.长期便秘婴幼儿可出现肛裂

2.婴幼儿发生便秘的原因是（　）。

　　A.水分饮入不足　　　　　　　B.人工喂养牛奶过于浓稠

　　C.辅食中缺乏膳食纤维　　　　D.婴幼儿缺乏运动

　　E.以上均正确

3.婴幼儿长期便秘的危害是（　）。

　　A.粪便干硬，引起排便困难

　　B.大便长期在肠道内停留，有毒物质增加，易致过敏

　　C.肠道菌群破坏，导致肠道免疫力降低，影响营养素吸收，阻碍小儿生长发育

　　D.痔疮、肛裂

　　E.以上均正确

4.（　）药物长期服用易引起婴幼儿便秘。

　　A.维生素　　　　　　　　B.DHA　　　　　　　　C.铁剂

　　D.VitD$_3$　　　　　　　E.益生菌

5.用开塞露通便，婴幼儿的最佳体位是（　）。

　　A.仰卧位　　　　　　　B.俯卧位　　　　　　　C.左侧卧位

　　D.右侧卧位　　　　　　E.听婴幼儿家属的意见

6.混合喂养婴幼儿便秘，常见原因不包括（　）。

　　A.婴幼儿未建立排便反射　　B.婴幼儿奶粉中蛋白质成分含量过高

　　C.婴幼儿奶量过多　　　　　D.婴幼儿运动量少

　　E.未及时增添辅食

7.为患儿开塞露通便后应及时记录以下（　）内容。

　　A.药品名称　　　　　　B.用药时间　　　　　　C.用药剂量

　　D.患儿用药效果　　　　E.以上均需认真记录

8.以下预防婴幼儿便秘的说法错误的是（　）。

　　A.按摩腹部　　　　　　B.谨慎使用铁剂

　　C.适当添加益生菌　　　D.辅食中增添果蔬

　　E.以上均错误

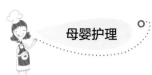

（9 ～ 12题共用题干）

一个6个月大的婴儿，混合喂养，已添辅食，因便秘四天来院就诊，家属描述近期患儿排便间隔变长，粪便干燥，体检时发现患儿腹部胀气。

9.现缓解患儿便秘的最佳护理措施是（ ）。

 A.服用缓泻剂   B.服用益生菌   C.调整辅食结构

 D.开塞露通便   E.重新建立排便习惯

10.下列（ ）操作会损伤婴幼儿直肠黏膜。

 A.操作过程轻柔

 B.操作前可在婴幼儿的肛门口涂上一些石蜡油

 C.检查开塞露顶端是否破损

 D.观察婴幼儿肛周皮肤情况，如有肛裂，可快速猛烈插入

 E.根据婴幼儿月龄决定插管长度，以确保插管稳定、安全、无痛

11.若使用完第一支开塞露后，婴幼儿依旧未排便，下列处置不当的是（ ）。

 A.建议服用富含水溶性膳食纤维的果蔬后，观察婴幼儿排便情况

 B.建议服用益生菌后，观察婴幼儿排便情况

 C.建议婴幼儿家属到医院就诊

 D.配合腹部按摩

 E.可反复多次使用开塞露直至大便排出

12.在进行开塞露通便操作时应注意（ ）。

 A.检查用物   B.观察婴儿整体情况

 C.了解婴儿药物过敏史   D.注意保暖

 E.以上全正确

（13 ～ 15题共用题干）

一个3个月大的宝宝，母乳喂养，近一个月体重未增，近两周常出现夜间哭闹，四天未排过大便，来院就诊。

13.宝宝便秘最可能的原因是（ ）。

 A.没有服用益生菌   B.先天性巨结肠

 C.母乳量不足以满足宝宝生长需要   D.未添加辅食

 E.宝宝缺乏运动

14.为了缓解宝宝便秘，现采取以下（ ）紧急护理措施。

 A.服用抗生素，防止胃肠炎

 B.每日服用缓泻剂

 C.大量服用白开水

 D.开塞露排便

 E.增加辅食

15.为了预防宝宝再次发生便秘，应对宝妈进行以下（　　）指导。

    A.母乳喂养姿势和技巧

    B.添加含有 β-植物油的配方奶粉进行混合喂养

    C.学习婴幼儿被动操，增加宝宝运动量

    D.补充水分

    E.以上均正确

（二）填空题

1.用开塞露通便婴幼儿采用_____体位。

2.为婴幼儿按摩腹部，操作者用右手掌或四指以_____为中心，_____方向为宝宝按摩腹部，按摩力度适度，每天_____次，每次_____min。

3.人工喂养的婴幼儿比母乳喂养的婴幼儿更容易发生便秘，主要与配方奶中含有_____有关。

4.婴幼儿宜喝_____温开水。

5.频繁使用开塞露容易导致_____。

6.婴幼儿在_____月龄即可训练排便习惯。

7.为婴幼儿实施开塞露通便的环境温度要求_____，湿度要求_____

8.开塞露导泻的主要原理是_____。

9.开塞露通便操作中，开塞露插入婴幼儿肛门内_____为宜。

10.应用缓泻剂过量，容易导致患者_____。

参考答案

（一）选择题

1.B　2.E　3.E　4.C　5.B　6.C　7.E　8.E　9.D　10.D　11.E　12.E　13.C　14.D　15.E

（二）填空题

1.俯卧位

2.肚脐　顺时针　2～3　8～10

3.大量的酪蛋白

4.35～40℃

5.婴幼儿习惯性便秘

6.4个月

7.24～28℃　55%～65%

8.利用甘油或山梨醇带来的高渗作用，让更多的水分渗入肠腔，软化大便，刺激肠壁，反射性地引起排便反应

9.3～5cm

10.腹泻

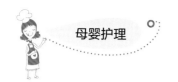

🍀 工作任务页

一、工作任务

一个7个月的女宝宝，出生以来因母乳量不足，进行混合喂养，在6个月体检时体重4680g，家属考虑营养不足，大量添加辅食。近四天宝宝未排出大便，夜间哭闹，请你指导家长做好便秘婴幼儿的护理工作。

二、学习情境描述

你是一位住家育婴师，需要日常护理宝宝，面对父母的诉求，请思考你需要为宝宝提供哪些护理措施缓解宝宝便秘症状。

三、学习目标

（1）能正确判断婴幼儿便秘性质。
（2）能够评估婴儿整体情况，判断婴幼儿是否适合开塞露通便技术。
（3）能够快速准备开塞露通便操作所需用物，并检查用物是否可用。
（4）能够熟练完成用开塞露为婴儿进行通便全过程。
（5）能够为婴幼儿制作富含膳食纤维的辅食。
（6）能够指导婴幼儿父母在日常生活、饮食中科学预防婴幼儿便秘。

四、任务分组

学生任务分配表

班级		组别		指导老师	
组长		学号			
组员	姓名	学号	姓名	学号	
任务分工					

五、工作准备

（1）学习便秘的护理法。

（2）制作开塞露通便的操作流程图。

（3）制作排便后的护理操作流程图。

（4）结合任务书分析便秘的护理工作中的难点内容。

六、工作实施

（1）准备工作

引导问题1：如果你准备为婴幼儿实施开塞露通便技术，你会选择在哪里？对环境的温度、湿度、光线有哪些要求？

引导问题2：操作前，应该检查婴幼儿哪些身体情况，来帮助你判断是否可以实施用开塞露通便操作？如果发现了婴幼儿有开塞露使用的禁忌证，你该如何处理？

引导问题3：操作前，你应该掌握哪些护理技能？本次操作你的目标是什么？

引导问题4：操作前你要准备哪些物品呢？

（2）开塞露排便技术

引导问题5：如何向婴幼儿家属讲解开塞露通便技术的意义？

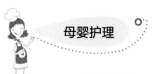
引导问题6：开塞露通便技术的操作流程是什么？

_____

_____

_____

引导问题7：为了保护好婴幼儿的肛门、直肠黏膜，在操作过程中，你应该注意哪些问题？

_____

_____

_____

（3）预防婴幼儿便秘的用药指导

引导问题8：慢性婴幼儿便秘是否可以多次使用开塞露通便？

_____

_____

_____

引导问题9：如果婴幼儿便秘未得到改善，是否可以建议家属使用缓泻剂？

_____

_____

_____

_____

（4）便秘婴幼儿的健康指导

引导问题10：通过与家长的沟通了解到因担心婴幼儿营养不足，家长将半流质食物直接升级成固体饮食，面对这种情况，你如何指导家长科学添加辅食。

_____

_____

_____

引导问题11：通过与婴幼儿父母的交谈，你发现婴幼儿家长担心婴幼儿哭泣，经常将婴幼儿抱在怀里，面对这种情况，你给出了在保证充足水量的前提下鼓励婴幼儿运动起来。你如何根据婴幼儿月龄，指导家长辅助婴幼儿运动？

_____

_____

_____

_____

（5）整理物品、洗手、观察、记录

引导问题12：你已经完成婴幼儿开塞露通便操作，使用过的物品应该如何分类处理呢？

_____

_____

引导问题13：婴幼儿在开塞露通便操作5min后，排出粪便，接下来应该对婴幼儿进行哪些护理操作？

_____

_____

引导问题14：婴幼儿在开塞露排便操作5min后，排出粪便，应该关注婴幼儿哪些情况并及时记录？

_____

_____

工作记录表

相关问题	资料查询者	记录者	操作者 1	操作者 2	操作者 3
引导问题 1					
引导问题 2					
引导问题 3					
引导问题 4					
引导问题 5					
引导问题 6					
引导问题 7					
引导问题 8					
引导问题 9					
引导问题 10					
引导问题 11					
引导问题 12					
引导问题 13					
引导问题 14					

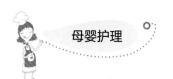

学生自评与互评表

班级：	姓名：	学号：						

学习任务	便秘的护理							
评价项目	评价标准	分值	自评	组长	组员	组员	组员
环境准备	能正确说出所需环境温度、湿度等项目	5					
解释工作	能用礼貌的语言正确解释操作的必要性	10					
自我准备	仪表端庄，服装整洁，无长指甲	5					
用物准备	能正确准备物品，检查用物形状、包装、有效期等	10					
便秘性质判断	能正确评估婴幼儿便秘的性质	10					
开塞露通便操作	操作规范，技能熟练，动作轻柔	15					
排便后护理	排便后为婴幼儿更换尿片，记录用药剂量，观察婴幼儿整体情况	5					
物品分类	能正确将使用后的物品分类处理	5					
健康宣教	能正确科学宣讲预防婴幼儿便秘的方法	15					
工作态度	态度端正，无无故缺勤、迟到、早退	5					
工作质量	能按计划完成工作任务	5					
协调能力	小组成员、同学之间能合作交流，协调工作	5					
职业素质	与家属耐心、礼貌沟通；关爱婴幼儿、注重情感交流；树立无菌意识，操作流畅、动作轻柔	5					

教师综合评价表

考核内容		考核点及评分要求	分值	同学1评分	同学2评分	自评	教师评价
评估及准备（15分）	护士准备（10分）	1.仪表端庄，服装整洁。 2.个人卫生良好（无长指甲）	5				
		口述开塞露通便技术的适应证	5				
	物品（5分）	1.符合要求，摆放合理、有序。 2.检查用物情况	5				
操作实施（65分）	操作步骤（65分）	1.带齐用物到婴幼儿床边，核对婴幼儿基本信息，向家属解释操作目的	4				
		2.环境温暖适宜、光线充足	3				
		3.婴幼儿取俯卧位，臀下垫尿布垫	3				
		4.拧开开塞露盖子	3				
		5.用棉棒蘸石蜡油少许，涂于开塞露的外口和颈部	5				
		6.轻柔地将开塞露插入婴幼儿肛门内3～5cm，留出装液体的体部	7				
		7.根据体重将药液缓缓挤入直肠内，用量3～6mL/次，留置少许时间	7				
		8.拔出开塞露，左手捏住肛门口的臀部5～10s（防止液体流出）	7				
		9.以肚脐为中心，顺时针方向为婴幼儿按摩，协助婴幼儿顺利地排便	6				
		10.清洁臀部：便后要擦净婴幼儿肛门，更换被污染的衣裤	3				
		11.安抚婴幼儿	5				
		12.分类整理用物	6				
		13.洗手、记录	6				
操作评价（20分）		1.用物准备齐全	4				
		2.开塞露通便过程操作规范，动作熟练	7				
		3.关爱婴幼儿，操作过程中与婴幼儿在情感、语言、目光等方面的交流合适	4				
		4.分类整理用物	2				
		5.及时记录用药剂量、婴幼儿情况	3				
总分			100				
综合评价	自评（20%）		同学互评（30%）		教师评价（50%）		综合得分

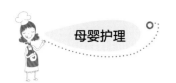

任务三十二　婴幼儿外伤的护理

一、学习要求

（1）技能要求　与父母有效沟通了解婴幼儿的受伤经过，观察伤口并判断伤势；熟悉婴幼儿摔伤、皮肤擦伤、割伤的观察要点，为其选取恰当可行的综合护理措施；树立无菌操作意识，依据婴幼儿意外外伤护理知识，完成伤口清创护理全过程；结合婴幼儿饮食习惯与爱好，提供科学合理的饮食指导；操作过程中与婴幼儿进行情感交流，缓解婴幼儿的紧张、恐惧情绪；告知家长生活中婴幼儿常见外伤的预防措施。

（2）职业素养　热爱婴幼儿护理工作，勤勉工作，笃行不倦，具有奉献精神；对婴幼儿的健康高度负责，关爱婴幼儿，给婴幼儿及其家庭提供情感支持。

二、实施条件

名称	基本实施条件	要求
实训场地	（1）模拟婴儿护理室；（2）母婴处置室	干净整洁、温度适宜、光线充足、空气清新
实施设备	（1）操作台；（2）婴儿模型；（3）婴儿床单位；（4）背景音乐；（5）处置室设有洗手设备、医用垃圾桶、生活垃圾桶；（6）室温计	符合护理实践操作要求；符合医用垃圾处理原则
主要用物	（1）清洁毛巾；（2）面盆；（3）温水（如遇婴幼儿摔伤所致闭合性损伤另需准备冰块）；（4）75%乙醇或生理盐水；（5）碘伏；（6）消毒棉签；（7）消毒纱布；（8）手消毒剂；（9）无菌镊子；（10）逗引玩具	核对药物包装是否完好，名称、剂量是否符合要求及是否在有效期内

三、思维导图

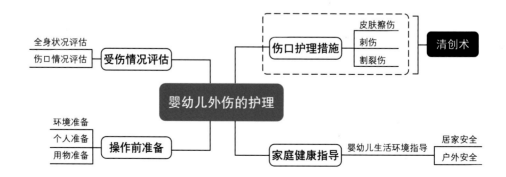

四、操作规范

1. 评估及准备

（1）婴幼儿评估　核对婴幼儿基本信息，询问有无外用药物过敏史。立即找到受伤处，观察伤口部位、判断受伤程度。若受伤部位在头部，检查婴幼儿受伤的意识状态，如有哭闹不止、精神萎靡、呕吐等症状，建议家属立即到医院就诊。

（2）护理措施　向婴幼儿家长解释婴幼儿皮肤擦伤、割伤的护理方法、注意事项、观察要点。

（3）环境准备　明亮、整洁、干净、通风；室温调至24～28℃，湿度55%～65%；室内播放节奏舒缓的轻音乐。

（4）人员准备　严格遵守无菌操作原则，着装规范，戴口罩、戴帽子、戴手套。熟练掌握外科清创护理术，在操作过程中动作轻柔娴熟，保持亲切、温和的态度与婴儿进行交流。

（5）用物准备　75%乙醇或生理盐水、碘伏、消毒棉签、消毒纱布、手消毒剂等。评估用物的包装、性能、质量和有效期等；将准备好的用物按照使用先后顺序放于操作台上。

2. 操作步骤

（1）婴幼儿皮肤擦伤的护理操作

❶ 观察伤口，准确判定：迅速抱起婴幼儿，用逗引玩具安定婴幼儿情绪。观察婴幼儿头部和全身情况，查看有无其他伤口。观察本次外伤所致的皮肤擦伤情况，并对伤口进行正确判定。

a. 单纯皮肤和软组织的挫伤：外伤仅是导致单纯皮肤和软组织挫伤，没有破损伤口、没有出血情况。

b. 轻度的皮肤擦伤：皮肤擦伤较轻，伤口小而浅，几乎没有出血或仅有少量出血。

c. 较重的皮肤擦伤：外伤所致创面持续性出血或渗出液体较多的伤口。

d. 严重的皮肤擦伤：外伤所致伤口大量出血，伤口深而大，皮损严重，创缘不整齐。

❷ 观察伤口，及时处理

a. 单纯皮肤和软组织的挫伤：当局部出现青紫淤血时不要立即按摩、揉搓，以免加重血肿，可以立即用手指、掌心压迫受伤部位1min后，用毛巾包裹冰袋对受伤部位进行冷敷1小时，一方面减轻婴幼儿疼痛的同时又可以缓解局部组织的肿胀。一天后，改用热毛巾热敷，每日敷1～2次，每次30min。

b. 轻度的皮肤擦伤：首先，若伤口有少量出血，可用消毒纱布轻压伤口止血。然后，用三根消毒棉签蘸无菌生理盐水（或凉白开），由里向外对伤口进行冲洗三次。待伤口表面皮肤干燥后，用一根消毒棉签蘸碘伏，由里向外对伤口进行消毒一次。

c. 较重的皮肤擦伤：在冲洗、消毒后用无菌纱布覆盖住伤口，吸收伤口渗出的液体并隔绝伤口外部的污染物；同时用绷带对敷料进行加压，减轻或阻断出血。

d. 严重的皮肤擦伤：压迫止血后急送医院救治处理。如果合并骨折，或出现昏迷现象，立即拨打120，不能随意搬动。

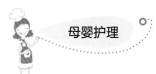

❸ 注意事项

a.婴幼儿皮肤擦伤后，及时观察伤口周围和全身情况，向家长了解受伤经过，如遇伤口出血量大、骨折、头痛、呕吐、精神萎靡等情况，应立即送往医院。

b.在进行婴幼儿擦伤伤口清洁时，正确的消毒顺序为：从里到外消毒伤口周围皮肤两次。如发现伤口内存有异物（如沙子、煤渣等）应彻底清洗干净，在清洗过程中，应防止酒精碰触伤口。如果为生锈铁皮擦伤，应判断伤口擦伤程度，及时去医院就诊注射破伤风疫苗。

c.应告知父母擦伤伤口进行清洁消毒后，对于创面比较小、比较浅的伤口不要使用创可贴，待其自然干燥即可。伤口区应保持干燥，不要碰水，防止二次感染。观察婴幼儿全身情况，发现异常，须及时送往医院。

（2）婴幼儿割伤的护理操作

❶ 观察伤口，准确判定：迅速抱起婴幼儿，立即判断割伤的长度。

a.脸部割裂伤伤口长度>0.5cm，其他处割裂伤伤口长度>1cm，此种类型的割裂伤，很可能需要缝合（或者需要用医用皮肤粘合剂或伤口愈合胶布闭合伤口），用无菌纱布先行包扎后，建议家属在黄金4h内，急送医院救治处理。

b.若割伤长度<1cm，脸部<0.5cm，且出血较少，婴幼儿红肿疼痛症状较轻，可自行处理。

❷ 及时处理割裂伤，按以下步骤进行处理。

a.止血：婴幼儿因使用剪刀、小刀或触摸破碎的玻璃器皿而被割伤时，先用干净的纱布按压割伤部位，并用手指压紧，直到不出血为止。

b.清理创面：用清水冲洗伤口，如果伤口中有尘土或碎屑，用无菌镊子清理，用肥皂和毛巾清洁伤口周围的区域，注意防止肥皂液流入伤口造成感染。

c.抑制感染：清理伤口后，待伤口干燥用0.5%碘伏进行消毒。

d.覆盖伤口：用透气型绷带覆盖伤口，保持伤口清洁，阻止有害细菌入侵。每天至少更换一次绷带，若绷带浸湿或弄脏，应及时更换。

❸ 注意事项

a.割裂伤为开放性伤口，在进行伤口护理操作中，应严格执行无菌术。

b.清理创面应仔细检查有无异物残留。

c.若进行处理后婴幼儿的伤口在48h内出现流脓、红肿、疼痛红肿加剧或经过一周护理后仍未愈合，应建议家属立即就医处理。

（3）婴幼儿刺伤的护理操作

❶ 观察伤口，准确判定：迅速抱起婴幼儿，立即判定何种异物刺伤皮肤，是否还滞留在皮肤中，是否还有其他伤口。

❷ 及时处理刺伤，按以下步骤进行处理：

a.刺入皮肤异物比较细小（如木屑、玻璃碎片），并滞留在皮肤中，需用无菌镊子将异物小心取出，再用生理盐水（清水）清洗伤口，并涂抹抗生素软膏。

b.刺入皮肤异物为铁铜类制品，首先用无菌镊子顺着铁钉扎入的方向向外拔出。拔出后可用力在伤口周围挤压，挤出淤血和污物，用清水清洗伤口。

c.异物嵌入比较深或比较粗大，应立即就医处理。

d.若刺入体内的铁类制品已经生锈，或当刺伤伤口较深、窄，细菌不易排出时，建议家属在24h内注射破伤风。

❸ 注意事项：若被生锈的钉子或污染的铁器刺伤皮肤，尤其是伤口细而深、污染严重的时候，尽可能将伤口敞开，紧急送往医院注射破伤风抗毒素，防止发生破伤风。

五、婴幼儿常见外伤的预防措施

1.婴幼儿生活环境——居家安全活动措施

（1）门窗安全　门窗不可装弹簧，尽可能上锁，防止夹住婴幼儿的手。除大门外，房门可以打开通风，各种门可以安装防撞门挡。

（2）地面安全　地板和瓷砖要防滑，以免婴幼儿跌倒；浴室地面应使用防滑垫。

（3）生活用物检查　家具出现缺口、木刺等情况，应及时处理；如果有尖角的家具应贴上塑料防护角或防撞条；将针、水果刀、剪刀等尖锐物品放置抽屉并上锁，对于较大的幼儿可考虑购买儿童手工剪刀（刀头圆钝），教会他们正确使用剪刀；不要把家中玻璃制品或装饰物放于低处，以免损坏或伤及婴幼儿；家中抽屉、衣柜门、橱柜门、收纳柜门安装安全锁扣。

（4）家用电器检查　家用电器（尤其风扇、熨斗、电热水瓶）应放置在婴幼儿拿不到的位置；家中取暖装置要装护栏隔离；电插座应安装保护套，防止婴幼儿触电。

（5）活动安全　看护人应提高防范意识，及时提醒并制止婴幼儿随意奔跑打闹；禁止让婴幼儿独自一人玩水、洗澡、玩耍，以免溺水或跌伤时，不能紧急救治。

2.婴幼儿生活环境——户外安全活动措施

（1）防止失散　尽可能不要带婴幼儿到人员较多、相对拥挤的公共场所玩耍；在户外公共场所，切忌让婴幼儿离开看护人员的视线，以防走失、摔伤、挤伤。

（2）阻止婴幼儿在危险场地玩耍　远离施工重地、马路旁、停车场、河边等危险地方；劝阻婴幼儿在光滑的瓷砖地面、玻璃地面、台阶等场地嬉戏。

（3）阻止婴幼儿攀爬高处　由于婴幼儿身体的平衡性差，手臂力气不足，攀爬过程中容易摔下来受伤，育婴师（看护人）应阻止婴幼儿攀爬高处（如自动扶梯、小山等）。

（4）安全乘坐运输设备　乘坐电梯、公交车、火车时，一定要牵住或抱住婴幼儿。

（5）遵守交通规则，注意交通安全。

六、同步理论测试

（一）选择题

1.关于婴幼儿四肢表皮轻度擦伤护理，说法错误的是（　　）。

　A.可用凉开水洗净周围的皮肤，再用凉开水冲洗伤口

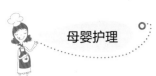

B.如有泥沙等污物应彻底洗干净。如冲洗不掉，可用针挑出，以免污物留在皮肤里

C.清洁伤口后用95%乙醇由里到外消毒伤口周围皮肤，伤口表面涂紫药水、红药水或碘酒

D.如伤口有少量出血，可用消毒纱布止血后再上药，不用包扎，避免沾水，让其自然干燥

E.以上护理措施均错误

2.关于单纯的皮肤和软组织挫伤的婴幼儿，护理措施正确的是（　　）。

A.迅速用冰袋冷敷挫伤部位，以减轻疼痛

B.发生淤伤24h后，可改为热敷，促进伤处血液循环，加快淤血消散

C.快速处理肿胀部位，无需做全身情况评估

D.出现皮肤青紫，需要立即冲洗、消毒

E.帮助婴幼儿按摩受伤部位

3.为婴幼儿进行消毒时，消毒的范围为（　　）。

A.消毒范围：伤口内

B.消毒范围务必大于伤口的范围

C.以伤口为中心，20cm以内的范围均需消毒

D.消毒范围越小越好

E.消毒范围越大越好

4.为婴幼儿进行消毒时，操作正确的是（　　）。

A.因伤口较小，无需实施无菌操作

B.伤口表面皮肤干燥后，用一根消毒棉签蘸碘伏，由外向里对伤口进行消毒一次

C.用三根消毒棉签蘸无菌生理盐水，由里向外对伤口进行冲洗三次

D.用三根消毒棉签蘸凉白开，由外向内对伤口进行冲洗三次

E.以上操作均正确

5.消毒伤口选用（　　）。

A.95%乙醇

B.无水酒精

C.尽可能选用高浓度酒精

D.75%乙醇

E.尽可能选用低浓度酒精

6.对于哪种擦伤应立即送往医院救治？（　　）

A.出血量较多，按压止血无效

B.婴幼儿哭闹不止，出现呕吐等情况

C.伤口出现化脓、红肿者

D.伤口面积大，有严重污染，边缘不整齐

E.以上情况，均需紧急送往医院治疗

7.以下哪种伤口需要用消毒纱布包扎？（　　）

    A.重度擦伤　　　　　　　　B.轻度擦伤

    C.软组织挫伤出现青紫者　　D.扭伤

    E.轻度烫伤

8.皮下血肿多是在外力作用下皮下毛细血管破裂出血所致。因血液从毛细血管破裂处渗致皮下，所以在完整的皮肤上可以看到（　　）。

    A.包块　　　　　　　　　　B.出血

    C.淤青　　　　　　　　　　D.渗血

    E.渗液

9.皮下血肿不能用手揉，越揉血肿越大，出血越多，疼痛越强烈。如血肿发生在头部，且颅骨正常，血肿没有持续增大，精神如常，没有出现（　　），可以先观察，否则应及时送医院就诊。

    A.迷糊　　　　　　　　　　B.呕吐

    C.眩晕　　　　　　　　　　D.咳嗽

    E.食欲降低

10.婴幼儿外伤中，哪些情况应及时注射破伤风？（　　）

    A.出血量较多　　　　　　　B.创面出现渗液

    C.伤口出现化脓、红肿者　　D.伤口细而深，合并严重污染

    E.以上情况，均需注射破伤风

11.婴幼儿割伤伤口较大，建议家属在（　　）内，急送医院救治处理。

    A.4h　　　　　　　　　　　B.24h

    C.12h　　　　　　　　　　 D.36h

    E.72h

12.正确护理刺入皮肤异物的措施是（　　）。

    A.刺入皮肤异物比较细小已滞留在皮肤中，需用处理

    B.拔出后可用力在伤口周围挤压，挤出淤血和污物，无需再次清理伤口

    C.刺入皮肤异物为铁铜类制品，用手顺着铁钉扎入的方向向外拔出

    D.异物嵌入比较深或比较粗大，应立即就医处理

    E.以上措施均正确

13.为婴幼儿处理开放性伤口，育婴师应做好哪些准备？（　　）

    A.严格的三查八对

    B.严格执行无菌操作，遵守消毒隔离制度

    C.良好的心理素质，熟练掌握清创护理术

    D.准备用物齐全，严格核查用物性能

    E.以上均正确

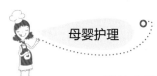

14.婴幼儿居家活动中，应注意（　　）。

A.严禁婴幼儿独自活动

B.关闭房门、窗户

C.危险物品存放在高处

D.禁用取暖设备

E.给婴幼儿玩细小的玩具

15.婴幼儿户外活动中，应（　　）。

A.注意交通安全

B.注意户外环境安全

C.不能留婴幼儿独自玩耍

D.禁止婴儿攀爬高处

E.以上均正确

（16～17题共用题干）

一个7个月的宝宝，不慎发生磕碰。育婴师立即抱起婴幼儿，用玩具逗引婴幼儿分散其注意力。为了减少皮下出血，育婴师立即准备温热的毛巾敷在血肿处。

16.如果婴幼儿出现这种情况，抱起婴幼儿后应该观察（　　）。

A.婴幼儿面色

B.婴幼儿精神状态

C.婴幼儿全身损伤状况

D.婴幼儿血肿情况

E.以上均正确

17.在这个案例中，育婴员哪项操作错误？（　　）

A.立即抱起受伤婴儿

B.逗引婴幼儿

C.用毛巾热敷在血肿处

D.立即处理伤口

E.观察婴幼儿全身受伤状况

（18～20题共用题干）

一个8个月的宝宝，户外玩耍的时候脸部擦伤，观察受伤部位有砂子嵌入皮肤，因为宝宝哭闹不止，婴幼儿家属不敢进行任何处理。

18.婴幼儿擦伤部位的砂子如何处理？（　　）

A.无需处理

B.用无菌镊子清理干净细砂后，用生理盐水冲洗

C.用洗刷蘸肥皂水清理

D.用大量清水冲洗干净即可

E.立即去医院救治

19.为了防止感染，促进伤口愈合，育婴师应该进行以下哪项护理措施？（ ）

    A.在处理嵌入皮肤中的细砂后，用肥皂水清理伤口

    B.清理伤口后，用纯酒精进行消毒

    C.为婴幼儿进行护理清创术

    D.为婴幼儿服用抗生素

    E.无需包扎伤口，保持干燥即可

20.本次伤口处理后，婴幼儿家属应继续观察伤口（ ）。

    A.是否继续出血

    B.是否有渗液

    C.是否并发化脓

    D.是否红肿，疼痛加剧

    E.以上均正确

（21 ～ 23 题共用题干）

一个11个月的婴幼儿在自家客厅玩耍时，拿水果刀将左手手指割伤，出血。婴幼儿看见鲜血后哭闹不止。

21.现在需要为受伤婴幼儿紧急处理的是（ ）。

    A.立即抱起婴幼儿，用零食哄逗

    B.观察伤口情况，用已消毒的一次性纱布按压伤口

    C.用冰水冲洗伤口

    D.尽快涂抹抗生素软膏

    E.以上均正确

22.为婴幼儿伤口止血护理操作时需要注意（ ）。

    A.用无菌纱布按压，直到不出血为止

    B.按压止血过程，要时不时揭开纱布，看止血情况

    C.用纱布包扎后，用橡皮筋扎在伤口两端

    D.用冷水冲洗

    E.立即就医

23.对家长进行婴幼儿居家活动宣讲，错误的是（ ）。

    A.家中较大幼儿建议使用儿童手工剪刀

    B.家中不宜在低处摆放碎玻璃制品

    C.家具出现缺口、木刺等情况，应及时处理

    D.针、水果刀、剪刀等尖锐物品不能出现在家中

    E.家中抽屉、衣柜门、橱柜门、收纳柜门，安装安全锁扣

（24 ～ 25 题共用题干）

一个13个月的婴幼儿，未穿学步鞋，与奶奶在户外沙堆玩耍，在走路时不慎踩到一枚钉子，钉子刺伤脚底，奶奶迅速拔出铁钉。回家后观察伤口，伤口较窄，但是很深，婴幼儿已经停止哭闹。

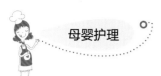

24.通过观察伤口特点，现在需要建议家属（　　）。

　　A.立即用生理盐水冲洗伤口

　　B.消毒包扎

　　C.紧急送往医院注射破伤风抗毒素，防止发生破伤风

　　D.涂抹抗生素软膏

　　E.钉子已经拔出，无需再做任何处理

25.对家长进行婴幼儿户外活动宣讲，错误的是（　　）。

　　A.远离施工重地、马路旁、停车场、河边等危险地方

　　B.不能让婴幼儿离开看护人员的视线

　　C.遵守交通规则，注意交通安全

　　D.带婴幼儿外出，尽可能穿长衣长裤，学步鞋

　　E.以上说法均正确

（二）填空题

1.为婴幼儿开放性创口进行消毒时，应选用_____碘伏。

2.注射破伤风最佳时间_____。

3.割裂伤的护理步骤为_____。

4._____是提升伤口恢复速度的关键环节。

5.皮肤擦伤患者护理，冲洗伤口，用_____根消毒棉签蘸无菌生理盐水，由_____对伤口进行冲洗_____次。待伤口表面皮肤干燥后，用_____根消毒棉签蘸_____，由_____对伤口进行消毒_____次。

参考答案

（一）选择题

1.E　2.B　3.B　4.C　5.D　6.E　7.A　8.C　9.B　10.D　11.A　12.D　13.E　14.C　15.E　16.E　17.C　18.B　19.C　20.E　21.B　22.A　23.D　24.C　25.E

（二）填空题

1.0.5%

2.外伤24h内

3.止血→清理创面→抑制感染→覆盖伤口

4.清创术

5.3　里向外　3　1　碘伏　里向外　1

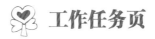
工作任务页

一、工作任务

1.一个10个月的男宝宝，聪明伶俐。在7个月大时，已经能够坐稳，可以和妈妈坐着玩伸手接球游戏，在9个月大时，已经可以四肢协调爬行，喜欢在家里四处"探险"。今天宝宝从沙发上翻身下地，不慎摔到头部，出现血肿，宝宝因疼痛哭闹，请你指导家长如何做好宝宝血肿护理工作。

2.一个18个月的女宝宝，聪慧可爱，喜欢和妈妈一起做婴幼儿模仿操。今日，和妈妈一起来到公园，做"小鸟飞"模仿操时，不慎摔破膝盖。经过妈妈哄逗后，宝宝停止哭闹，但是伤口创面少量出血，请你指导家长进行伤口护理工作。

二、学习情境描述

你是一位住家育婴师，需要日常护理宝宝，面对父母的诉求，请思考你需要为宝宝提供哪些护理措施应对常见的意外伤害。

三、学习目标

（1）对受伤的婴幼儿，能正确评估全身状况。
（2）能够评估婴幼儿伤口情况，为其选择正确的护理措施。
（3）能够快速准备护理外伤所用物品，并检查用物是否可用。
（4）能够熟练完成清创术护理。
（5）对于受伤较重的婴幼儿，能够给予紧急处理，为家属提供治疗意见。
（6）能够指导婴幼儿父母在日常生活中预防意外伤害。

四、任务分组

学生任务分配表

班级		组别		指导老师	
组长		学号			
组员	姓名	学号	姓名	学号	
任务分工					

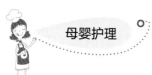

五、工作准备

（1）学习清创术操作方法。

（2）制作护理婴幼儿皮肤擦伤的操作流程图。

（3）制作护理婴幼儿割裂伤的操作流程图。

（4）绘制护理婴幼儿刺伤的思维导图。

（5）结合任务书分析婴幼儿意外伤害的护理工作中的重点、难点内容。

六、工作实施

（1）准备工作

引导问题1：如果你准备为婴幼儿实施清创术，你会选择在哪里？对环境的温度、湿度、光线有哪些要求？

_____

_____

_____

引导问题2：操作前，应该检查婴幼儿哪些身体情况，来帮助你判断本次受伤程度？经过你的仔细观察，当你发现哪些情况时，应建议家长立即前往医院救治？

_____

_____

_____

引导问题3：操作前，你应该掌握哪些护理技能？本次操作你的目标是什么？

_____

_____

_____

引导问题4：操作前你要准备哪些物品呢？对这些用品，你应该做哪些检查以确保安全操作？

_____

_____

_____

（2）婴幼儿单纯皮肤和软组织的挫伤护理

引导问题5：如何向婴幼儿家属解释挫伤所导致的局部皮肤青紫或血肿？

_____

_____

引导问题6：为婴幼儿处置挫伤所致的血肿，操作中应注意哪些问题？

_____

_____

引导问题7：如有婴幼儿出现了精神萎靡不振、呕吐的情况，你该如何处理？

_____

_____

（3）清创护理技术

引导问题8：如何向婴幼儿家属讲解帮助婴幼儿处理外伤时应用清创术的意义？

_____

_____

引导问题9：清创术的操作流程是什么？为了缓解婴幼儿紧张、恐惧的情绪，在进行清创术的操作过程中，你应该注意哪些问题？

_____

_____

（4）婴幼儿意外伤害所致伤口护理后的观察指导

引导问题10：处置好婴幼儿伤口后，应指导家属观察伤口的哪些变化？

_____

_____

引导问题11：伤口恢复期间，婴幼儿在饮食上需要注意哪些问题？

_____

_____

（5）为婴幼儿营造安全活动环境指导

引导问题12：通过与父母的沟通，了解到因担心婴幼儿在家活动中出现意外伤害，寸步不离婴幼儿，并且将物品全部收纳至整理箱中。面对这种情况，你如何指导家长营造安全的婴幼儿生活环境？

_____

_____

_____

引导问题13：通过与父母的交谈，了解到周末天气晴朗，爸爸妈妈想带宝宝去公园草坪晒太阳，准备了必备生活用品和游戏垫。为了避免婴幼儿在公共场所玩耍时出现意外，你应该告知婴幼儿父母哪些注意事项？

_____

_____

_____

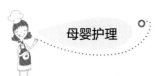

（6）整理物品、洗手、观察、记录

引导问题14：你已经完成婴幼儿伤口的护理工作，使用过的物品应该如何分类处理呢？

_____

_____

_____

引导问题15：如何指导婴幼儿家属预防伤口继发性感染？

_____

_____

_____

工作记录表

相关问题	资料查询者	记录者	操作者1	操作者2	操作者3
引导问题1					
引导问题2					
引导问题3					
引导问题4					
引导问题5					
引导问题6					
引导问题7					
引导问题8					
引导问题9					
引导问题10					
引导问题11					
引导问题12					
引导问题13					
引导问题14					
引导问题15					

学生自评与互评表

班级：	姓名：	学号：						
学习任务	婴幼儿外伤的护理							
评价项目	评价标准	分值	自评	组长	组员	组员	组员	
环境准备	能正确说出所需处置室的环境要求：干净整洁、明亮通风，温度、湿度适宜	5						
解释工作	能用礼貌的语言，保持亲切、温和的态度接待婴幼儿及家属，询问患者受伤情况，并正确解释操作的必要性	10						
自我准备	树立无菌操作观念，仪表端庄，服装整洁	5						
用物准备	能正确准备物品，检查用物形状、包装、有效期等	10						
外伤程度判断	能正确评估婴幼儿外伤的性质、严重程度	10						
清创术操作	操作规范，技能熟练，动作轻柔	15						
伤口处置后护理	及时记录伤口状态、处置方式，婴幼儿的整体情况	5						
物品分类	能正确将使用后的物品分类处理	5						
健康宣教	能正确科学宣讲预防婴幼儿意外伤害的方法	15						
工作态度	态度端正，无无故缺勤、迟到、早退	5						
工作质量	能按计划完成工作任务	5						
协调能力	小组成员、同学之间能合作交流，协调工作	5						
职业素质	与家属耐心、礼貌沟通；关爱婴幼儿、注重情感交流；树立无菌意识、操作流畅、动作轻柔	5						

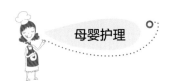
<h1 style="text-align:center">教师综合评价表</h1>

考核内容		考核点及评分要求	分值	同学1评分	同学2评分	自评	教师评价
评估及准备（15分）	护士准备（7分）	1. 仪表端庄，服装整洁， 2. 个人卫生良好（无长指甲）	5				
		口述清创术的适应证	2				
	物品（8分）	1. 符合要求，摆放合理、有序 2. 检查用物情况	8				
操作实施（65分）	操作步骤（65分）	1. 带齐用物到婴儿床边，核对婴儿基本信息，向家属解释操作目的	3				
		2. 环境整洁干净、温暖适宜、光线充足	2				
		3. 评估婴幼儿全身情况	3				
		4. 仔细观察婴幼儿伤口	7				
		5. 用无菌纱布按压伤口止血	7				
		6. 将无菌纱布铺盖在伤口上，使用适量生理盐水清洗伤口周围皮肤	7				
		7. 反复多次使用大量生理盐水清洗伤口	7				
		8. 待伤口干燥用 0.5% 碘伏进行消毒	7				
		9. 无菌纱布覆盖住伤口，吸收伤口渗出的液体	7				
		10. 安抚婴幼儿	5				
		11. 分类整理用物	5				
		12. 洗手、记录	5				
操作评价（20分）		1. 用物准备齐全	3				
		2. 操作规范，动作熟练	8				
		3. 关爱婴幼儿，操作过程中与婴幼儿在情感、语言、目光等方面的交流合适	2				
		4. 分类整理用物	4				
		5. 及时记录用物、婴幼儿情况	3				
总分			100				
综合评价		自评（20%）	同学互评（30%）		教师评价（50%）		综合得分

任务三十三　尿布皮炎的护理

一、学习要求

（1）技能要求　能根据尿布皮炎的症状进行分度；能完成尿布皮炎的护理操作；能掌握尿布皮炎的预防护理措施并对家长进行健康指导。

（2）职业素养　操作规范；手法正确到位；技能熟练；动作轻柔；关怀亲切，沟通有效。

二、实施条件

名称	基本实施条件	要求
实训场地	（1）模拟婴儿护理室；（2）母婴处置室	温暖、清洁、安静、安全、明亮
实施设备	（1）操作台；（2）婴儿模型；（3）婴儿床单位；（4）背景音乐；（5）处置室设有洗手设备、医用垃圾桶、生活垃圾桶；（6）室温计	符合医用、民用垃圾处理原则
主要用物	（1）尿布；（2）尿布桶；（3）软毛巾；（4）手消毒剂；（5）鞣酸软膏或消毒植物油；（6）温水及盆；（7）抗生素软膏、抗霉菌软膏	工作服、帽子、口罩、发网。个人准备：头发束起，修剪指甲，去除首饰、手表并洗手

三、思维导图

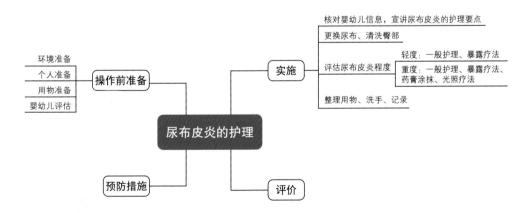

四、操作规范

1.评估及准备

（1）婴幼儿　核对婴幼儿基本信息，检查臀部情况，评估尿布皮炎的程度，并向家长告知尿布皮炎的护理操作方法，宣教预防尿布皮炎的措施及注意事项。

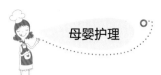

（2）环境　明亮、清洁、安静；室温调至24～28℃，湿度55%～65%；选择中速、轻柔而有节奏的背景音乐。

（3）时间　选择喂奶前30min或喂奶后1h为宜。

（4）操作者　着装整洁，戴好帽子，取下手上的饰品，修剪指甲，按七步洗手法洗手，并保持心情舒畅，在操作过程中用安慰性语言和亲切目光与婴幼儿进行交流。

（5）用物　尿片、软毛巾、鞣酸软膏、消毒植物油、抗生素软膏、抗真菌软膏、手消毒剂、温水及盆。评估用物的性能、质量和有效期等；将准备好的用物按照使用先后顺序放于操作台上。

（6）观察臀部情况，评估尿布皮炎的程度。

❶ 轻度：表皮潮红。

❷ 重度

a.重Ⅰ度：除皮肤潮红外，还伴有皮疹和红斑；

b.重Ⅱ度：除Ⅰ度表现外，可有皮肤水疱形成，破溃，脱皮；

c.重Ⅲ度：即局部皮肤大片糜烂或剥脱，可继发真菌或细菌感染。

2.操作步骤

（1）将护理用物带到操作床边，放下一侧的床档，将尿布折成大小合适的长条或一次性纸尿裤放于床边，以备用。

（2）可用玩具或音乐逗引婴幼儿，保持心情愉快。

（3）从婴幼儿足部揭开盖被，解开污湿的尿片，暴露臀部，操作者一手握住婴幼儿两腿轻轻向上提起，臀部稍稍抬离床面，另一手用原尿布上端两角干净处从前向后轻拭会阴部及臀部，并以此盖上污湿部分，卷折后垫在臀部下面，再从臀部下方取出污尿布。

（4）打开污湿的尿布后，如有大便，观察大便性状（必要时可取标本送检）后放入尿布桶内。用温水洗净会阴及臀部，用软毛巾轻轻吸干。

（5）暴露臀部，将洁净尿布端垫于臀下，观察臀部情况，判断尿布皮炎的程度。

（6）轻度尿布皮炎的护理

❶ 一般护理：每次大便后洗净、吸干后涂3%～5%鞣酸软膏，并定时让婴幼儿侧卧，减少对患处的挤压。

❷ 暴露疗法：在适宜的室温条件下，将患儿臀部暴露于空气或阳光下，每次10～15min，每天2～3次。防止受凉。

（7）重度尿布皮炎的护理

❶ 一般护理和暴露疗法同轻度尿布皮炎。

❷ 每次大便后洗净、吸干后涂鱼肝油软膏及1%甲紫，将蘸有油类或药膏的棉签贴在皮肤上轻轻滚动，均匀涂药，不要用力涂搽，涂药面积应大于皮炎部位。如出现红斑继发真菌感染时可涂硝酸咪康唑霜，一日多次；如有水疱、脓疱和糜烂细菌感染时可涂0.5%新霉素软膏，每天2次。

❸ 光照疗法

a.清洁婴幼儿臀部，用干净的尿布垫于臀下，用尿布将男婴阴囊遮盖。

b.婴幼儿侧卧位，暴露患处。

c.将灯泡放置距患儿臀部30～40cm处，操作者用前臂内侧测试温度，有热感即可，操作者不可离开婴幼儿，随时观察以防意外事故发生；每次照射15～20min，及时关闭光源，防止照射过度所引起的损伤。

d.光照完毕可涂油剂或药膏。

（8）光照涂药完毕，用一手握住双足轻轻提起，使臀部抬高，将清洁尿布或一次性纸尿裤较宽的一面垫于腰下，放下双足，尿布的底边两端折到腹部，双腿中的一端上拉，系好尿布带，松紧适宜，拉平衣服，盖好被子，拉好床档，整理床单位。

（9）操作结束后清理用物并洗手，做好记录。

3.注意事项

（1）每次更换尿布前须用清水和肥皂洗手，避免手上细菌污染尿布。

（2）选择质地柔软、吸水性强、透气性好的棉布或一次性纸尿裤，不能用橡胶布或塑料布包裹婴幼儿臀部。

（3）换尿布的动作要轻柔而迅速，暴露臀部皮肤注意保暖，以免婴幼儿暴露时间过长而受凉。

（4）更换尿布前或排便后，用温水清洁婴幼儿臀部，并予以吸干，保持臀部清洁干燥，再涂上油剂或药膏，换上干净的尿布或新的纸尿裤。

（5）臀部皮肤溃烂时禁用肥皂水。依据臀部皮肤受损程度选择油类或药膏。涂抹油类或药膏应将棉签贴在皮肤上轻轻滚动，不可上下涂搽，以免加剧疼痛，导致脱皮。

（6）重度尿布皮炎婴幼儿的棉质尿布或衣物应煮沸，用消毒液浸泡或在阳光下暴晒，以消毒杀菌。

（7）预防要点　平时要勤换尿布，保持臀部皮肤清洁、干燥。每次便后要清洗臀部，然后涂鞣酸软膏或消毒植物油保护皮肤。更换尿布时不宜包裹得过紧。

五、同步理论测试

（一）选择题

1.（　）不是尿布皮炎发生的原因。

　　A.长期受潮湿尿布的刺激

　　B.腹泻时粪便的刺激

　　C.尿布冲洗不净

　　D.使用吸水性能好的软尿布

　　E.长期使用塑料布或橡胶布包裹臀部

2.关于尿布皮炎的护理下列（　）项不妥。

　　A.每日用肥皂清洗臀部，然后用塑料布包裹

　　B.勤换尿布

　　C.使用不褪色、质软、吸水性能好的清洁尿布

D.用红外线照烤臀部，每日2～3次

E.尿布外层尽可能避免使用塑料布或橡胶布

3.尿布皮炎以灯光照烤时，灯泡距臀部（　）适宜。

　　A.10～20cm　　　　　　　B.20～30cm

　　C.30～40cm　　　　　　　D.40～50cm

　　E.50～60cm

4.防止尿布皮炎发生的主要措施是（　）。

　　A.用一次性尿布　　　　　　B.用棉织品尿布

　　C.勤换尿布、涂油　　　　　D.尿布煮沸消毒

　　E.换尿布后涂粉

5.轻度尿布皮炎（表现为皮肤潮红），下列护理（　）项不妥。

　　A.勤换尿布，保持臀部皮肤清洁干燥

　　B.排便后，可用温水洗净，吸干涂拭植物油

　　C.可用肥皂洗臀及塑料布或油布包裹尿布

　　D.可用红外线照射臀部以加速炎症吸收

　　E.室温与气温允许，可直接暴露臀部于阳光下

6.患儿因腹泻就诊，体检发现肛周皮肤潮红、皮疹，除保持臀部清洁外，局部可涂（　）。

　　A.植物油　　　　　　　　　B.氧化锌油

　　C.达克宁　　　　　　　　　D.克霉唑

　　E.鱼肝油

（7～10题共用题干）

患儿1岁，因腹泻、呕吐2天就诊。体检时发现臀部皮肤潮红，伴有皮疹，肛周皮肤有脱皮。

7.对该患儿的尿布皮炎进行分度应为（　）。

　　A.轻度　　　　　　　　　　B.重度Ⅰ度

　　C.重度Ⅱ度　　　　　　　　D.重度Ⅲ度

　　E.轻-重度

8.为使尿布皮炎减轻，对该患儿使用烤灯照射法，灯泡距臀部（　）适宜。

　　A.10～20cm　　　　　　　B.20～30cm

　　C.30～40cm　　　　　　　D.40～45cm

　　E.50～55cm

9.为使尿布皮炎尽早痊愈，局部可涂（　）。

　　A.植物油　　　　　　　　　B.氧化锌油

　　C.达克宁　　　　　　　　　D.克霉唑

　　E.鱼肝油

10.若有继发真菌感染，局部可涂（　　）。

　　A.植物油　　　　　　　　B.氧化锌油

　　C.达克宁　　　　　　　　D.克霉唑

　　E.鱼肝油

（二）填空题

1.继发真菌感染时可涂_____。

2.有水疱、脓疱和糜烂（细菌感染）时可涂_____。

3.重Ⅱ度：除Ⅰ度表现外，可有_____、_____、_____。

4.光照疗法，灯泡放置距患儿臀部_____处。

5.光疗过程中，每次照射_____及时关闭光源，防止照射过度所引起的损伤。

参考答案

（一）选择题

1.D　2.A　3.C　4.C　5.C　6.B　7.C　8.C　9.B　10.D

（二）填空题

1.硝酸咪康唑霜

2.0.5%新霉素软膏

3.皮肤水疱形成　破溃　脱皮

4.30～40cm

5.15～20min

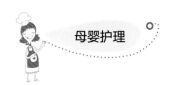

工作任务页

一、工作任务

初产妇，28岁。足月自然分娩产下一重量达2850g的健康女婴。现在宝宝6个月，一般情况良好，已经添加辅食，近几日来宝宝每日排便次数增多，每日达8次以上，且为黄色稀水样便。体检：体温36.8℃，皮肤弹性好，臀部皮肤潮红，伴有皮疹。此时，你应该为宝宝采取什么护理？

二、学习情境描述

你是一位住家育婴师，需要日常护理宝宝，现在你护理的宝宝出现了腹泻、臀部皮肤潮红等现象，现在第一时间应做什么护理？

三、学习目标

（1）能正确判断尿布皮炎的分度。
（2）能正确准备尿布皮炎护理的用物
（3）能根据操作流程正确进行尿布皮炎的护理
（4）能根据不同的尿布皮炎情况采取不同的护理。
（5）能向小儿母亲宣教尿布皮炎发生的原因及护理方法。

四、任务分组

学生任务分配表

班级		组别		指导老师	
组长		学号			
组员	姓名	学号	姓名	学号	
任务分工					

五、工作准备

（1）学习尿布皮炎的分度及尿布皮炎的护理方法。

（2）制作换尿布的操作流程图。

（3）制作尿布皮炎护理的操作流程图。

（4）结合任务书分析尿布皮炎护理工作中的难点内容。

六、工作实施

（1）准备工作

引导问题1：如果你要给婴幼儿检查臀部情况，或者更换尿布，你会选择在哪里？对温度、湿度是否有要求？

_____

_____

引导问题2：操作前，是否应该对小儿母亲做些解释？

_____

_____

引导问题3：操作前，你对自己有什么要求吗？

_____

_____

引导问题4：操作前你要准备哪些物品呢？

_____

_____

（2）更换尿布

引导问题5：小儿母亲询问，尿布选择什么样的好？

_____

_____

引导问题6：换尿布的正确顺序是什么？

_____

_____

（3）尿布皮炎的判断

引导问题7：解开尿布后，你发现婴幼儿臀部皮肤潮红，是发生了尿布皮炎，那尿布皮炎分几度？如何判断呢？

_____

_____

引导问题8：不同的尿布皮炎护理方法不一样，如何选用正确的护理物品呢？

_____

_____

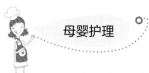

（4）尿布皮炎的护理

引导问题9：根据工作任务所示，此时，你该准备什么物品？护理的步骤是怎么样的？

_____

_____

_____

（5）整理物品

引导问题10：你已经护理好了婴幼儿的臀部，并给婴幼儿换上了新尿布，这个时候使用过的物品应该如何处理呢？

_____

_____

_____

（6）健康宣教

引导问题11：小儿母亲不明白为什么会发生尿布皮炎，你该如何解释？如何预防？

_____

_____

_____

工作记录表

相关问题	资料查询者	记录者	操作者1	操作者2	操作者3
引导问题1					
引导问题2					
引导问题3					
引导问题4					
引导问题5					
引导问题6					
引导问题7					
引导问题8					
引导问题9					
引导问题10					
引导问题11					

学生自评与互评表

班级：	姓名：	学号：						
学习任务		尿布皮炎的护理						
评价项目	评价标准	分值	自评	组长	组员	组员	组员	
环境准备	能正确说出所需环境温度、湿度等项目	5						
解释工作	能用礼貌的语言正确解释操作的必要性	10						
自我准备	自身着装、卫生符合要求	5						
用物准备	能正确准备物品，不多备不少备	10						
更换尿布	能正确更换尿布，且动作轻柔	15						
判断程度	能正确判断尿布皮炎的分度	10						
尿布皮炎护理	能根据不同程度的尿布皮炎选择不同的护理方法	15						
物品分类	能正确将使用后的物品分类处理	5						
健康宣教	能正确宣教尿布皮炎发生的原因及预防措施	5						
工作态度	态度端正，无无故缺勤、迟到、早退	5						
工作质量	能按计划完成工作任务	5						
协调能力	小组成员、同学之间能合作交流，协调工作	5						
职业素质	能做到动作轻柔，和婴幼儿有交流，语言沟通时使用礼貌用语，有无菌意识	5						

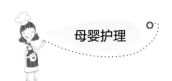

母婴护理

<h1 style="text-align:center">教师综合评价表</h1>

考核内容		考核点及评分要求	分值	同学1评分	同学2评分	自评	教师评价
评估及准备（20分）	护士准备（17.5分）	1. 衣着整洁，修剪指甲，温暖双手	2.5				
		2. 口述判断尿布皮炎的程度及选用护理方法	15				
	物品（2.5分）	符合要求，摆放合理、有序	2.5				
操作实施（60分）	操作步骤（60分）	1. 带齐用物到婴幼儿床边，核对婴幼儿基本信息，向家属解释操作目的	5				
		2. 环境温暖适宜、光线充足	5				
		3. 轻轻打开婴幼儿盖被下端，暴露其下半身，并解开被污湿的尿布	5				
		4. 操作者一手握住婴幼儿两脚，露出婴幼儿的臀部	5				
		5. 另一只手用尿布干净的一端从前向后擦净会阴及臀部	5				
		6. 取下被污湿的尿布，将污湿的尿布一端卷折在里面，放入尿布桶	5				
		7. 用温水擦洗臀部，再轻轻用毛巾擦干	5				
		8. 操作者一手握着婴幼儿两腿并轻轻提起，另一只手将干净的尿布一端垫于小儿腰骶部	5				
		9. 用消毒的植物油或药膏涂于婴幼儿臀部后，放下小儿两腿	5				
		10. 口述光照疗法的步骤	5				
		11. 尿布另一端折到婴幼儿腹部，系上松紧带或布带。拉平婴幼儿衣服，盖好被子	5				
		12. 观察婴幼儿情况，洗手、记录	5				
操作评价（20分）		1. 物品准备及口述流畅	5				
		2. 涂药、光照护理的过程操作规范，动作熟练	5				
		3. 整理用物及记录	5				
		4. 态度和蔼，仪表大方，关爱婴幼儿，操作过程中与婴幼儿在情感、语言、目光等方面的交流合适	5				
总分			100				
综合评价	自评（20%）		同学互评（30%）	教师评价（50%）		综合得分	

任务三十四　鼻腔、气管异物的紧急处理

一、学习要求

（1）技能要求　能正确为婴幼儿进行鼻腔、气管异物的紧急处理，并能对家长进行急救指导；掌握预防气管异物发生的要点，并能对家长进行正确的健康宣教。

（2）职业素养　操作规范；手法正确到位；技能熟练；动作轻柔；关怀亲切，沟通有效。

二、实施条件

名称	基本实施条件	要求
实训场地	（1）模拟婴儿护理室；（2）母婴处置室	温暖、清洁、安静、安全、明亮
实施设备	（1）操作台、婴儿床单位；（2）婴儿模型；（3）听诊器；（4）电筒；（5）处置室设有洗手设备；（6）椅子	符合院外急救处理原则
主要用物	（1）棉签；（2）吸鼻器；（3）软毛巾或纱布；（4）手消毒剂；（5）圆头镊子	工作服、帽子、口罩、发网。挂表，头发束起，修剪指甲，去除首饰、手表并洗手

三、思维导图

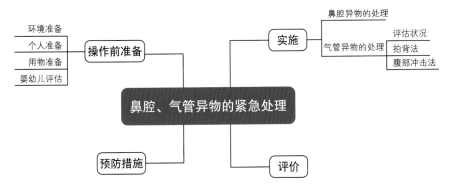

四、操作规范

（一）评估及准备

（1）婴幼儿　核对婴幼儿基本信息，检查周边环境安全情况。

（2）环境　明亮、清洁、安静；室温调至24～28℃，湿度55%～65%。

（3）操作者　着装整洁，戴好帽子，取下手上的饰品，修剪指甲，按七步洗手法洗

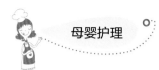

手，在操作过程中用安慰性语言和亲切目光与婴幼儿进行交流，随时观察婴幼儿皮肤黏膜、呼吸情况。

（4）用物　操作台、电筒、软毛巾或纱布、棉签、吸鼻器、圆头镊子；将准备好的用物按照使用先后顺序放于操作台上。

（5）评估鼻腔、气管异物的症状　鼻腔异物时患儿出现鼻塞、鼻翼扇动、憋气、呼吸困难、青紫、窒息表现。气管异物时患儿出现突发剧烈呛咳、声嘶、反射性呕吐、呼吸困难、面色青紫、窒息、昏迷，甚至呼吸、心跳骤停。

（二）操作步骤

1.鼻腔异物

评估及处理：出现鼻塞、鼻翼扇动、憋气、呼吸困难、青紫表现，立即将婴幼儿平卧于操作台或婴儿床，手电筒照射鼻腔，仔细检查鼻腔，如在可视范围内发现有异物堵塞鼻腔，可用吸鼻器吸出或圆头镊子夹出，如异物取出困难，不能强行取出，立即就医用专业设备或手术取出。

2.气管异物

评估及处理：出现突发剧烈呛咳、声嘶、反射性呕吐、呼吸困难、面色青紫，立即将婴幼儿平卧于操作台或婴儿床，打开嘴唇，电筒照射，仔细检查口腔及咽喉，如在可视范围内发现有异物堵塞，可用手指包裹软毛巾或纱布将阻塞物取出。如取出失败，则可采用拍背法或推腹法进行急救，同时拨打医院急救电话，立即就医。

（1）拍背法

❶ 操作者坐于凳子上，两脚分开呈90°，左脚往前半步，使双膝呈高低位。

❷ 将婴幼儿俯卧，横放于操作者双腿上，婴幼儿前胸部紧贴操作者低位的膝部，头部向下垂。

❸ 操作者一手扶住婴幼儿肩部，用另一手掌根以适当力量拍击婴幼儿两肩胛骨中间的脊椎部位，拍击4～5次，可通过自身重力及婴幼儿呛咳时胸腔内气流的冲力将异物排出。

（2）腹部冲击法

❶ 将婴幼儿平卧于适当高度的操作台或床上，月龄较大能站立的婴幼儿可坐位或站立。

❷ 操作者立于平卧位婴幼儿的右侧，或操作者立于坐位或立位的婴幼儿身后。

❸ 操作者左手放在平卧位婴幼儿剑突与脐部之间的腹壁上，如坐位或立位则操作者左手握拳大拇指置于婴幼儿剑突与脐部之间的腹壁上，右手置于左手上方加压，两手向胸腹上后方向冲击性推压，促进气管异物被向上的横膈冲击肺底而产生的气流冲出，重复推动数次，促使异物排出。

3.注意事项

（1）操作过程中要随时评估婴幼儿的面色、呼吸、意识等情况，如有窒息甚至心跳、呼吸骤停，及时心肺复苏，立即就医。

（2）如有异物排出，迅速清除口腔内阻塞物或呕吐物，以防再度阻塞气管。

（3）向家长宣教操作的方法，告知预防发生的方法，如养成良好进食习惯，不在婴幼儿大笑及哭泣时喂食；避免喂食小颗粒状或果冻样食物，如坚果、糖豆、果冻等；避免婴幼儿单独处于周围有小物件的环境，如周围有纽扣、药丸、硬币、小玩具部件等。

五、同步理论测试

（一）选择题

1.呼吸道有异物时，如处理不当或处理不及时，会造成婴幼儿（ ）。

    A.窒息死亡

    B.肺炎

    C.气管炎

    D.呛咳

2.气管异物急救合适的方法是（ ）。

    A.将婴幼儿俯卧倒置

    B.头向下

    C.拍击背部

    D.选项A、B和C

3.气管异物使用拍背法时，是拍哪个位置？（ ）

    A.双肺底

    B.两肩胛骨中间的脊椎部位

    C.第7颈椎棘突

    D.腰背部

4.防止气管异物的主要措施是（ ）。

    A.良好进食习惯

    B.在婴幼儿大笑及哭泣时喂食

    C.可以喂食小颗粒状或果冻样食物

    D.可予婴幼儿玩耍小纽扣

5.鼻腔异物时，下列护理（ ）项正确。

    A.用棉签试探异物的位置

    B.用尖头镊子夹出异物

    C.异物较大时强行挤压鼻腔将异物挤出

    D.立即将患儿平卧于操作台或婴儿床，手电筒照射鼻腔，仔细检查鼻腔

6.气管异物使用腹部冲击法时，操作者一手放于哪个部位？（ ）

    A.双侧乳头连线中点

    B.剑突上

    C.脐部

    D.剑突与脐部之间

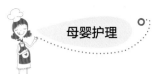

7.气管异物拍背法婴幼儿的体位应为（　　）。

　　A.中凹位

　　B.平卧位

　　C.俯卧头低位

　　D.侧卧位

（8～10题共用题干）

患儿8个月，家长述半小时前，独自玩耍串珠时突发剧烈咳嗽，伴有点头呼吸，哭闹不止。初步判断发生了气管异物。

8.就医前，对患儿进行（　　）项措施最适宜。

　　A.立即将患儿平卧于操作台或婴儿床，打开嘴唇电筒照射仔细检查口腔及咽喉，如在可视范围内发现有异物堵塞，可用手指包裹软毛巾或纱布将阻塞物取出

　　B.立即抱起婴儿喂奶安抚情绪

　　C.立即竖直抱起婴儿拍背使异物咳出

　　D.立即将婴儿倒立，将异物通过重力作用排出来

9.用拍背法排出气管异物，正确的是（　　）。

　　A.操作者坐于凳子上，两脚分开呈90°，双膝同高

　　B.将婴幼儿平卧横放于操作者双腿上，婴幼儿前胸部紧贴操作者低位的膝部，头部向下垂

　　C.操作者一手扶住婴幼儿肩部，用另一手掌根以适当力量拍击婴幼儿两肩胛骨中间的脊椎部位，拍击4～5次

　　D.经处理后患儿出现嘴唇青紫，心率下降，可再重复一次拍背法，直至异物排出

10.若用腹部冲击法处理，哪项措施正确？（　　）

　　A.将婴幼儿平卧于适当高度的操作台或床上，月龄较大能站立的婴幼儿可坐位或站立

　　B.操作者立于平卧位婴幼儿的头侧，或操作者立于坐位或立位的婴幼儿身后

　　C.操作者左手放在平卧位婴幼儿耻骨联合与脐部之间的腹壁上，右手置于左手上方加压

　　D.两手向胸腹下方向冲击性推压，促进气管异物随气流排出，重复推动数次

（二）填空题

1.鼻腔异物时，仔细检查鼻腔，如在可视范围内发现有异物堵塞鼻腔，可用_____吸出或_____夹出。

2.评估气管异物的主要症状是_____、_____、_____、_____、_____。

3.处理气管异物的措施可有_____、_____。

4.腹部冲击法可选择_____、_____、_____的体位。

5.拍背法的体位选择_____。

6.拍背法的拍击部位选择_____，频率_____。

7.腹部冲击法的冲击部位是_____。

8.腹部冲击法冲击的是_____。

9.预防气管异物要避免婴幼儿独处于周围小物件的环境如_____、_____、_____、_____等。

10.预防气管异物要有良好的进食习惯，要求_____，_____。

参考答案

（一）选择题

1.A 2.D 3.B 4.A 5.D 6.D 7.C 8.A 9.C 10.A

（二）填空题

1.吸鼻器 圆头镊子

2.剧烈呛咳 声嘶 反射性呕吐 呼吸困难 面色青紫

3.拍背法 推腹法

4.平卧位 站立位 坐位

5.俯卧头低位

6.婴幼儿两肩胛骨中间的脊椎部位 4～5次

7.婴幼儿剑突与脐部之间的腹壁上

8.横膈

9.纽扣 药丸 硬币 小玩具部件

10.不在婴幼儿大笑及哭泣时喂食 避免喂食小颗粒状或果冻样食物

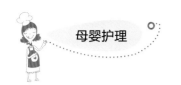

🍀 工作任务页

一、工作任务

足月自然分娩健康女婴，现8个月16天，生长发育正常范围，一般情况良好，添加辅食正常。家长代诉半小时前，独自玩耍串珠时突发剧烈咳嗽，伴有点头呼吸，哭闹不止。体检：体温37℃，R45次/分，P130次/分。哭闹烦躁，鼻翼扇动，张口呼吸，皮肤无紫绀，双肺呼吸音粗，未闻及啰音。

二、学习情境描述

你是一位住家育婴师，需要日常护理宝宝，现在你护理的宝宝独自玩耍串珠时出现了突然呛咳、呼吸困难、烦躁哭闹的现象，评估宝宝出现了什么情况？现在第一时间应做什么护理措施？

三、学习目标

（1）能正确识别鼻腔、气管异物发生的症状。
（2）能正确准备鼻腔、气管异物发生时的急救用物。
（3）能掌握正确的鼻腔、气管异物发生时的急救操作流程。
（4）能根据操作流程正确完成鼻腔、气管异物发生时的急救处理。
（5）能评估鼻腔、气管异物急救处理后是否有效。
（6）能向家长宣教识别鼻腔、气管异物发生的症状。
（7）能向家长宣教预防鼻腔、气管异物发生的措施。
（8）能向家长宣教鼻腔、气管异物发生时的急救方法。
（9）能向家长宣教鼻腔、气管异物急救后有效的表现。

四、任务分组

学生任务分配表

班级		组别		指导老师	
组长		学号			
组员	姓名	学号	姓名	学号	
任务分工					

五、工作准备

（1）学习识别鼻腔、气管异物发生的症状。

（2）制作气管异物拍背法的操作流程图。

（3）制作气管异物腹部冲击法的操作流程图。

（4）结合任务书分析鼻腔、气管异物急救处理中的难点内容。

（5）结合任务书归纳鼻腔、气管异物急救后有效的表现有哪些。

（6）结合任务书归纳预防鼻腔、气管异物发生的措施有哪些。

六、工作实施

（1）准备工作

引导问题1：宝宝发生鼻腔、气管异物需要急救处理时，你会选择在什么地方进行操作？

_____

_____

引导问题2：急救操作前，应该对宝宝妈妈做些什么解释？

_____

_____

引导问题3：操作前，你对自己有什么要求吗？

_____

_____

引导问题4：操作前你要准备哪些物品呢？

_____

_____

（2）急救操作

引导问题5：怎么判断宝宝发生了鼻腔、气管异物？

_____

_____

_____

_____

引导问题6：开始急救操作前应该检查什么？

_____

_____

_____

引导问题7：看不清楚异物位置时，鼻腔异物能否盲目取出？这时应该怎么做？

_____

_____

_____

引导问题8：气管异物有两种急救方法，这两种急救方法有哪些注意事项呢？

_____

_____

_____

（3）急救后的评估

引导问题9：鼻腔、气管异物急救后哪些表现提示处理有效？

_____

_____

_____

引导问题10：鼻腔、气管异物急救后如处理无效，该怎么办？

_____

_____

_____

（4）整理物品

引导问题11：你已经对宝宝进行了急救处理，异物排出，这个时候使用过的物品应该如何处理呢？

_____

_____

_____

（5）健康宣教

引导问题12：宝宝妈妈不明白怎样避免异物阻塞鼻腔及气管，你知道预防鼻腔、气管异物发生的措施有哪些吗？

_____

_____

_____

工作记录表

相关问题	资料查询者	记录者	操作者1	操作者2	操作者3
引导问题1					
引导问题2					
引导问题3					
引导问题4					
引导问题5					
引导问题6					
引导问题7					
引导问题8					
引导问题9					
引导问题10					
引导问题11					
引导问题12					

学生自评与互评表

班级：	姓名：	学号：						
学习任务	鼻腔、气管异物的急救处理							
评价项目	评价标准	分值	自评	组长	组员	组员	组员	
环境准备	能正确说出所需急救环境及要求等项目	5						
解释工作	能用礼貌的语言正确解释操作的必要性	10						
自我准备	自身着装、卫生符合要求	5						
用物准备	能正确准备物品，不多备不少备	10						
评估症状	能正确识别鼻腔、气管异物发生的症状	15						
检查处理	能正确检查并处理异物在鼻腔、口腔、咽部的情况	10						
气管异物急救	能用不同的急救方法处理异物	15						
物品分类	能正确将使用后的物品分类处理	5						
健康宣教	能正确宣教避免发生异物阻塞的措施	5						
工作态度	态度端正，无无故缺勤、迟到、早退现象	5						
工作质量	能按计划完成工作任务	5						
协调能力	小组成员、同学之间能合作交流，协调工作	5						
职业素质	能做到动作及力度准确，和婴幼儿有交流，语言沟通时使用礼貌用语，有无菌意识	5						

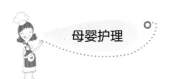

教师综合评价表

考核内容		考核点及评分要求	分值	同学1评分	同学2评分	自评	教师评价
评估及准备（20分）	护士准备（10分）	1. 衣着整洁，修剪指甲，温暖双手	5				
		2. 口述发生气管异物的症状	5				
	物品（10分）	符合要求，摆放合理、有序	10				
操作实施（60分）	操作步骤（60分）	1. 评估是否发生异物阻塞	5				
		2. 带齐用物到婴幼儿床边，核对婴幼儿基本信息，向家属解释操作目的	5				
		3. 环境温暖适宜、光线充足	5				
		4. 能正确检查并处理异物在鼻腔、口腔、咽部的情况	5				
		5. 拍背法 ① 操作者坐于凳子上，两脚分开呈90°，左脚往前半步，使双膝呈高低位。（5分） ② 将婴幼儿俯卧横放于操作者双腿上，婴幼儿前胸部紧贴操作者低位的膝部，头部向下垂。（5分） ③ 操作者一手扶住婴幼儿肩部，用另一手掌根以适当力量拍击婴幼儿两肩胛骨中间的脊椎部位，拍击4～5次。（5分）	15				
		6. 腹部冲击法 ① 将婴幼儿平卧置于适当高度的操作台或床上，月龄较大能站立的婴幼儿可坐位或站立。（5分） ② 操作者立于平卧位婴幼儿的右侧，或操作者立于坐位或立位的婴幼儿身后。（5分） ③ 操作者左手放在平卧位婴幼儿剑突与脐部之间的腹壁上，如坐位或立位则操作者左手握拳大拇指置于婴幼儿剑突与脐部之间的腹壁上，右手置于左手上方加压,两手向胸腹上后方向冲击性推压数次。（5分）	15				
		7. 清理呕吐物及排出物，整理婴幼儿衣服，盖好被子	5				
		8. 观察婴幼儿情况，洗手、记录	5				
操作评价（20分）		1. 物品准备及口述流畅	5				
		2. 急救处理的过程操作规范，动作熟练	5				
		3. 整理用物及记录	5				
		4. 态度和蔼，仪表大方，关爱婴幼儿，操作过程中与婴幼儿在情感、语言、目光等方面的交流合适	5				
总分			100				
综合评价		自评（20%）	同学互评（30%）		教师评价（50%）		综合得分

任务三十五　婴幼儿心肺复苏

一、学习要求

（1）技能要求　能正确为婴幼儿进行心肺复苏，并能对家长进行心肺复苏急救指导。

（2）职业素养　操作规范；手法正确到位；技能熟练；动作轻柔；关怀亲切，沟通有效。

二、实施条件

名称	基本实施条件	要求
实训场地	（1）模拟婴儿护理室；（2）母婴处置室	温暖、清洁、安静、安全、明亮
实施设备	（1）操作台、婴儿床单位；(2)婴儿模型；(3)听诊器；(4)电筒；(5)处置室设有洗手设备；(6)椅子	符合院外急救处理原则
主要用物	（1）棉签；(2)吸鼻器；(3)软毛巾或纱布；(4)手消毒剂	工作服、帽子、口罩、发网。挂表，头发束起，修剪指甲，去除首饰、手表并洗手

三、思维导图

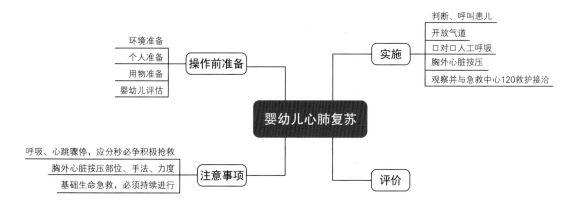

四、操作规范

1.评估及准备

（1）婴幼儿　核对婴幼儿基本信息，检查周边环境安全情况。

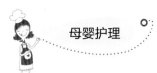

（2）环境　明亮、清洁、安静；室温调至24～28℃，湿度55%～65%。

（3）操作者　着装整洁，戴好帽子，取下手上的饰品，修剪指甲，在操作过程中用安慰性语言与家长沟通，解松上衣，暴露胸腹部，观察婴儿皮肤黏膜、呼吸、心跳情况。同时拨打医院急救电话，立即就医，为进一步的救治争取时间。

（4）用物　操作台、电筒、软毛巾或纱布、棉签、吸鼻器；将准备好的用物按照使用先后顺序放于操作台上。

2.操作步骤

（1）评估心跳、呼吸骤停的症状

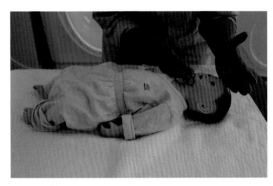

图 35-1

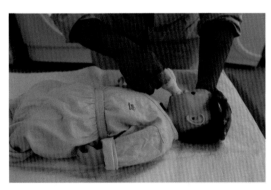

图 35-2

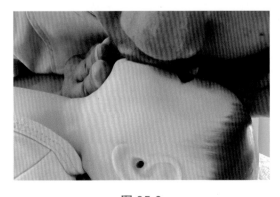

图 35-3

❶ 评估意识：轻拍或摇动患儿并大声呼唤，如无反应、面色灰暗、发绀说明患儿已经意识丧失。

❷ 评估呼吸：操作者耳朵贴近患儿口鼻部，细听有无呼吸声或感觉有无气流从口鼻呼出，同时双眼观察胸腹部有无起伏。如无气流，胸腹无起伏，说明呼吸停止。

❸ 评估脉搏心跳：触摸颈动脉有无搏动，当触不到脉搏搏动时，即可确定心脏停搏。

（2）开放气道

❶ 将患儿平卧于操作台或硬板床上，解松上衣，暴露胸腹部。

❷ 操作者一手按压患儿前额使头正中位后仰15°，一手的食指、中指放在患儿下颌处抬高颏部，伸直颈部，使气道开放（图35-1）。

❸ 将患儿口腔张开，手指包裹纱布，将口腔内阻塞物或呕吐物取出（图35-2），如有气管异物则用拍背法或推腹法排出异物。

（3）口对口人工呼吸

❶ 1岁以内患儿，采用口对口、鼻的方法（图35-3）；1岁以上的患儿采用口对口的方法。

❷ 操作者深吸一口气，用口封住患儿口腔，拇指和食指紧捏住患儿的鼻孔，保持其头后倾，缓慢、有力、匀速地将气吹入，同时可见患儿的胸廓抬起。

❸ 停止吹气后，放开鼻孔，使患儿自

然呼气，排出肺内气体。频率18～20次/分，重复上述操作，每操作4次，应检查患儿是否恢复呼吸。

（4）胸外心脏按压　不同年龄小儿胸外心脏按压要求见下表。

项目	<1 岁	1～7 岁	>7 岁
按压部位	乳头连线中点下一横指下缘处的胸骨	胸骨中下 1/3	胸骨中下 1/3 交界处
按压手法	双手拇指按压法双指按压法	单手掌按压法	双手掌按压法
按压深度	1.5～2cm	2～3cm	3.5～4cm
按压频率	100～120 次 / 分	80～100 次 / 分	80～100 次 / 分
按压 / 通气比	5：1	5：1	15：2

❶ 1岁以内患儿可用双指按压法或双拇指按压法。按压时用一手托住患儿背部，将另一手的两手指置于乳头连线中点下一横指下缘处进行按压（图35-4）。或两手掌及四手指环绕躯干托住背部，双手大拇指并列或重叠置于乳头连线中点下一横指下缘处进行按压（图35-5）。频率100次/分，按压深度1.5～2cm，1次呼吸配合5次按压。

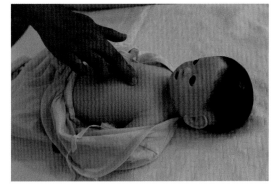

图 35-4

❷ 1岁以上8岁以下患儿，急救时要放于硬板床上，操作者一手扶住患儿头部，以便通气，另一手掌根部置于胸骨下部按压，避开剑突。频率100次/分，按压深度2～3cm，1次呼吸配合5次按压。

❸ 尽量两人同时操作，一人实施人工呼吸，一人实施心外按压。如一人操作则先人工呼吸，再胸外心脏按压。按压放松时间比例相等，放松过程中手指不离开胸壁，胸外心脏按压30秒后评估心率恢复情况，可触及大动脉搏动说明按压有效。

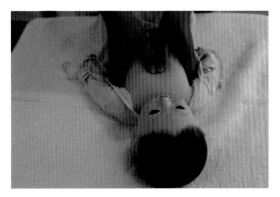

图 35-5

（5）及时转运医院就医　无论急救成功与否，立即转运就医，如呼吸心率未恢复，在转运医院继续救治过程中，不能中断人工呼吸及胸外心脏按压，直至心跳、呼吸恢复，为进一步的救治争取时间。随时评估婴幼儿的面色、呼吸、心率、意识恢复等情况。

3.注意事项

（1）呼吸、心跳骤停一经确定，应分秒必争积极抢救，必须在4min内建立人工循

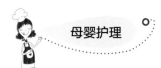

环，因无氧代谢的脑细胞4min后即死亡。一般常温下心搏、呼吸停止4～6min大脑即会发生不可逆的损害，即使复苏成功也会留有严重神经系统后遗症。

（2）胸外心脏按压部位要正确，尽量两人同时操作，一人实施人工呼吸，一人实施心外按压。如一人操作则先进行人工呼吸，再进行胸外心脏按压。手法应平稳、有规律，用力不可过猛，以免引起肺、肝、胃破裂及骨折。

（3）基础生命急救不能因任何理由中断5秒以上，必须持续进行，直至心跳、呼吸恢复或医生宣告患儿死亡。

（4）操作过程中要随时评估婴幼儿的面色、呼吸、心率、意识恢复等情况，同时拨打医院急救电话，立即就医，为进一步的救治争取时间。

五、同步理论测试

选择题

1.口对口人工呼吸法急救要求：儿童（　　）次/分，婴儿可稍加快。

    A.10～15

    B.15～18

    C.18～20

    D.20～25

2.口对口人工呼吸法急救1岁以内婴儿，正确的做法是（　　）。

    A.嘴要覆盖婴儿的鼻和嘴

    B.嘴要覆盖婴儿的鼻

    C.嘴要覆盖婴儿的嘴

    D.捏住婴儿的鼻子

3.口对口人工呼吸法急救较大婴幼儿或儿童，正确的做法是（　　）。

    A.嘴要覆盖婴儿的鼻和嘴

    B.嘴要覆盖婴儿的鼻

    C.嘴要覆盖婴儿的嘴

    D.不能捏婴儿的鼻子

4.对婴幼儿进行胸外心脏按压时，单人操作时两次呼吸配合（　　）压迫，双人操作配合（　　）压迫。

    A.30次；15次

    B.20次；10次

    C.10次；5次

    D.2次；1次

5.对婴儿进行胸外心脏按压时，每分钟至少（　　）。

    A.120次   B.100次

    C.75次   D.60次

6.对婴幼儿进行胸外心脏按压时，1岁以内婴儿压下的深度为（   ）。

    A.2cm

    B.3cm

    C.4cm

    D.5cm

7.对婴幼儿进行胸外心脏按压时，1～7岁的幼儿压下的深度为（   ）。

    A.1.5cm

    B.3cm

    C.4cm

    D.5cm

（8～10题共用题干）

患儿15个月，家长述患儿睡着时突发呕吐，呕吐物阻塞口腔，后呼之不应，口唇青紫。动脉搏动触不到，大小便失禁。初步判断发生了呕吐物阻塞窒息，呼吸、心跳骤停。

8.就医前，对患儿进行（   ）项措施最适宜。

    A.立即将患儿平卧于操作台或硬板床，可用手指包裹软毛巾或纱布将阻塞物取出。同时拨打医院急救电话，立即就医

    B.立即抱起婴儿拍击背部唤醒婴儿

    C.立即竖直抱起婴儿拍背使阻塞物排出

    D.立即将婴儿倒立将异物通过重力作用排出来

9.用口对口人工呼吸时，正确的是（   ）。

    A.采用口对口、鼻的方法

    B.操作者深吸一口气，用口封住患儿口腔，拇指和食指紧捏住患儿的鼻孔，保持其头后倾，缓慢、有力、匀速地将气吹入，同时可见患儿的胸廓抬起

    C.停止吹气后，捏住鼻孔，使患儿自然呼气，排出肺内气体

    D.速度15次/分，重复上述操作，每操作4次，应检查患儿是否恢复呼吸

10.实施胸外心脏按压，哪项措施正确？（   ）

    A.尽量两人同时操作，一人实施人工呼吸，一人实施心外按压。如一人操作则先人工呼吸，再胸外心脏按压

    B.操作者一手扶住患儿头部，以便通气，另一手用掌根部置于剑突处按压

    C.频率100次/分，按压深度1.5～2cm，1次呼吸配合5次按压

    D.两手向胸腹下方向冲击性按压，促使横膈上抬刺激心脏恢复心跳

参考答案

选择题

1.C　2.A　3.C　4.A　5.B　6.A　7.B　8.A　9.B　10.A

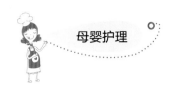

♣ 工作任务页

一、工作任务

患儿15个月，家长述患儿睡着时突发呕吐，呕吐物阻塞口腔，后呼之不应，口唇青紫。动脉搏动触不到，大小便失禁。

二、学习情境描述

你是一位住家育婴师，需要日常护理宝宝，现在你护理的宝宝出现了呕吐物阻塞口腔后，呼之不应，口唇青紫，动脉搏动触不到，大小便失禁。评估宝宝出现了什么情况？现在第一时间应做什么护理？

三、学习目标

（1）能正确识别呼吸、心跳骤停的症状。
（2）能正确准备心肺复苏的急救用物。
（3）能掌握正确的心肺复苏的急救操作流程。
（4）能根据操作流程正确完成心肺复苏的急救处理。
（5）能评估心肺复苏急救处理后是否有效。
（6）能向家长宣教识别呼吸、心跳骤停的症状。
（7）能向家长宣教心肺复苏的急救方法。
（8）能向家长宣教心肺复苏后急救有效的表现。
（9）能向家长宣教心肺复苏后转运就医的注意事项。

四、任务分组

学生任务分配表

班级		组别		指导老师	
组长		学号			
组员	姓名	学号	姓名	学号	
任务分工					

五、工作准备

（1）学习识别呼吸、心跳骤停的症状。

（2）制作口对口人工呼吸的操作流程图。

（3）制作胸外心脏按压的操作流程图。

（4）结合任务书分析心肺复苏急救处理中的难点内容。

（5）结合任务书归纳心肺复苏急救后有效的表现。

（6）结合任务书归纳心肺复苏的注意事项。

（7）结合任务书归纳心肺复苏急救后转送医院的过程中的注意事项。

六、工作实施

（1）准备工作

引导问题1：婴幼儿发生呼吸、心跳骤停需要心肺复苏时，你会选择在什么地方进行操作？

_____

_____

_____

引导问题2：急救操作前，应该对小儿母亲做什么解释？

_____

_____

_____

引导问题3：操作前，你对自己有什么要求吗？

_____

_____

_____

引导问题4：操作前你要准备哪些物品呢？

_____

_____

_____

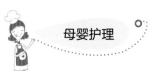

（2）急救操作

引导问题5：怎么判断婴幼儿发生了呼吸、心跳骤停？

_____

_____

_____

引导问题6：开始急救操作前应该检查什么？

_____

_____

_____

引导问题7：心肺复苏的体位是怎么样的？

_____

_____

_____

引导问题8：心肺复苏根据年龄不同，有不同的操作方法，有哪些注意事项呢？

_____

_____

_____

（3）急救后的评估

引导问题9：心肺复苏急救后哪些表现提示处理有效？

_____

_____

_____

引导问题10：心肺复苏急救后如处理无效，该怎么办？

_____

_____

_____

_____

引导问题11：心肺复苏急救后转送医院继续救治的过程中，要注意哪些问题？

_____

_____

_____

_____

（4）整理物品

引导问题12：你已经对婴幼儿进行了心肺复苏急救处理，呼吸、心跳恢复，这个时候使用过的物品应该如何处理呢？

_____

_____

_____

_____

（5）健康宣教

引导问题13：小儿母亲不明白发现呼吸、心跳骤停后该如何做，你要告知哪些内容？

_____

_____

_____

_____

工作记录表

相关问题	资料查询者	记录者	操作者 1	操作者 2	操作者 3
引导问题 1					
引导问题 2					
引导问题 3					
引导问题 4					
引导问题 5					
引导问题 6					
引导问题 7					
引导问题 8					
引导问题 9					
引导问题 10					
引导问题 11					
引导问题 12					
引导问题 13					

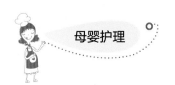

学生自评与互评表

班级：			姓名：	学号：				
学习任务			婴幼儿心肺复苏					
评价项目	评价标准			分值	自评	组长	组员	组员	组员
环境准备	能正确说出所需急救环境及要求等项目			5					
解释工作	能用礼貌的语言正确解释操作的必要性			5					
自我准备	自身着装、卫生符合要求			5					
用物准备	能正确准备物品，不多备不少备			5					
评估症状	能正确评估呼吸、心跳骤停的症状			10					
开放气道	能正确完成开放气道的措施			10					
口对口人工呼吸	能根据不同的年龄选择人工呼吸的方法并正确实施			15					
胸外心脏按压	能根据不同的年龄选择心脏按压的方法并正确实施			15					
复苏后转运	能完成复苏后转运			5					
物品分类	能正确将使用后的物品分类处理			5					
健康宣教	能正确宣教心肺复苏急救的措施			5					
工作态度	态度端正，无无故缺勤、迟到、早退			5					
协调能力	小组成员、同学之间能合作交流，协调工作			5					
职业素质	能做到动作及力度准确，操作规范。 和患儿家长有效交流，语言沟通时流畅			5					

<h1>教师综合评价表</h1>

考核内容		考核点及评分要求	分值	同学1评分	同学2评分	自评	教师评价
评估及准备（15分）	护士准备（10分）	1. 衣着整洁，修剪指甲，温暖双手	5				
		2. 口述发生呼吸、心跳停止的症状	5				
	物品（5分）	符合要求，摆放合理、有序	5				
操作实施（65分）	操作步骤（65分）	1. 能正确评估是否发生呼吸、心跳骤停	5				
		2. 带齐用物到婴儿床边，核对婴儿基本信息，向家属解释操作目的，同时电话联系120急救	5				
		3. 能正确摆好体位	5				
		4. 能正确开放气道	5				
		5. 口对口人工呼吸 ① 1岁以内患儿，采用口对口、鼻的方法；1岁以上的患儿采用口对口的方法。（5分） ② 操作者深吸一口气，用口封住患儿口腔，拇指和食指紧捏住患儿的鼻孔，保持其头后倾，缓慢、有力、匀速地将气吹入，同时可见患儿的胸廓抬起。（5分） ③ 停止吹气后，放开鼻孔，使患儿自然呼气，排出肺内气体。速度18～20次/分，重复上述操作，每操作4次，应检查患儿是否恢复呼吸。（5分）	15				
		6. 胸外心脏按压 ① 1岁以内婴幼儿可用双指按压法或双拇指按压法。按压时用一手托住患儿背部，将另一手的两手指置于乳头连线中点下一横指下缘处进行按压。或两手掌及四手指环绕躯干托住背部，双手大拇指并列或重叠置于乳头连线中点下一横指下缘处进行按压。频率100次/分，按压深度1.5～2cm，1次呼吸配合5次按压。（5分） ② 1岁以上8岁以下患儿，急救时要放于硬板床上，操作者一手扶住患儿头部，以便通气，另一手掌根部置于胸骨下部按压，避开剑突。频率100次/分，按压深度2～3cm，1次呼吸配合5次按压。（5分） ③ 尽量两人同时操作，一人实施人工呼吸，再胸外心脏按压。如一人操作则先人工呼吸，再胸外心脏按压。按压放松时间比例相等，放松过程中手指不离开胸壁，胸外心脏按压30s后评估心跳恢复情况，可触及大动脉搏动说明按压有效。（5分）	15				
		7. 确认呼吸心跳恢复，整理患儿衣服，盖好被子，如未恢复继续复苏	8				
		8. 观察患儿情况，及时转运就医，洗手、记录	7				
操作评价（20分）		1. 物品准备及口述流畅	5				
		2. 急救处理的过程操作规范，动作熟练	5				
		3. 整理用物及记录	5				
		4. 态度和蔼，仪表大方，关爱患儿，操作过程中与患儿在情感、语言、目光等方面的交流合适	5				
总分			100				

综合评价	自评（20%）	同学互评（30%）	教师评价（50%）	综合得分

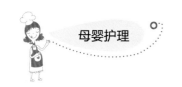

任务三十六　烫伤的紧急处理

一、学习要求

（1）技能要求　能判断烫伤后皮肤损伤的程度；能完成烫伤的紧急处理；能对家长进行烫伤处理注意事项的健康指导。

（2）职业素养　操作规范；手法正确到位；技能熟练；动作轻柔；关怀亲切，沟通有效。

二、实施条件

名称	基本实施条件	要求
实训场地	（1）模拟婴儿护理室；（2）母婴处置室	温暖、清洁、安静、安全、明亮
实施设备	（1）操作台；（2）婴儿模型；（3）婴儿床单位；（4）消毒纱布；（5）处置室设有流动水洗手设备、医用垃圾桶、生活垃圾桶；（6）室温计	符合医疗垃圾处理原则
主要用物	（1）消毒纱布；（2）软毛巾；（3）剪刀；（4）手消毒剂；（5）时钟；（6）冷水壶及盆	工作服、帽子、口罩、发网。个人准备：头发束起，修剪指甲，去除首饰、手表并洗手

三、思维导图

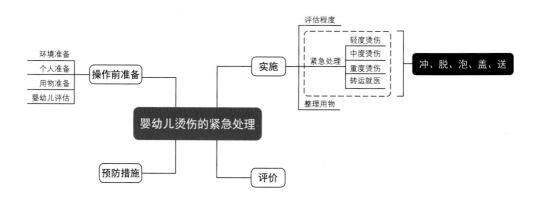

四、操作规范

1.评估及准备

（1）婴幼儿　核对婴幼儿基本信息，检查烫伤部位情况，评估皮肤损伤的程度，并向家长告知烫伤处理的操作方法，宣教注意事项。

（2）环境　明亮、清洁、安静；室温调至24～28℃，湿度55%～65%。

（3）选择方便自来水冲洗的环境为宜。

（4）操作者　着装整洁，戴好帽子，取下手上的饰品，修剪指甲，按七步洗手法洗手，在操作过程中用安慰性语言和亲切目光与婴幼儿进行交流。

（5）用物　消毒纱布、软毛巾、剪刀、时钟、手消毒剂、冷水壶及盆。将准备好的用物按照使用先后顺序放于操作台上。

（6）观察烫伤部位情况，评估损伤的程度。

❶ 轻度：表皮局部发红，有刺痛烧灼感。

❷ 中度：皮肤红肿明显，有水疱形成，现出真皮并有渗出，疼痛明显。

❸ 重度：皮肤干硬、发白，甚至焦黑色，感觉不到疼痛。

2.操作步骤

（1）迅速将患儿带离造成烫伤的危险环境。

（2）将紧急处理的用物带到操作床边，准备好流动水或冷水壶及盆，将消毒纱布及棉布、剪刀放置操作台，以备用。

（3）观察烫伤部位情况，判断皮肤损伤的程度

（4）烫伤的紧急处理——冲、脱、泡、盖、送。

❶ 冲：以流动的清水冲洗伤口20～30min。若无法冲洗伤口，可用冷敷。清水的水温比体温低即可，切忌用冰水。一般的自来水中细菌含量很少，完全可以使用，不用担心可能发生感染。如果没有自来水，井水、河水也可以使用。冲洗的目的是直接降温，缓解疼痛，减少渗出和肿胀。

❷ 脱：在穿着衣服被热水、热汤烫伤时，千万不要立即脱下衣服，而是先直接用冷水浇在衣服上降温。待冷却后才可小心地将贴身衣物脱去或剪开，如手表、戒指、皮带等。以防止肢体肿胀后无法去除，而造成血液循环不畅，出现更严重的损伤。

❸ 泡：用冷水持续浸泡伤处10～30min，以加强降温、止痛。但对于烫伤面积大或年龄较小的患者，不要浸泡太久，以免体温过度下降造成休克，而延误治疗时机。

❹ 盖：烫伤部位覆盖干净消毒纱布或软毛巾，这样可以减少外界的污染和刺激，有助于保持创口的清洁和减轻疼痛。如没有，让小面积伤口暴露于空气中，大面积伤口用干净的床单、布单或纱布覆盖。

❺ 送：赶紧送医院救治。

（5）操作结束后清理用物并洗手，做好记录。

3.注意事项

（1）冲、泡时不能使用冰水或冰块，以免冻伤。

（2）在穿着衣服被热水、热汤烫伤时，千万不要立即脱下衣服，而是先直接用冷水浇在衣服上降温。待冷却后才可小心地将贴身衣物脱去或剪开。

（3）如果现场没有冷水，可用其他凉的无害的液体，如瓶装矿泉水。

（4）对于烫伤面积大或年龄较小的患者，不要浸泡太久，以免体温过度下降造成休克，而延误治疗时机。

（5）如没有消毒纱布或软毛巾，可让小面积伤口暴露于空气中，大面积伤口可用干

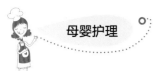

净的床单、布单覆盖。

（6）如皮肤创面有水疱，不可挑破，以免引起感染。

（7）创面不可吹气，不可涂抹"土偏方"药膏、有色液体等物质，不利于创面的观察以及引起感染。

五、同步理论测试

选择题

1. 处理烫伤的措施中（　）不是正确操作。

　　A. 冲、泡步骤时可使用冰水或冰块，迅速降低皮肤温度

　　B. 以流动的清水冲洗伤口 20～30min

　　C. 迅速将患儿带离造成烫伤的危险环境

　　D. 用冷水持续浸泡伤处 10～30min，以加强降温、止痛

2. 关于烫伤的处理（　）不妥。

　　A. 在穿着衣服被热水、热汤烫伤时，千万不要立即脱下衣服，而是先直接用冷水浇在衣服上降温

　　B. 对于烫伤面积大或年龄较小的患者，不要浸泡太久，以免体温过度下降造成休克，而延误治疗时机

　　C. 可涂抹"土偏方"药膏、有色液体等物质

　　D. 烫伤部位覆盖干净消毒纱布或软毛巾，这样可以减少外界的污染和刺激

3. 关于烫伤后皮肤的损伤程度的描述（　）不妥。

　　A. 轻度：表皮局部发红，有刺痛烧灼感

　　B. 重度：皮肤干硬、发白，甚至焦黑色

　　C. 重度时疼痛剧烈

　　D. 中度：皮肤红肿明显有水疱形成，现出真皮并有渗出

4. 关于烫伤后处理的注意事项的描述（　）不妥。

　　A. 如皮肤创面有水疱，可挑破，以免引起肿胀

　　B. 在穿着衣服被热水、热汤烫伤时，千万不要立即脱下衣服

　　C. 创面不可吹气，不可涂抹"土偏方"药膏、有色液体等物质，不利于创面的观察以及引起感染

　　D. 如果现场没有冷水，可用其他凉的无害的液体，如瓶装矿泉水

参考答案

选择题

1.A　2.C　3.C　4.A

工作任务页

一、工作任务

足月自然分娩的健康女婴。1岁6个月，一般情况良好，营养状况良好。10min前打翻开水壶，烫伤右手，哭闹不止。体检：体温36.8℃，脉搏100次/分，右手掌面皮肤有一4cm×4cm红肿创面，形成水疱，未破溃，无渗出。此时，你应该为宝宝采取什么处理？

二、学习情境描述

你是一位住家育婴师，需要日常护理宝宝，现在你护理的宝宝被烫伤，现在第一时间应做什么处理？

三、学习目标

（1）能正确判断烫伤后皮肤损伤的分度。
（2）能正确准备烫伤处理的用物
（3）能根据操作流程正确进行烫伤的处理
（4）能向小儿母亲宣教烫伤处理的步骤及注意事项。

四、任务分组

学生任务分配表

班级		组别		指导老师	
组长		学号			
组员	姓名	学号	姓名	学号	
任务分工					

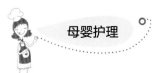

五、工作准备

（1）学习烫伤后皮肤损伤的分度及烫伤紧急处理的方法。

（2）制作烫伤的处理操作流程图。

（3）结合任务内容分析烫伤处理的注意事项。

六、工作实施

（1）准备工作

引导问题1：如果你要给婴幼儿做烫伤处理，你会选择在哪里？对环境是否有要求？

_____

_____

引导问题2：操作前，是否应该对小儿母亲做些解释？

_____

_____

引导问题3：操作前，你对自己有什么要求吗？

_____

_____

引导问题4：操作前你要准备哪些物品呢？

_____

_____

（2）烫伤处理步骤

引导问题5：小儿母亲询问，冲泡的水选择什么温度？

_____

_____

引导问题6：烫伤处理的正确顺序是什么？

_____

_____

（3）皮肤损伤的判断

引导问题7：烫伤后，皮肤损伤分几个程度，如何判断呢？

_____

_____

引导问题8：烫伤后，你发现婴幼儿右手掌面皮肤有一4cm×4cm红肿创面，形成水疱，未破溃，无渗出。该烫伤属于什么程度？如何判断呢？

_____

_____

_____

（4）整理物品

引导问题9：你已经给婴幼儿进行了创面处理，这个时候使用过的物品应该如何处理呢？

_____

_____

_____

（5）健康宣教

引导问题10：你给小儿母亲宣教如何处理烫伤时，应该告诉她有哪些需要注意的事项？

_____

_____

_____

工作记录表

相关问题	资料查询者	记录者	操作者1	操作者2	操作者3
引导问题1					
引导问题2					
引导问题3					
引导问题4					
引导问题5					
引导问题6					
引导问题7					
引导问题8					
引导问题9					
引导问题10					

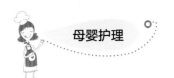

学生自评与互评表

班级：	姓名：	学号：						
学习任务	婴幼儿烫伤的紧急处理							
评价项目	评价标准	分值	自评	组长	组员	组员	组员
环境准备	能正确说出所需环境温度、湿度等项目	5					
解释工作	能用礼貌的语言正确解释操作的必要性	10					
自我准备	自身着装、卫生符合要求	5					
用物准备	能正确准备物品，不多备不少备	10					
烫伤处理	能正确操作，且动作轻柔	15					
判断程度	能正确判断烫伤后皮肤损伤的分度	10					
处理步骤	能按操作步骤正确操作	15					
物品分类	能正确将使用后的物品分类处理	5					
健康宣教	能正确宣教烫伤后处理的注意事项	5					
工作态度	态度端正，无无故缺勤、迟到、早退	5					
工作质量	能按计划完成工作任务	5					
协调能力	小组成员、同学之间能合作交流，协调工作	5					
职业素质	能做到动作轻柔，和婴幼儿有交流，语言沟通时使用礼貌用语，有无菌意识	5					

教师综合评价表

考核内容		考核点及评分要求	分值	同学1评分	同学2评分	自评	教师评价
评估及准备（20分）	护士准备（17.5分）	1. 衣着整洁，修剪指甲，温暖双手	2.5				
		2. 口述判断烫伤后皮肤损伤的程度	15				
	物品（2.5分）	符合要求，摆放合理、有序	2.5				
操作实施（60分）	操作步骤（60分）	1. 带齐用物到婴幼儿床边，核对婴幼儿基本信息，向家属解释操作目的	5				
		2. 环境温暖适宜、光线充足	5				
		3. 迅速将婴幼儿带离造成烫伤的危险环境	5				
		4. 将紧急处理的用物带到操作床边，准备好流动水或冷水壶及盆，将消毒纱布及棉布、剪刀放置操作台，以备用	5				
		5. 观察烫伤部位情况，判断皮肤损伤的程度	5				
		6. 冲：以流动的清水冲洗伤口 20～30min	5				
		7. 脱：先直接用冷水浇在衣服上降温，待冷却后，可小心地将贴身衣物脱去或剪开	5				
		8. 泡：用冷水持续浸泡伤处 10～30min	5				
		9. 盖：烫伤部位覆盖干净消毒纱布或软毛巾。让小面积伤口暴露于空气中，大面积伤口用干净的床单、布单或纱布覆盖	5				
		10. 送：紧急送往医院进一步处理	5				
		11. 口述处理时的注意事项	5				
		12. 观察婴幼儿情况，洗手、记录	5				
操作评价（20分）		1. 物品准备及口述流畅	5				
		2. 处理的过程操作规范，动作熟练	5				
		3. 整理用物及记录	5				
		4. 态度和蔼，仪表大方，关爱婴幼儿，操作过程中与婴幼儿在情感、语言、目光等方面的交流合适	5				
总分			100				
综合评价	自评（20%）		同学互评（30%）		教师评价（50%）		综合得分